POWER FÜR DIE SCHILDDRÜSE

Prof. Dr. Michaela Axt-Gadermann
mit Regina Rautenberg

POWER FÜR DIE SCHILDDRÜSE

Alles für einen
gesunden Hormonhaushalt

südwest

INHALT

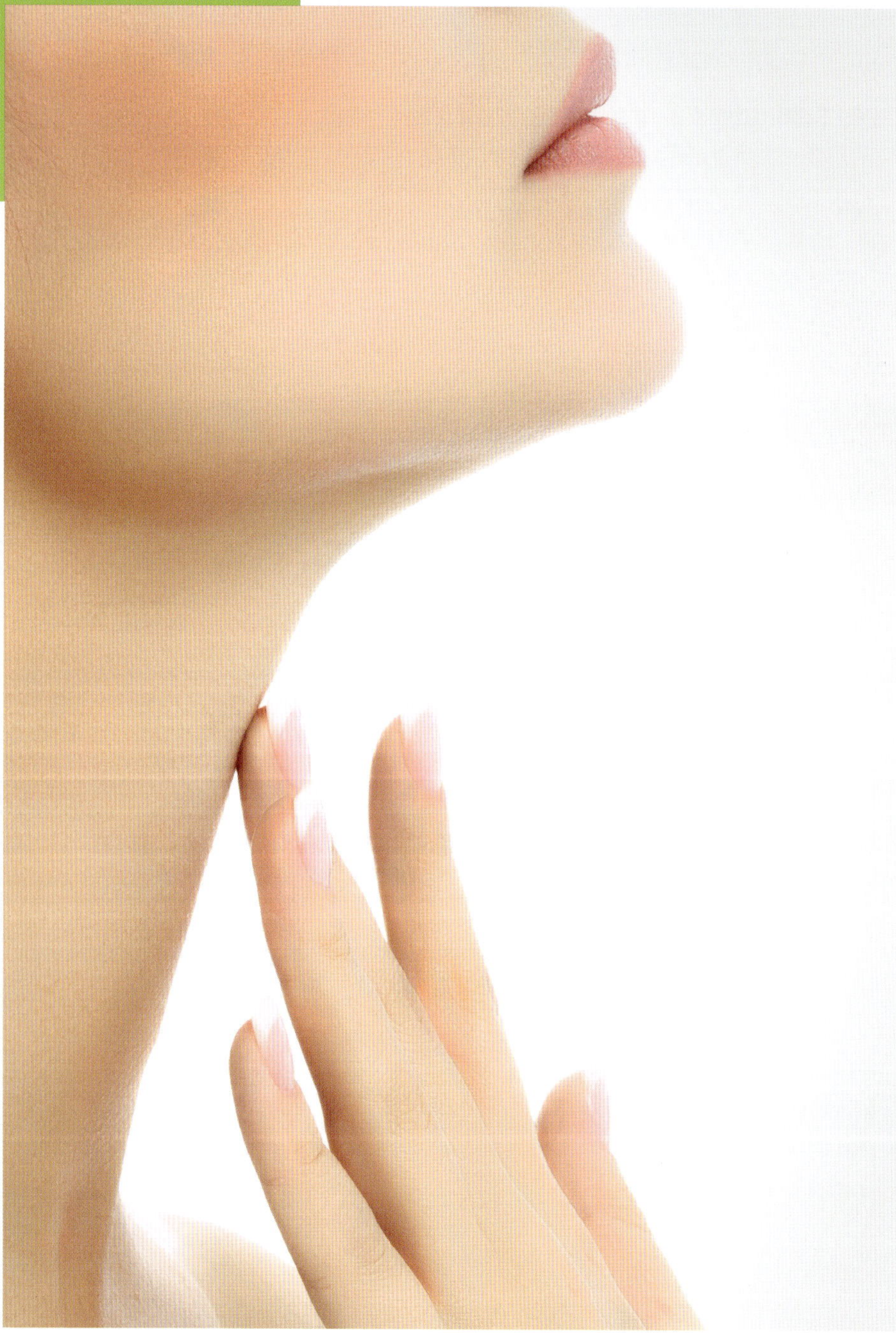

EINLEITUNG

Wer beschäftigt sich schon mit seiner Schilddrüse, wenn diese – tagaus, tagein – unermüdliche ihre Arbeit tut und unser Stoffwechsel wie am Schnürchen läuft? Richtig: niemand! Doch die kleine Drüse am Hals wird für immer mehr Menschen zum Thema, denn aktuelle Studien präsentieren alarmierende Zahlen: Jeder Fünfte hierzulande leidet unter einer Schilddrüsenvergrößerung. 10 Prozent haben mit einer Schilddrüsenunterfunktion zu kämpfen und bei jedem Vierten lassen sich (meist harmlose) Knoten nachweisen. Die Zahl der Betroffenen steigt in den industrialisierten Staaten von Jahr zu Jahr an. Das lässt den Schluss zu, dass unser moderner Lebensstil an dieser Entwicklung beteiligt sein könnte. Schulmedizinische Therapiekonzepte sehen die Gabe von Schilddrüsenhormonen und Jod vor oder setzen auf Operationen – das ist oft sinnvoll und in vielen Fällen auch notwendig. Doch andere Faktoren, die Schilddrüsenerkrankungen nachweislich auslösen und verschlechtern, wie ein Mangel an bestimmten Nährstoffen, Ernährungsfaktoren oder eine Störung der Darmflora, werden weder in der Prävention berücksichtigt noch in die Behandlung mit einbezogen.

Ich möchte Ihnen in diesem Buch gerne zeigen, welche Möglichkeiten es gibt, die Schilddrüse gesund zu erhalten, und Sie darüber informieren, was Sie – ergänzend zur schulmedizinischen Behandlung – noch tun können, um dieses kleine Organ in jeder Lebenslage zu unterstützen. Denn ein zentrales Prinzip der ganzheitlichen Medizin ist es, sich nicht nur auf die Behandlung der Symptome zu fixieren, sondern auch einen Blick über den Tellerrand zu werfen und zu versuchen, die zugrunde liegenden Krankheitsursachen herauszufinden und – wann immer möglich – zu beseitigen.

Ihre

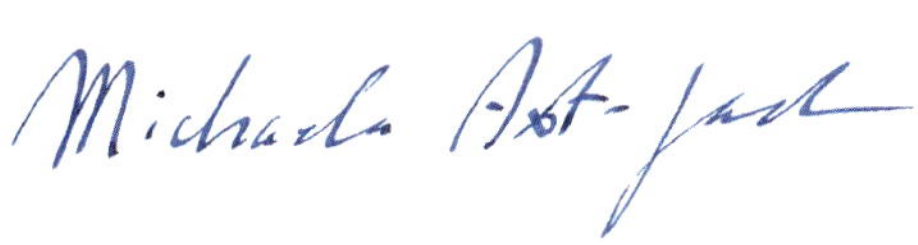

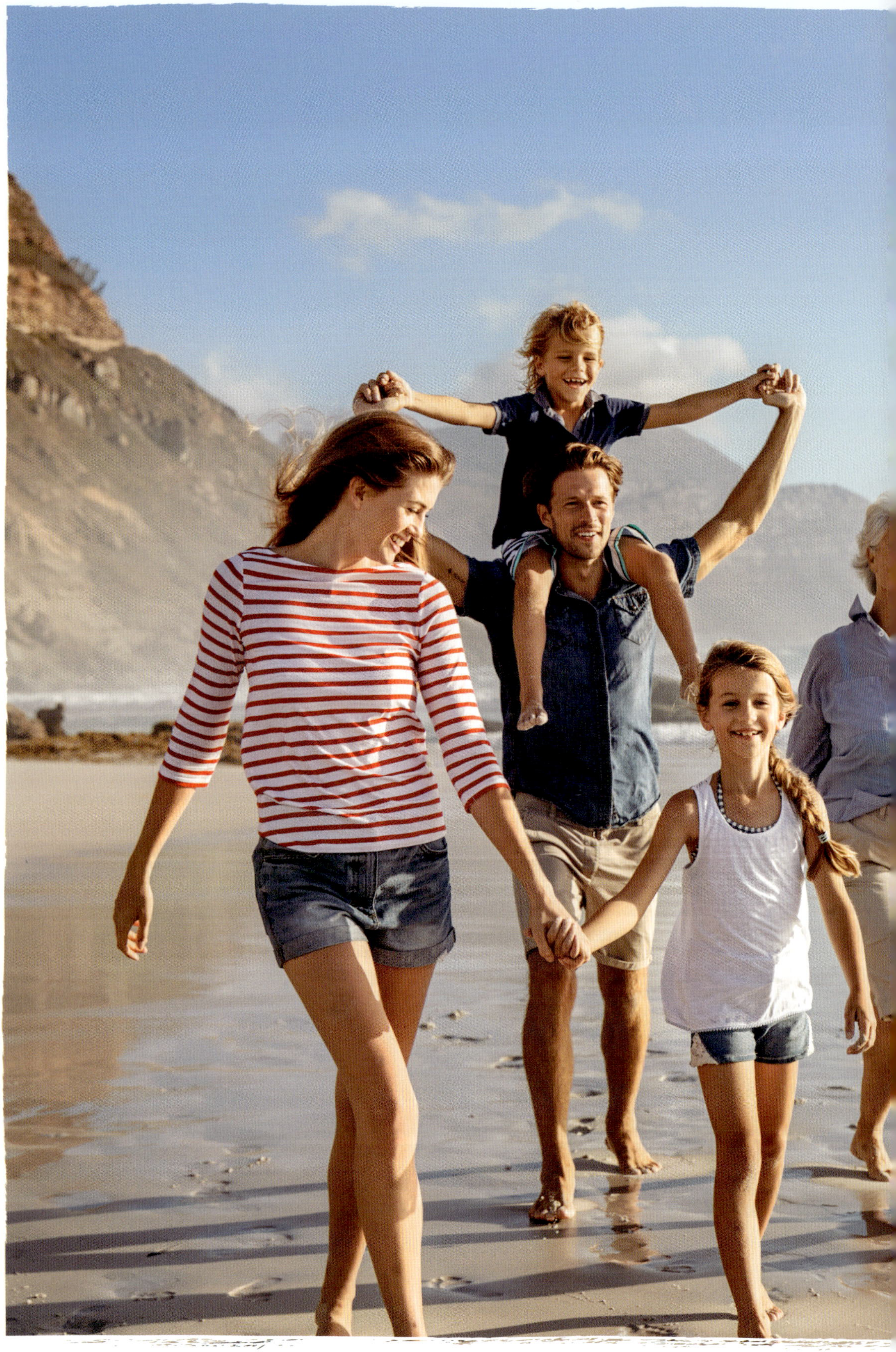

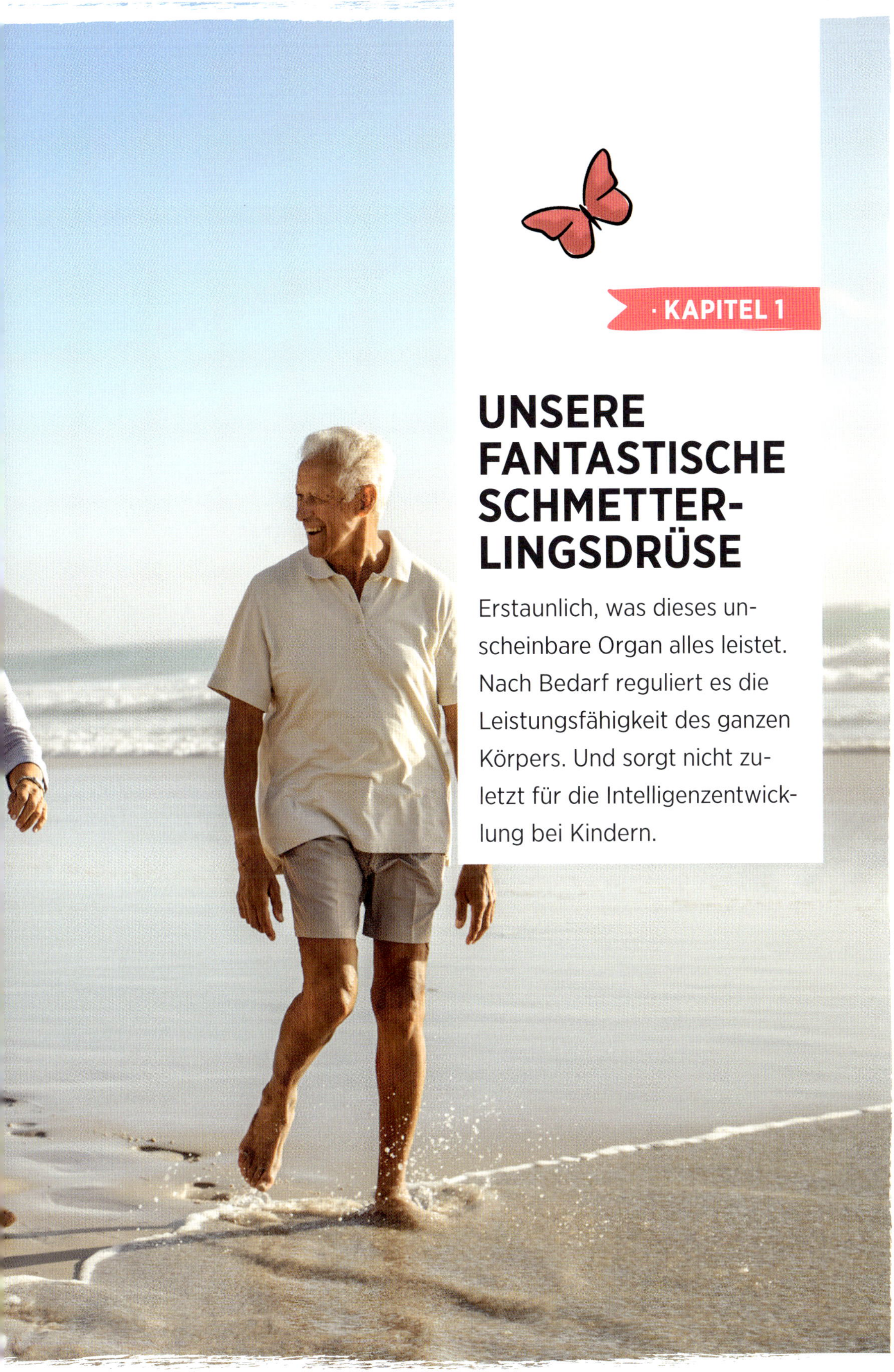

· KAPITEL 1

UNSERE FANTASTISCHE SCHMETTERLINGSDRÜSE

Erstaunlich, was dieses unscheinbare Organ alles leistet. Nach Bedarf reguliert es die Leistungsfähigkeit des ganzen Körpers. Und sorgt nicht zuletzt für die Intelligenzentwicklung bei Kindern.

Klein, aber oho!

Thyreoidea sieht aus wie ein winziger Schmetterling und ist federleicht. Aber sie ist mächtig. Sie hat es in der Hand, uns Energie, Lebensfreude und Zuversicht zu geben oder uns müde, schwach und antriebslos zu machen. So oder ähnlich könnte ein Fantasyroman oder ein Märchenbuch anfangen. In diesem Fall ist es aber der Beginn eines Sachbuchs, dessen Hauptprotagonist die nur etwa walnussgroße und rund 20 Gramm leichte Schilddrüse ist, die am Hals unterhalb des Kehlkopfs sitzt. Sie wird von Experten auch Glandula thyreoidea oder einfach »Thyreoidea« genannt. Um sie dreht sich in diesem Buch alles, denn die Schilddrüse ist ein enorm wichtiges – und zugleich das vielleicht am häufigsten unterschätzte – Organ in unserem Körper.

Diese kleine Drüse bemerkt wohl niemand, solange sie gut funktioniert. Sie produziert jodhaltige Hormone und – das ist weit weniger bekannt – das Hormon Calcitonin, das für die Regulation des Kalziumspiegels im Blut sorgt.

Trotz ihrer Winzigkeit hat die Schilddrüse Auswirkungen auf den gesamten Organismus und kann für ganz unterschiedliche Probleme verantwortlich sein, die uns das Leben schwer machen: Unter- oder Überfunktion, Knoten und Entzündungen betreffen nämlich nicht nur die unmittelbare Umgebung am Hals, sondern das ganze System Mensch. Nahezu jede Körperfunktion wird von Thyreoidea mitgesteuert, denn die dort produzierten Hormone wirken von der kleinen Zehe bis zur Haarwurzel auf alle Zellen des Körpers. Sie nehmen Einfluss auf Wachstum und Gehirnentwicklung, regulieren Stoffwechsel und Kreislauf und drehen auch in Bezug auf unsere psychische Verfassung an einigen Stellschrauben. Kurzum: Die Schilddrüse ist das Energiezentrum des Organismus und sie gibt jeder einzelnen Zelle unseres Körpers Power.

Ob unsere Schilddrüse exakt wie ein Chemielaborant immer genau die notwendige Dosis Hormone produziert und ins Blut abgibt oder eher schlampig und ungenau arbeitet und uns damit in gesundheitliche Schwierigkeiten bringt, hängt von vielen Faktoren ab. Da gibt es solche, die wir nicht beeinflussen können, wie Alter oder Erbanlagen. Bei anderen wie Lebensstil, Ernährung, der Verwendung von Genussmitteln, Medikamenten, Stress oder auch der Gesundheit unserer Darmflora haben wir sehr wohl ein Wörtchen mitzureden. Möglicherweise ist gerade unser moderner Lebensstil schuld an der zunehmenden Häufigkeit von Schilddrüsenerkrankungen.

Ich hab Schilddrüse

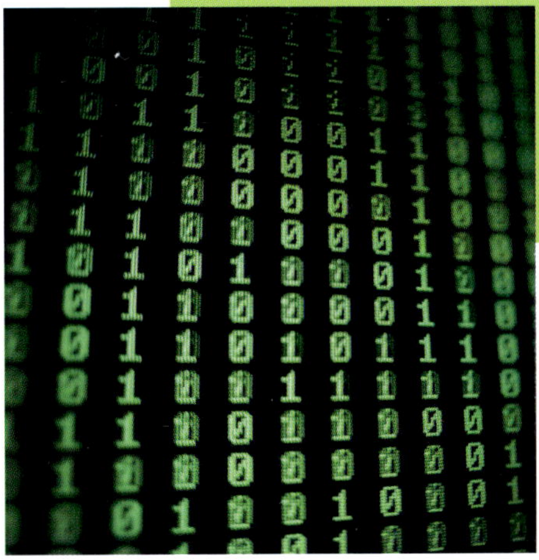

Wie ein wichtiges Hilfsprogramm greift die Schilddrüse ins große Ganze ein und steuert im Hintergrund das Geschehen.

Wenn Sie an einer Schilddrüsenerkrankung leiden, befinden Sie sich »in guter Gesellschaft«, denn Schilddrüsenstörungen sind weitverbreitet und nehmen in den westlichen Ländern kontinuierlich zu. Manche Experten bezeichnen Probleme mit der Drüse schon als neue Zivilisationskrankheit. Nicht zu Unrecht, denn fast jeder dritte Mitteleuropäer kann – frei nach dem kultigen Reporter Horst Schlämmer – von sich behaupten: »Ich hab Schilddrüse!« Eine weltweite Erhebung mit mehr als 96 000 Teilnehmern, in Deutschland durchgeführt von der Schilddrüsen-Initiative »Papillon« (franz. »Schmetterling«), hat ergeben, dass sich bei einem Drittel der erwachsenen Bundesbürger krankhafte Veränderungen an der Schilddrüse nachweisen lassen, von denen sie bisher nichts wussten. Bei den über 45-Jährigen betrifft das sogar jeden Zweiten. In 25 Prozent der Fälle fanden die Mediziner gutartige Knoten in der Schilddrüse. Befragungen in Hausarztpraxen oder durch die Kassenärztliche Vereinigung ergaben, dass Schilddrüsenerkrankungen an fünfter Stelle der häufigsten

Diagnosen stehen und damit ähnlich häufig sind wie die viel bekanntere und weitaus öfter thematisierte Zuckerkrankheit (Diabetes mellitus). Und das weibliche Geschlecht ist bei fast allen Malaisen, die die kleine Drüse betreffen, deutlich überrepräsentiert.

Wenn man viel macht, kann auch eine Menge schiefgehen. Das kennen wir aus dem Alltag und das betrifft auch unsere Schilddrüse. Im Großen und Ganzen gibt es fünf Hauptprobleme, die die kleine Drüse am Hals hat.

1. Die Schilddrüse produziert zu wenige Schilddrüsenhormone.
2. Die Schilddrüse produziert zu viele Schilddrüsenhormone.
3. Das Immunsystem erkennt die Schilddrüse nicht als wichtiges körpereigenes Organ und versucht, sie zu zerstören. Die Folgen dieser Autoimmunreaktion können dann zu einer Unterfunktion (Punkt 1) oder einer Überfunktion (Punkt 2) führen.
4. Die Schilddrüse vergrößert sich unnatürlich und wird zu einem Kropf (Struma) – dieser kann mit einer normalen Schilddrüsenfunktion einhergehen oder auch mit einer Über- oder Unterproduktion von Schilddrüsenhormonen.
5. Die Schilddrüse entwickelt Knoten. Diese werden oft zufällig bei einer Untersuchung entdeckt und sie sind meistens harmlos. Sie können aber auch Beschwerden verursachen. Nur selten stecken entartete Schilddrüsenzellen hinter einem Knoten.

Ohne Hormone läuft nichts

Hormone sind wichtige Botenstoffe, ohne die in unserem Körper gar nichts geht. Abends gut einschlafen, sich fortpflanzen, gut gelaunt ins Büro gehen oder einen Zehn-Kilometer-Lauf absolvieren – ohne Hormone wäre das alles nicht möglich. Jeder Botenstoff macht einen anderen Job und kann nicht durch andere ersetzt werden.

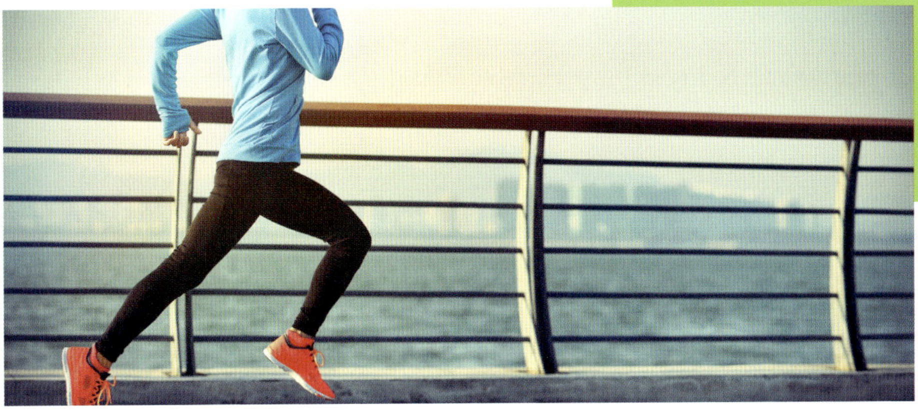

Eine gesunde Schilddrüse gibt uns Energie und hält das System Mensch am Laufen.

Schilddrüsenprobleme in Zahlen

- 15 bis 20 Prozent der Deutschen haben eine Schilddrüsenvergrößerung infolge eines Jodmangels. Schweizer und Österreicher sind dank flächendeckender Jodversorgung hier in einer besseren Situation.
- Rund 2 bis 3 Prozent leiden unter einer manifesten Schilddrüsenunterfunktion, meist bedingt durch die Autoimmunerkrankung Hashimoto-Thyreoiditis (siehe Seite 48–54). Bei 6 bis 8 Prozent findet man eine sogenannte subklinische Schilddrüsenunterfunktion mit nur geringen Krankheitsanzeichen.
- Bei bis zu 10 Prozent lassen sich im Blut Antikörper gegen Schilddrüsenenzyme nachweisen, die zu einer Hashimoto-Thyreoiditis führen können.
- Seltener ist die Schilddrüsenüberfunktion. Sie betrifft 2 von 1000 Männern (0,2 Prozent) und 20 bis 30 von 1000 Frauen. Das entspricht etwa 2 bis 3 Prozent der weiblichen Bevölkerung.
- Jeder Vierte hat aktuellen Studien zufolge Knoten in der Schilddrüse – oft aber ohne Krankheitswert. Die gute Nachricht: Alle »heißen« und mehr als 95 Prozent aller »kalten« Knoten sind gutartig.
- Sogenannte heiße Knoten (autonome Adenome) sind für 50 Prozent aller Schilddrüsenüberfunktionen verantwortlich.
- Eines von 3500 Neugeborenen leidet unter einer angeborenen Schilddrüsenunterfunktion. Diese ist die häufigste angeborene Hormonstörung. Eine routinemäßige Blutuntersuchung kurz nach der Geburt gibt darüber Auskunft.
- 90 Prozent aller Schilddrüsenerkrankungen betreffen Frauen.

Der Begriff »Hormon« stammt aus dem Griechischen und bedeutet so viel wie »Antreiber«. In Bezug auf die Schilddrüsenhormone passt diese Übersetzung ganz besonders, denn die kleine Drüse ist im Prinzip das Gaspedal, das unseren Organismus am Laufen hält. Sie sorgt dafür, dass uns im Alltag immer eine ausreichende Menge Energie zur Verfügung steht – exakt abgestimmt auf unsere aktuellen Lebensbedingungen oder – wenn man sie mit einem Fahrzeug vergleicht – auf das Streckenprofil unseres Lebens. Geht es »bergauf«, müssen wir uns also körperlich anstrengen, weil wir gerade für einen Langstreckenlauf trainieren, Stress im Beruf haben, die Temperaturen unter dem Gefrierpunkt liegen oder ein Infekt im Anmarsch ist, dann muss sich auch die Schilddrüse so richtig ins Zeug legen. Läuft das Leben in geraden Bahnen, dann benötigen wir nur wenig Kraft, um voranzukommen, und die Schilddrüse kann einen Gang zurückschalten. In Phasen dauerhafter Entspannung, zum Beispiel im Urlaub, kann sich auch die Schilddrüse zurücklehnen und es einfach mal kraftsparend rollen lassen. Im Alltag ist sie hingegen ziemlich gefordert. Sport, Stress oder Schlafmangel erhöhen den Bedarf an Energiehormonen ebenso wie Phasen der hormonellen Umstellung und körperlichen Entwicklung etwa während der Pubertät, Schwangerschaft oder Wechseljahre.

Auf das Feintuning kommt es an

Doch wie kann es sein, dass dieser winzige Klumpen Drüsengewebe an der Vorderseite des Halses unser Leben so umfassend beeinflusst und steuert? Dass er uns so schwächen kann, dass wir kaum noch arbeitsfähig sind, oder er uns so unter Strom setzt, dass wir keine Ruhe mehr finden?

Schilddrüsenhormone sind in unserem Körper Tausendsassas. Sie spielen eine wichtige Rolle im Energiestoffwechsel und sind notwendig für die Verarbeitung von Nährstoffen, etwa von Kohlenhydraten, Fetten und Eiweißen. Sie steigern den Kalorienverbrauch und den Sauerstoffbedarf und bauen Fettgewebe ab. Sie arbeiten bei Hetze und Zeitdruck eng mit den Stresshormonen Adrenalin und Noradrenalin zusammen und sorgen dafür, dass in solchen Situationen das Herz schneller schlägt und der Blutdruck steigt. Die Schilddrüse ist im Kraftwerk Körper sozusagen der hemdsärmelige Maschinist, der Kohle ins Feuer schaufelt und damit den gesamten Organismus am Laufen hält und mit Energie versorgt. Und dieser aktive Stoffwechsel produziert ordentlich Wärme und hält unsere Körpertemperatur im Normbereich. Doch gerät das genau abgestimmte Gleichgewicht in der Hormonfabrik nur ein wenig durcheinander, fühlen wir uns schlecht und je nach Art der Störung müde, fröstelnd und antriebslos oder nervös, überhitzt und gehetzt. Denn ist dieses kleine Organ nicht mehr in der Lage, uns immer das richtige Quäntchen Power zur Verfügung zu stellen, dann fällt schon der morgendliche Gang zum Bäcker schwer und der ganz normale Alltag fühlt sich an wie die Besteigung des Mount Everest.

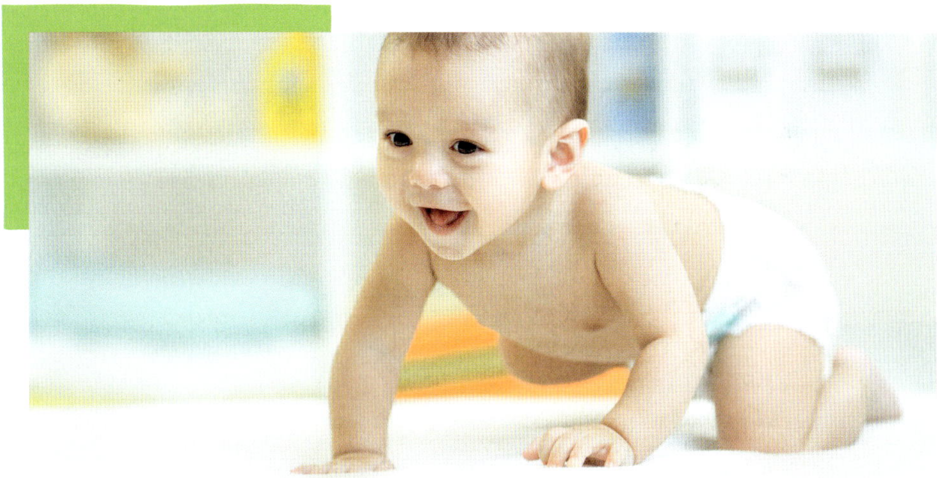

Eine gesunde Schilddrüse ist für die körperliche und vor allem geistige Entwicklung kleiner Kinder eine unabdingbare Voraussetzung.

Wichtige Entwicklungsförderer

Für kleine Kinder sind solche Störungen noch viel fataler, denn sie können sich nur dann zu cleveren Köpfen entwickeln, wenn ihrem Gehirn von Anfang an ausreichend Schilddrüsenhormone zur Verfügung stehen. Wird eine solche Störung nicht bemerkt und umgehend behandelt, verlieren die Kinder pro Woche einen IQ-Punkt. Dank des generellen Schilddrüsenscreenings bei Neugeborenen wird eine Schilddrüsenunterfunktion aber inzwischen fast immer rechtzeitig erkannt und die fehlenden Hormone können dann zugeführt werden.

Unser VIP-Organ

Wie wichtig unsere Schilddrüse ist, zeigt sich auch daran, welche Sonderbehandlung ihr zuteilwird: Der Organismus versorgt sie besonders großzügig mit Blut und Nährstoffen und ihre Hormone bekommen Zugang selbst für »gesperrte« Bereiche. Das macht den kleinen Gewebelappen zu einem VIP-Organ. Pro Minute fließen 5 Milliliter Blut durch 1 Gramm Schilddrüsengewebe. Die Durchblutung ist damit doppelt so stark wie die der Niere. Selbst unter Belastung erhält unser Herz nur etwa 4 Milliliter Blut pro Gramm Gewebe; Muskeln und Gehirn werden sogar mit lediglich 0,6 Milliliter Blut abgespeist. Bei einer Schilddrüsenüberfunktion steigt der Blut- und Energiebedarf des Gewebes sogar auf ein Vielfaches an.
Die Schilddrüsenhormone werden im gesamten Körper besonders hofiert. Den meisten Hormonen wie Adrenalin oder Insulin wird der Zutritt ins Innere der Zelle verwehrt. Sie docken außen an Rezeptoren der Zellmembran an und übermitteln ihre Informationen dann ins Zellinnere – ähnlich einem Briefboten, der einen Brief durch den Türschlitz ins Haus befördert, aber selber nicht eintritt. Die Schilddrüsenhormone hingegen werden wie gute Freunde sogleich hereingelassen. Problemlos gelangen sie durch die Membranen aller Zellen und können direkt im Inneren aktiv werden. Dazu docken die Schilddrüsenhormone an Rezeptoren an, über die alle unsere Zellen verfügen. Allein das zeigt schon, wie wichtig es ist, dass wir diesem besonderen Organ mit Wohlwollen begegnen und ihm zukünftig etwas mehr Aufmerksamkeit schenken.

Besonders in stressigen Phasen und in der Hektik des Alltags ist es wichtig, der kleinen Schmetterlingsdrüse unter die Arme zu greifen. Deshalb möchte ich Ihnen ein Verständnis für die Arbeit der Schilddrüse vermitteln und Ihnen erklären, wie Sie das Organ bei seiner anspruchsvollen Aufgabe durch Ernährung, Lebensstil und – wenn notwendig – Medikamente unterstützen können. Im nächsten Kapitel erfahren Sie etwas über die komplexe Steuerung der Schilddrüse, durch die die Hormonproduktion den jeweiligen Umständen exakt angepasst wird.

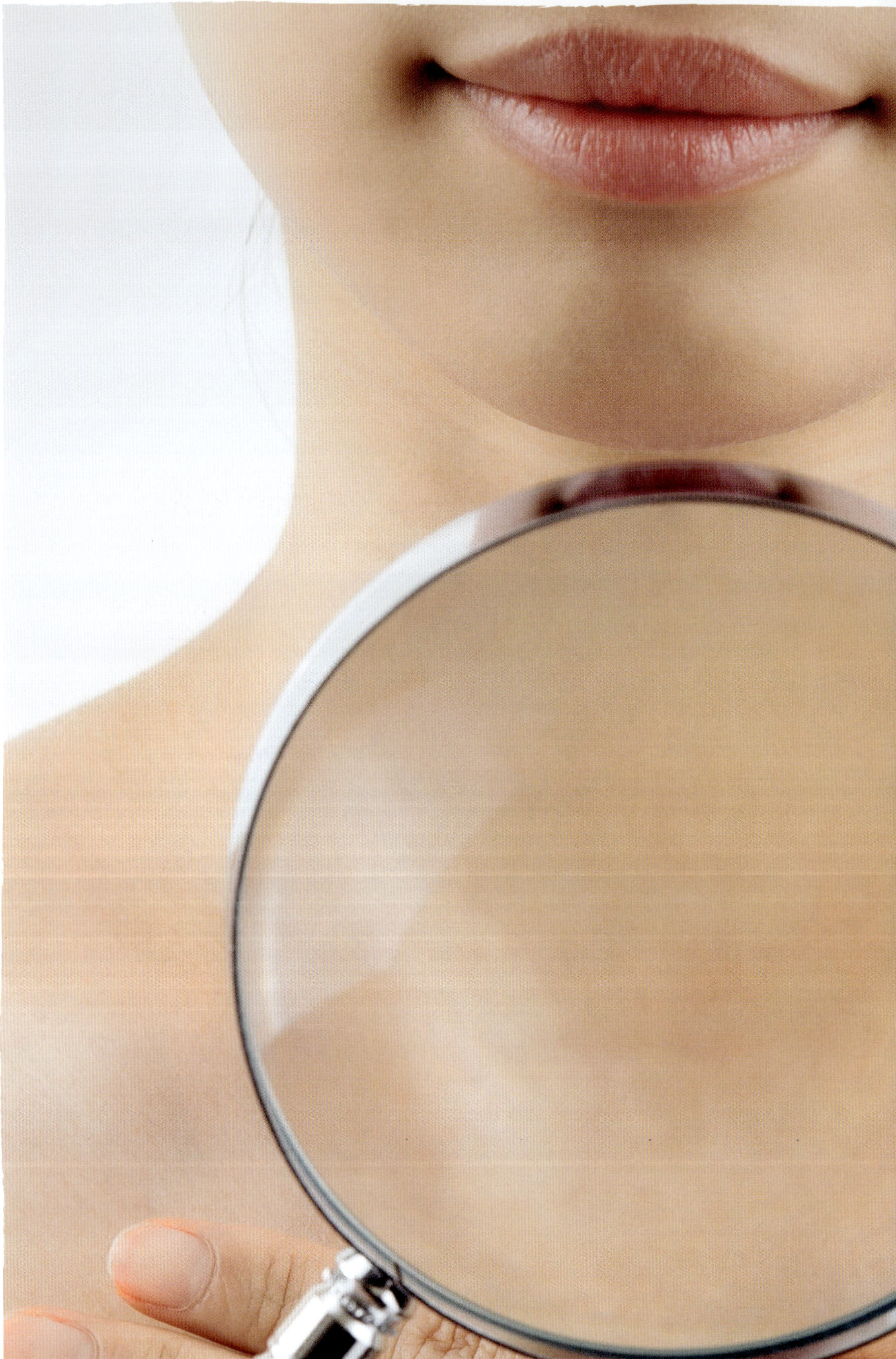

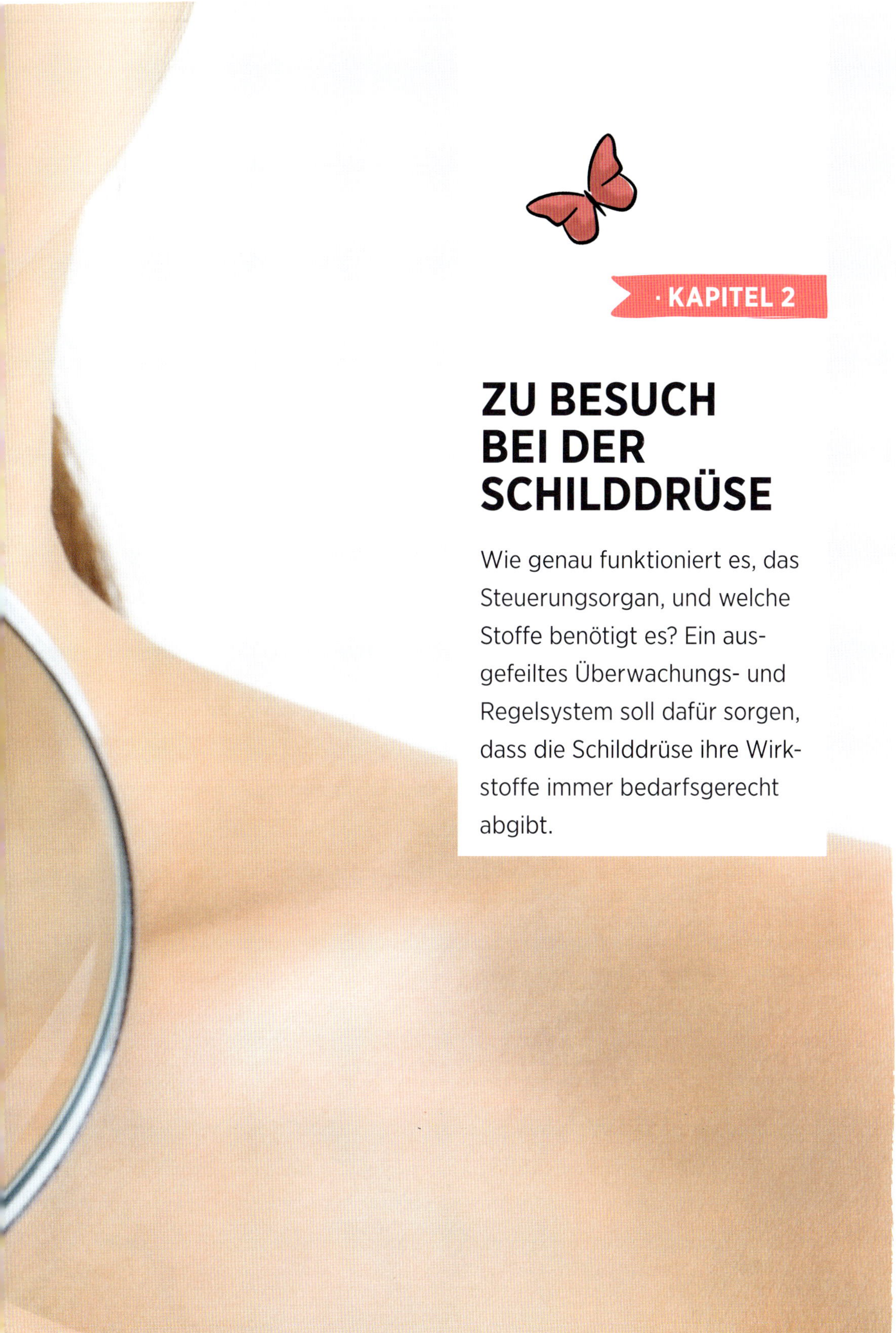

KAPITEL 2

ZU BESUCH BEI DER SCHILDDRÜSE

Wie genau funktioniert es, das Steuerungsorgan, und welche Stoffe benötigt es? Ein ausgefeiltes Überwachungs- und Regelsystem soll dafür sorgen, dass die Schilddrüse ihre Wirkstoffe immer bedarfsgerecht abgibt.

Die Hormonfabrik

Einfach kann jeder! Doch die Schilddrüse leistet sich den Luxus eines recht komplexen Steuerungssystems. Die Arbeitsabläufe der Schilddrüse werden durch einen fein abgestimmten Regelkreis bestimmt, bei dem Impulse von Zentren im Gehirn, der aktuelle Hormonspiegel im Blut sowie die Arbeit mehrerer Enzyme berücksichtigt werden müssen. Ein Verständnis dieser Vorgänge erleichtert es, sich schilddrüsenfreundlich zu verhalten und die weiter hinten im Buch gegebenen Empfehlungen besser zu verstehen.
Deshalb begeben wir uns jetzt auf einen Rundgang durch die kleine, aber feine »Hormonfabrik« Schilddrüse. Diese hat in ihrem Sortiment vor allem zwei verschiedene Wirkstoffe: T3 und T4. Der Mediziner wählt dafür gerne die schwer auszusprechenden Begriffe *Trijodthyronin* (T3) und *Thyroxin* (T4).

Die Schilddrüsen-Wirkstoffe

Jedes produzierende Unternehmen benötigt Rohstoffe, aus denen die Endprodukte gefertigt werden. Die Schilddrüse braucht vor allem das *Spurenelement Jod* sowie das *Eiweiß Thyreoglobulin*. Jod nehmen wir mit der Nahrung auf und es gelangt mit dem Blutstrom zur Schilddrüse. Thyreoglobulin setzt die Schilddrüse aus Eiweißbausteinen zusammen, die wir ebenfalls mit dem Essen zu uns nehmen. In der Schilddrüsenfabrik gibt es dann »Arbeitsenzyme« (*Thyreoperoxidase*), die Jod und Eiweiß zu Schilddrüsenhormonen zusammensetzen. An T3 lagern sich dabei drei Jodatome an, an T4 vier Jodatome. Beide Hormone werden dann ins Blut abgegeben.
Das eigentlich wirksame Hormon ist T3. Nachdem es von der Schilddrüse gebildet wurde, ist es zwischen zehn und 20 Stunden im Blut nachweisbar und wird dann abgebaut. Doch in unserem Blut kreist deutlich mehr T4 als T3. T4 stellt eine noch unwirksame Vorstufe von T3 dar. Man könnte T4 deshalb mit einem mobilen Lager für Schilddrüsenhormone vergleichen. Diese

Hormonform liefert sozusagen eine schnelle Reserve bei Engpässen und kann in den Zellen bei Bedarf jederzeit in aktives T3 umgewandelt werden. Dazu entfernen wiederum andere »Arbeitsenzyme« (*Dejodasen*) einfach ein Jodatom aus dem T4-Hormon und – Hokuspokus! – schon steht wirksames T3 zur Verfügung. So kann sich unser Organismus einen passgenauen Hormonspiegel maßschneidern und ist dadurch für alle Eventualitäten gewappnet.

Hier kommt – neben dem Jod – noch ein weiteres Spurenelement ins Spiel, nämlich das *Selen*. Während sich die Situation bei der Jodversorgung in den vergangenen Jahren in Mitteleuropa entspannt hat (dazu später mehr), ist Selen weiterhin Mangelware zumindest in Mittel- und Süddeutschland sowie in der Alpenregion. Ohne Selen kann das Arbeitsenzym *Dejodase* das Hormon T4 nicht in das stoffwechselaktive T3 umwandeln. Bei Selenmangel bleibt deshalb die Aktivierung der Energiehormone aus. Im Blut findet man dann häufig zu hohe T4-Spiegel und eher niedrige T3-Werte.

So kommen die Hormone ans Ziel

Aber genau wie im richtigen Leben werden die wenigsten Waren direkt ab Fabrik verkauft, sondern müssen erst mal zum Verbraucher gebracht werden. Solange die Mango noch im Flugzeugrumpf liegt und der Pulli noch in der Kiste auf dem Lastwagen, helfen sie uns wenig. Wir müssen die gewünschten Einkäufe erst auspacken, um sie nutzen zu können. Ähnlich funktioniert auch die Lieferung der »Ware« Schilddrüsenhormon zu den Kunden, den Zellen.

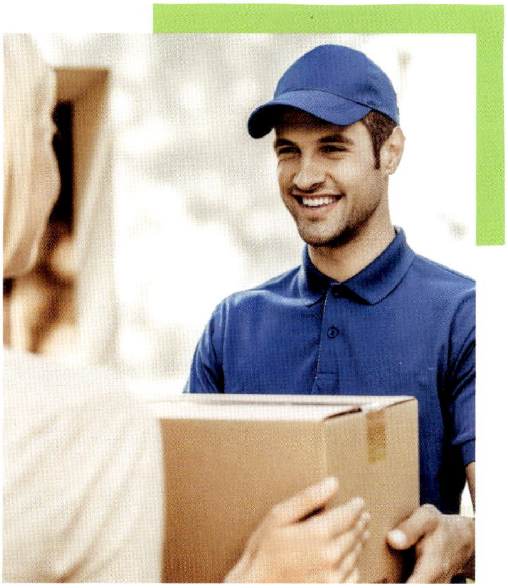

Schilddrüsenhormone werden vor dem Transport zu den Zellen »verpackt«.

Auch T3 und T4 zirkulieren nicht bzw. nur zu einem sehr geringen Teil frei im Blut, sondern werden zunächst größtenteils an Transporteiweiße (*Thyroxin bindende Globuline = TBG*) gekoppelt und nutzen diese als »Carrier«, was so viel bedeutet wie »Transporter« oder »Träger«. In dieser Form können die eigentlich nicht wasserlöslichen Stoffe auch im wässrigen Medium Blut ungehindert schwimmen. Lediglich ein verschwindend geringer Teil der Schilddrüsenhormone – etwa 0,3 Prozent der gesamten T3-Menge und 0,03 Prozent des gesamten T4-Vorrats – ist in der Lage, sich ungebunden, also frei und ohne Carrier, im Blut fortzubewegen. Diese Hormone bezeichnet man als *freies Trijodthyronin* (*freies T3, fT3*) bzw. *freies Thyroxin* (*freies T4, fT4*). Nur diese freien Schilddrüsenhormone können in unseren Zellen ihre Wirkung direkt entfalten und repräsentieren die aktuelle Schilddrüsenfunktion. Sobald fT3 an den Rezeptor im Inneren angedockt hat, erhält die Zelle den Befehl, Gas zu geben. Und egal, ob es sich um eine Muskel-, Leber- oder Hautzelle handelt – mithilfe von fT3 kann sie ihren Job besser und schneller erledigen. Bei einem fT3-Mangel hingegen kommen zahlreiche Stoffwechselprozesse zum Erliegen. Deshalb ist es wichtig, bei unklaren Schilddrüsenproblemen auch die Spiegel dieser freien Hormone zu bestimmen. Doch dazu später mehr.

Ein Placebo-Hormon als Bremse

Wie um alles noch etwas komplizierter zu machen, gibt es auch noch eine Bremsvorrichtung in der Zelle, das reverse *T3* (rT3). »Revers« ist ein im Deutschen wenig gebrauchtes Wort, das so viel bedeutet wie »rückgängig machen«, »umkehren« oder »aufheben«, und genau das macht das rT3: Es kehrt die Wirkung des Hormons T3 bzw. fT3 um und hebt dessen Wirkung in der Zelle auf. Das Interessante an diesem Stoff: Er ist ein eineiiger Zwilling des T3. Für unsere Zelle sehen T3 und rT3 deshalb völlig gleich aus. Der eigentliche Unterschied, nämlich die etwas andere Verteilung der Jodatome im Inneren des Hormonmoleküls, bleibt der Zelle verborgen, weshalb sie auch dem rT3 erlaubt, sich an ihre Rezeptoren zu binden. Doch dann passiert ... NICHTS. Während das »richtige« T3 nun die Zelle zu Höchstleistungen motivieren und die Energieproduktion ankurbeln würde, blockiert der »reverse Zwilling« einfach nur die Bindungsstellen und verhindert das Andocken des Original-T3. Obwohl dieser Mechanismus auf den ersten Blick völlig unsinnig erscheinen mag, leistet er doch einen wichtigen Beitrag für die exakte Dosierung der Hormonwirkung. In Hungersnöten oder bei einer kritischen Schwächung des Organismus verhindert rT3, dass unnötig Energiereserven verschwendet werden, und sichert so das Überleben. Auch wenn wir extrem viel Sport treiben oder eine strenge Diät machen, bildet der Körper vermehrt rT3, denn er kann nicht unterscheiden, ob die Extremsituation von einem Radmarathon oder einer Heilfastenkur ausgelöst wird oder ob es sich hier um einen Kampf ums nackte Überleben handelt, dem sich unsere Vorfahren immer wieder ausgesetzt sahen.

Der Boss der Schilddrüse

Das kleine Organ am Hals ist nur die Produktionsstätte, die Befehle ausführt, Hormone herstellt und ins Blut abgibt. Die Anweisungen dazu kommen aus dem Gehirn, denn hier sitzt der »Boss« der Schilddrüse: der *Hypothalamus*. Er verbindet zwei wichtige Informationssysteme, nämlich das Nervensystem und das Hormonsystem, miteinander. Wie ein Konzernchef koordiniert der Hypothalamus das Zusammenspiel ganz unterschiedlicher Körperfunktionen: Er achtet darauf, dass die Körpertemperatur richtig eingestellt wird und der Kreislauf stabil bleibt. Er entscheidet, ob wir uns hungrig oder satt fühlen und er nimmt sogar Einfluss auf unsere innere Uhr, macht uns wach und konzentriert oder müde und schläfrig. Und dabei behält der Hypothalamus den Überblick und stimmt die Arbeit der einzelnen Abteilungen in unserer Körperfabrik miteinander ab: Bei Stress reguliert er die Menge des benötigten Cortisols, sinkt die Körpertemperatur, müssen mehr Schilddrüsenhormone ausgeschüttet werden, und fällt der Blutdruck ab oder verliert der Körper zu viel Flüssigkeit, kann er auch da eingreifen. Der Hypothalamus überprüft also ständig, wie viele Hormone benötigt werden (Sollwert), und vergleicht das Ergebnis mit den tatsächlich im Körper kreisenden Hormonen (Istwert). Über sogenannte *releasing Hormone* (Freisetzungshormone) gibt er dann entweder den Befehl, die Produktion der einzelnen Botenstoffe anzukurbeln, oder er fährt mithilfe von *inhibiting* Hormonen (hemmenden Hormone) die Fabrikation zurück und bremst die Abgabe von Transmittern.

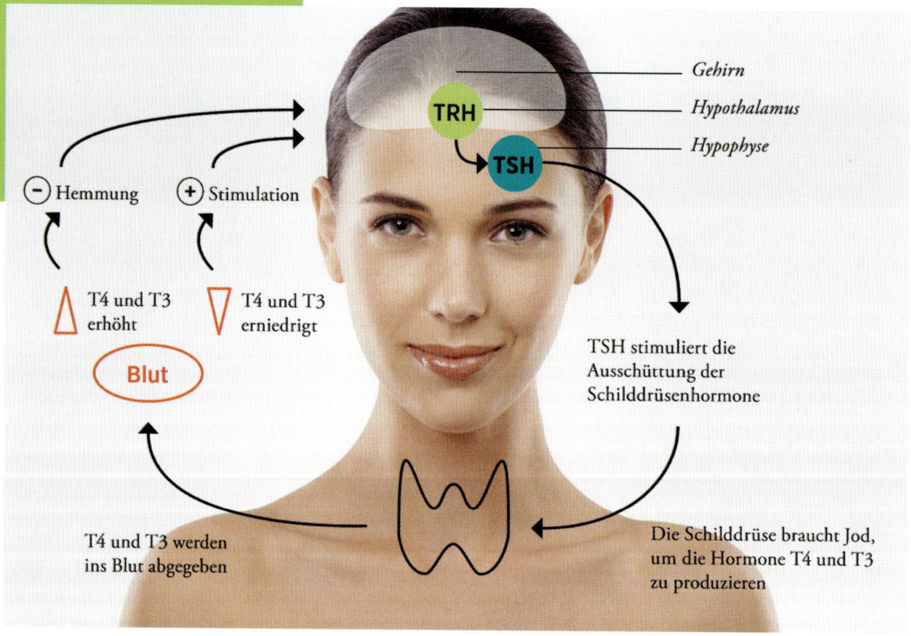

Zur Regulierung des Schilddrüsenhormonspiegels müssen verschiedene Steuerzentren in unserem Körper eng zusammenarbeiten.

Indirekte Regelung über die Hypophyse

Doch der Konzernchef kann sich nicht um jedes Detail kümmern und nicht jeden Mitarbeiter persönlich ansprechen. Sind zu wenige Schilddrüsenhormone im Umlauf, gibt er deshalb zunächst das *Freisetzungshormon TRH* ab. Doch diese Info geht nicht sofort zur Schilddrüse, sondern an einen Abteilungsleiter, die *Hirnanhangsdrüse.* Auch sie sitzt, wie der Name vermuten lässt, im Kopf. Die *Hypophyse,* das ist eine andere Bezeichnung für die Hirnanhangsdrüse, ist sehr gewissenhaft und checkt selber noch mal den Bedarf nach Botenstoffen im Körper. Anhand dieser Analysen gibt sie nun endlich der Schilddrüse den Auftrag, die Produktion vorübergehend hochzufahren oder für eine Zeit lang Kurzarbeit zu machen.

Allerdings hat die Hypophyse keinen direkten »Draht« – etwa über eine Nervenverbindung – zur Schilddrüse. Deshalb schickt sie noch einen weiteren »Boten«(stoff) zur Drüse, um die Information zu übermitteln. Dieser Transmitter wird als *Thyreotropin* oder *Thyreoidea-stimulierendes Hormon* bezeichnet und mit »TSH« abgekürzt. TSH ist ein wichtiger Wert, der im Rahmen der Schilddrüsendiagnostik bestimmt wird und von dem Sie, wenn Sie Probleme mit der Schilddrüse haben, sicher schon öfters gehört haben. Mit dem Blutstrom gelangt TSH zu seinem Ziel und sorgt dafür, dass die Schilddrüse ausreichend Jod aufnehmen kann und ihr somit genügend Produktionsmaterial zur Verfügung steht. TSH ist der Antreiber, der die Schilddrüsenfollikel dazu bringt, ihr Bestes zu geben. Arbeitet die Schilddrüse normal, braucht es auch nur eine normale Menge TSH zur Motivation der Zellen. Produziert die Halsdrüse zu wenig, dann setzt die Hypophyse mehr anspornendes TSH frei. Läuft die Hormonproduktion aber auf Hochtouren und werden mehr Botenstoffe gebildet als benötigt, dann muss die Hypophyse nicht noch weiter Gas geben, sondern versucht, die Produktion zurückzufahren. Deshalb sinkt der TSH-Spiegel ab.

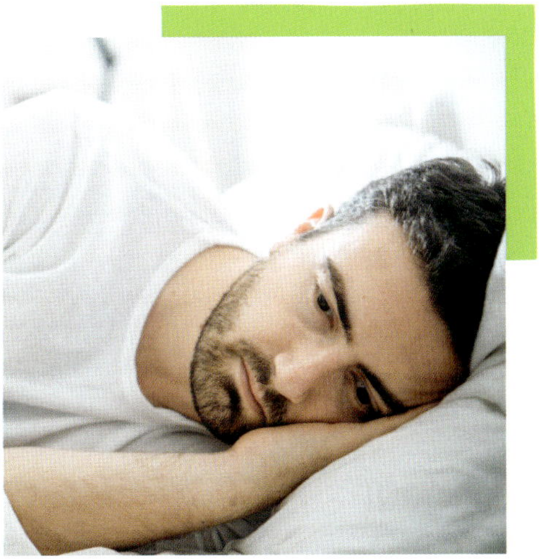

Schlaflos? Manchmal stört eine kranke Schilddrüse den erholsamen Schlaf.

Dieser hormonelle Regelkreis funktioniert bei einer gesunden Schilddrüse hervorragend und ermöglicht so eine ganz exakte Feinabstimmung zwischen dem Hormonbedarf des Körpers und der Menge an T3 bzw. T4, die im Umlauf ist. Aus diesen Zusammenhängen lässt sich auch erklären, warum bei einer Schilddrüsenunterfunktion der TSH-Spiegel hoch ist – die Hypophyse versucht dadurch, die »lahme« Schilddrüse zu einer besseren Arbeitsleistung anzutreiben. Bei einer Schilddrüsenüberfunktion findet man hingegen niedrige TSH-Werte.

Das Who's who der Schilddrüse

Wenn Sie sich im Internet über die Schilddrüse informieren möchten oder sich Ihren Arztbrief oder die Laborergebnisse anschauen, dann stoßen Sie auf lauter Begriffe, häufig auf ein Gemisch aus Buchstaben und Zahlen oder lateinisch-griechischen Fachwörtern. Auf den ersten Blick ist das alles etwas verwirrend. Deshalb stelle ich Ihnen hier die wichtigsten Begriffe im Zusammenhang mit dem Halsorgan vor. Dieses Glossar können Sie immer wieder heranziehen, wenn hier im Buch, in Artikeln oder im Arztgespräch Fachwörter auftauchen.

Euthyreose (Adjektiv: euthyreotisch): »Eu« ist ein griechischer Begriff und bedeutet so viel wie »gut«. Euthyreose bedeutet demnach eine gute bzw. normale Schilddrüsenfunktion. Was aber nicht automatisch bedeutet, dass die Schilddrüse gesund ist. Im Zusammenhang mit einem Kropf, einer Schilddrüsenvergrößerung, spricht man auch von einer »euthyreoten Struma«. Das bedeutet, dass die Schilddrüse gewachsen ist, um die Hormonproduktion weiterhin auf einem normalen Level zu halten.

Hypothyreose (Adjektiv: hypothyreotisch): Unter Hypothyreose versteht man eine Schilddrüsenunterfunktion mit zu niedrigen T3- und T4-Spiegeln. Der TSH-Wert ist meistens erhöht. Die Hashimoto-Thyreoiditis (= Hashimoto-Schilddrüsenentzündung) stellt die häufigste Ursache einer Schilddrüsenunterfunktion dar.

Hyperthyreose (Adjektiv: hyperthyreotisch): Unter Hyperthyreose versteht man eine Schilddrüsenüberfunktion mit zu hohen T3- und T4-Spiegeln. Der TSH-Wert ist meistens erniedrigt. Morbus Basedow und die sogenannte Schilddrüsenautonomie stellen die häufigsten Ursachen der Hyperthyreose dar.

manifest: Bei einer manifesten Schilddrüsenfunktionsstörung lassen sich deutliche Symptome nachweisen und die Werte der Schilddrüsenhormone weichen deutlich von den Normwerten ab.

latent: Eine latente Schilddrüsenfunktionsstörung spielt sich im Verborgenen ab. Es lassen sich keine oder nur geringe Symptome nachweisen, der TSH-Wert kann erhöht oder erniedrigt sein, aber die Werte der Schilddrüsenhormone sind noch normal.

subklinisch: bedeutet fast das Gleiche wie »latent«. Man findet bei einer subklinischen Schilddrüsenstörung nur geringe Krankheitszeichen.

Struma: Als Struma bezeichnet man eine tastbare, sichtbare, manchmal auch nur in der Ultraschalluntersuchung feststellbare Vergrößerung der Schilddrüse. Umgangssprachlich spricht man auch von einem »Kropf«. Die häufigste Ursache für eine Schilddrüsenvergrößerung ist Jodmangel.

Adenome: Als Adenom bezeichnet man eine lokale, also nur auf einige Stellen begrenzte Vermehrung der Schilddrüsenzellen. Sie werden auch als »Knoten« bezeichnet. Produzieren diese Bezirke selbstständig und von den Steuerzentralen im Gehirn unabhängig Hormone, bezeichnet man sie als »autonome Adenome« bzw. »heiße Knoten«. Werden keine Botenstoffe gebildet, nennt man sie »kalte Knoten«.

Autonomie: Autonomie bedeutet Unabhängigkeit. Liegen autonome Schilddrüsenknoten vor, dann haben sich diese von der Steuerung durch übergeordnete Zentren wie der Hypopyhse befreit. Von einer »unifokalen Autonomie« spricht man, wenn ein einzelner heißer Knoten vorliegt. Sind mehrere heiße Knoten vorhanden, dann bezeichnet man das als »multifokale Autonomie«.

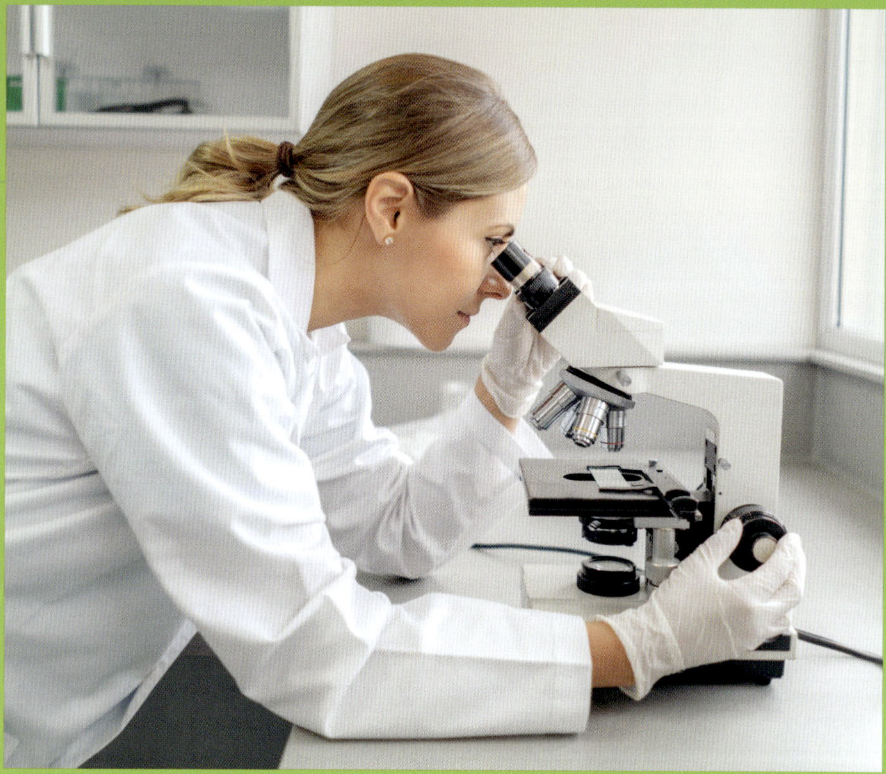

Anhand der Laborwerte kann Ihr Arzt feststellen, was der Schilddrüse fehlt.

TSH = Thyreotropin ist ein Steuerungshormon, das von einem Zentrum im Gehirn, der Hirnanhangsdrüse, abgegeben wird und die Schilddrüse anregt, Schilddrüsenhormone zu produzieren. Ist der Schilddrüsenhormonspiegel hoch, wird durch einen Regelkreis die TSH-Ausschüttung gebremst. Sind wenige Schilddrüsenhormone im Blut, kurbelt das die Bildung von TSH an. Deshalb liefert der TSH-Wert wichtige Informationen über Zustand und Funktion der Schilddrüse und deren Arbeit. Von Ausnahmefällen abgesehen, bedeutet ein niedriger TSH-Wert, dass die Schilddrüse (zu) viele Hormone produziert. Das kann ein Hinweis auf eine Überfunktion sein. Ein hoher TSH-Wert spricht häufig für eine (zu) geringe Freisetzung von fT3 und fT4 und demnach meistens für eine Unterfunktion.

T3 = Trijodthyronin ist die aktive Form der Schilddrüsenhormone. Trijodthyronin hat eine Halbwertszeit von etwa einem Tag, das heißt, nach rund 24 Stunden ist die Hälfte dieses Hormons abgebaut. T3 ist im Blut zu 99 Prozent an Transporteiweiße, vor allem an das Thyroxin bindende Globulin (TBG), gebunden. T3 steigert die Insulinfreisetzung und kurbelt den Energieverbrauch an. Für die Produktion von T3 benötigt die Schilddrüse das Spurenelement Jod. Fehlt das in der Nahrung, dann vergrößert sich zunächst die Schilddrüse, auf Dauer leidet die Hormonproduktion darunter.

T4 = Thyroxin ist das wichtigste Schilddrüsenhormon und stellt die Speicherform dieser Botenstoffe dar. Thyroxin hat eine Halbwertszeit von etwa sieben Tagen, das heißt, nach etwa einer Woche ist die Hälfte des Hormons abgebaut. Der Thyroxinspeicher reicht aus, um unseren Körper zehn Monate lang mit Energie zu versorgen. T4 ist im Blut zu 99,9 Prozent an Transporteiweiße, vor allem an das Thyroxin bindende Globulin (TBG), gebunden. Auch T4 kann nicht ohne ausreichend Jod hergestellt werden. Fehlt das Spurenelement in der Nahrung, wird dadurch die reguläre Produktion von Schilddrüsenhormonen gestört.

fT3 ist die freie, also nicht an Transporteiweiße gebundene, Form des aktiven Schilddrüsenhormons T3. fT3 ist der eigentlich wirksame Botenstoff, der in der Zelle seine Wirkung entfalten kann. Um Auskunft über die Funktion der Schilddrüse und den Stoffwechsel der Hormone zu bekommen, ist es sinnvoll, den fT3-Wert zu bestimmen. Nur etwa 0,3 Prozent des Trijodthyronins (T3) liegen in dieser freien Form vor.

fT4 ist die freie, also nicht an Transporteiweiße gebundene, Form des Speicherhormons T4. Im Rahmen der Labordiagnostik einer Schilddrüsenerkrankung sollte auch der Spiegel des fT4 bestimmt werden. Nur etwa 0,03 Prozent des Thyroxins (T4) liegen im Blut als freies Hormon (fT4) vor.

rT3 = reverses T3 hebt die Wirkung von T3 bzw. fT3 an der Zelle auf. Es wird – wie T3 auch – ebenfalls aus T4 gebildet. Der Unterschied: Bei T3 wird ein äußeres Jodatom von T4 abgespalten, bei rT3 ein inneres. Ansonsten gleichen sich die beiden wie ein Ei dem anderen, weshalb rT3 auch problemlos die Rezeptoren, an die normalerweise fT3 an der Zelle andockt, besetzen und blockieren kann. Normalerweise ist dieser Bremsmechanismus ein weiteres Schräubchen, an dem der Körper eine Feinjustierung der Schilddrüsenfunktion vornehmen kann. Mit rT3 spart der Organismus in schwierigen Zeiten Energie. Heutzutage kurbeln Leistungssport, strenge Diäten oder starker Stress die rT3-Bildung an. Deshalb sollte auch dieser Wert bei einer umfangreichen Schilddrüsendiagnostik nicht fehlen.

TBG = Thyroxin bindendes Globulin ist ein Eiweiß, das die Schilddrüsenhormone T3 und T4 bindet. Dadurch wird der Transport der wasserunlöslichen Botenstoffe durch das wässrige Medium Blut erleichtert. Allerdings verlieren die Hormone, solange sie in der Eiweißbindung sind, auch ihre Wirkung.

zentraler Schilddrüsenwert: Damit ist TSH (Thyreotropin) gemeint, denn das Hormon TSH wird in der Steuerzentrale des sogenannten zentralen Nervensystems, der Hirnanhangsdrüse, gebildet.

periphere Schilddrüsenwerte: Damit sind T3 und T4 (Trijodthyronin und Thyroxin) sowie fT3 und fT4 gemeint, denn diese Hormone werden in der »Peripherie«, nämlich am Hals, produziert und sorgen unter anderem für die Bereitstellung von Energie für den Organismus.

Schilddrüsenantikörper werden gebildet, wenn das Immunsystem die Schilddrüsenzellen nicht mehr als harmlos und zum Körper gehörend erkennt, sondern in ihnen plötzlich eine feindliche Bedrohung wittert und diese bekämpft. Eine wichtige Waffe der Abwehrkräfte sind Antikörper (Abwehrstoffe), die passgenau auf den »Feind« – normalerweise Bakterien oder Viren, in diesem Fall aber Schilddrüsengewebe – zugeschnitten sind. Schilddrüsenantikörper entstehen bei sogenannten Autoimmunerkrankungen der Schilddrüse.

- ***TSH-Rezeptor-Autoantikörper (TRAK)*** findet man bei der **Basedow'schen Erkrankung (Morbus Basedow).**
- ***Thyreoglobulin-Antikörper (Anti-Tg)*** und/oder **Thyreoperoxidase-Antikörper (Anti-TPO)** lassen sich bei der **Hashimoto-Erkrankung** nachweisen.

ACHTUNG: Auch bei 5 bis 10 Prozent der gesunden Bevölkerung lassen sich leicht erhöhte Werte für Thyreoglobulin-Antikörper (Anti-Tg) und/oder Thyreoperoxidase-Antikörper (Anti-TPO) nachweisen, ohne dass diese jemals erkranken. Mit dem Alter steigt zudem der Prozentsatz der Personen, die erhöhte Spiegel aufweisen. Diese Befunde sollten kontrolliert werden, sind aber zunächst kein Grund, übermäßig beunruhigt zu sein. Beachten Sie in diesem Fall die Nährstoffempfehlungen (Kapitel 6) und behandeln Sie eine Dysbiose des Darms, also eine Störung der Darmflora (Kapitel 5), um das Risiko einer Autoimmunerkrankung zu verringern.

Schilddrüsenenzyme sind die »Arbeiter«, die Schilddrüsenhormone produzieren. Sie heißen »Thyreoperoxidasen« (TPO) und »Dejodasen«.

Thyreoperoxidasen sind Enzyme, die aus verschiedenen Bausteinen (Jod, Eiweiß) die Schilddrüsenhormone T3 und T4 herstellen. Hängen die Enzyme drei Jodatome an das Tyrosin, wird daraus T3, bauen sie viermal Jod ein, dann kommt T4 heraus. Das Enzym ist eisenabhängig, ein Eisenmangel beeinträchtigt deshalb ebenfalls die Bildung von Schilddrüsenhormonen.

Dejodasen (= Deiodinasen) sind Enzyme, die ein Jodatom aus dem Speicherhormon Thyroxin (T4) lösen und es dadurch in biologisch aktives Trijodthyronin (T3) umwandeln. Dejodasen benötigen das Spurenelement Selen, um zu funktionieren. Ein Selenmangel schränkt die Arbeit dieser Enzyme deutlich ein. Fehlt Selen, dann findet man häufig zu hohe T4-Spiegel und zu niedrige T3-Spiegel, denn dann wird zu wenig T4 ab- und zu wenig T3 aufgebaut.

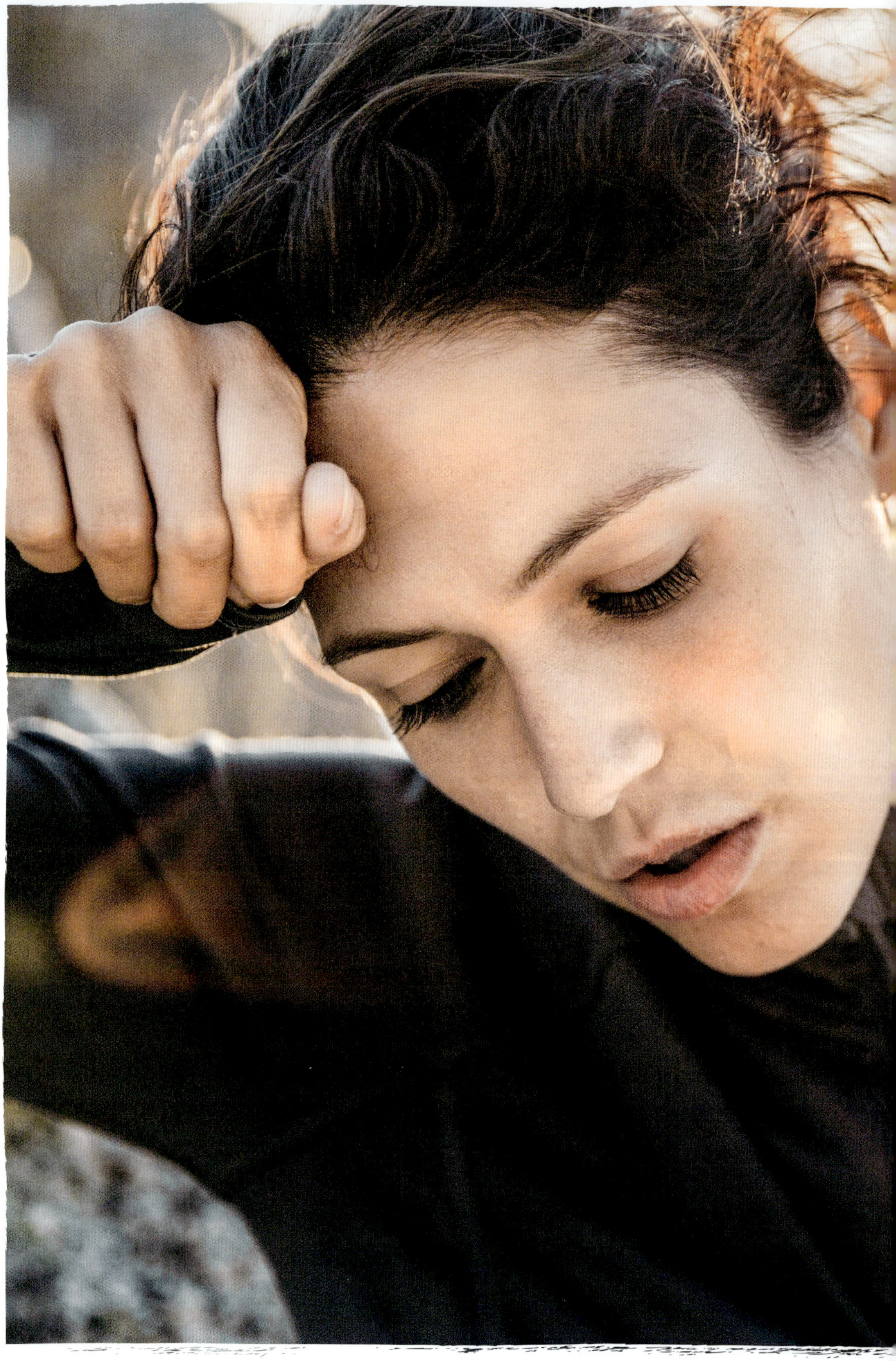

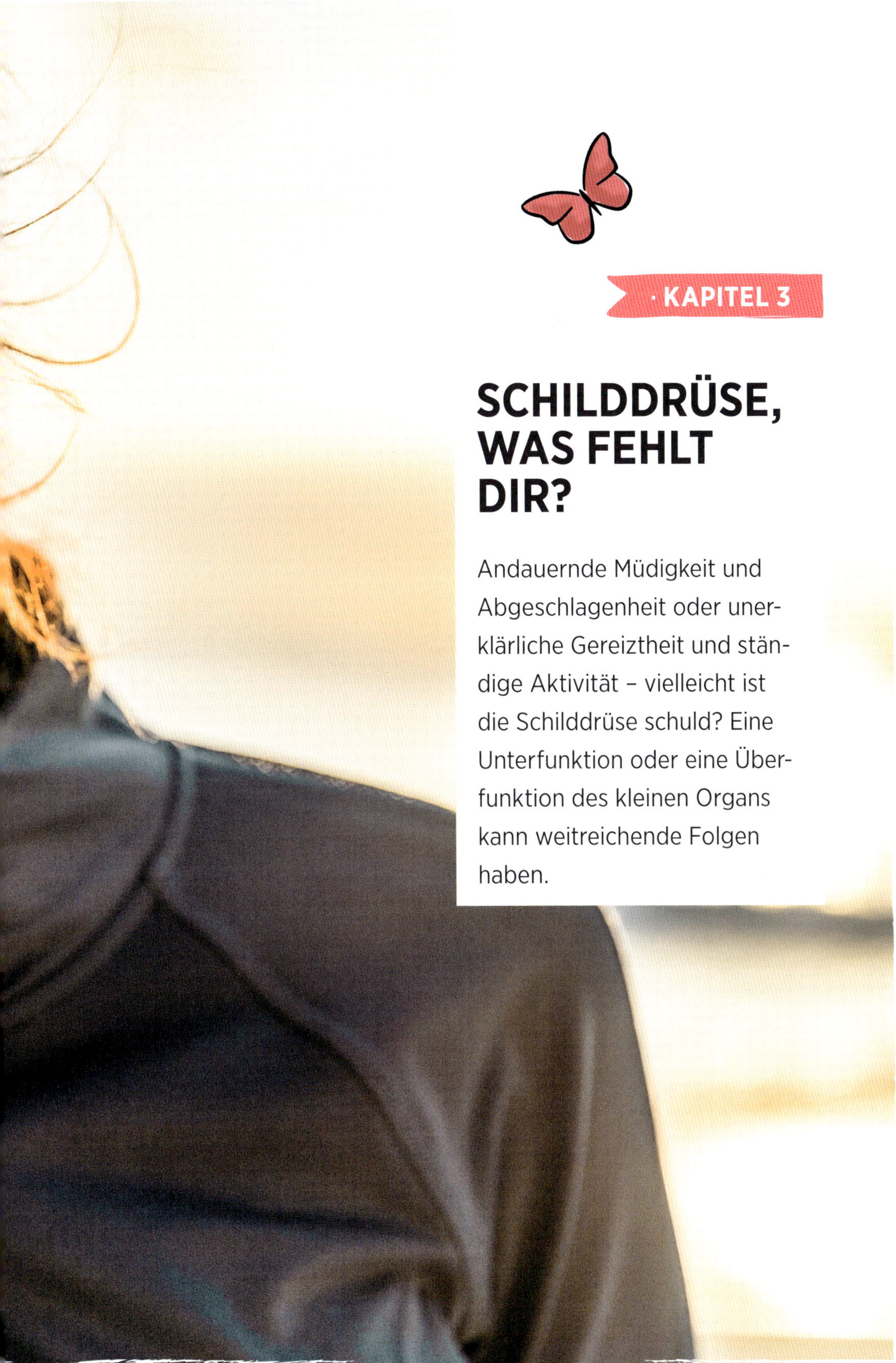

KAPITEL 3

SCHILDDRÜSE, WAS FEHLT DIR?

Andauernde Müdigkeit und Abgeschlagenheit oder unerklärliche Gereiztheit und ständige Aktivität – vielleicht ist die Schilddrüse schuld? Eine Unterfunktion oder eine Überfunktion des kleinen Organs kann weitreichende Folgen haben.

Die Stecknadel im Heuhaufen finden

Wenn wir bei einem Umzug viele schwere Kartons und Möbel getragen haben und uns tut anschließend der Rücken weh, können wir mit großer Wahrscheinlichkeit annehmen, dass wir entweder unsere Muskeln überlastet oder vielleicht sogar einen kleinen Bandscheibenvorfall haben. Bei Durchfall und Erbrechen weiß auch der Laie, dass meistens etwas mit dem Verdauungstrakt nicht in Ordnung ist und man vielleicht besser auf das Softeis aus dem schmutzigen Automaten verzichtet hätte. Die Verbindung zwischen Ursache und Wirkung kann in beiden Fällen leicht hergestellt werden.

Doch warum ist es vor allem in frühen Stadien einer Schilddrüsenerkrankung oft so schwierig, das kleine Halsorgan als Übeltäter auszumachen? Das liegt daran, dass die Symptome einer Störung zunächst ziemlich ungenau und auch wenig auffällig sind. Die Ursachensuche bei unklaren Beschwerden ist nicht immer einfach, manchmal gleichen diese Bemühungen der bekannten Suche nach der Stecknadel im Heuhaufen.

Ständige Müdigkeit, ein erhöhtes Schlafbedürfnis und Konzentrationsschwäche oder Nervosität, Gereiztheit und Herzrasen lassen uns nicht sofort an eine Störung der Schilddrüse denken. Naheliegender sind dann Stress im Beruf, Ärger in der Familie, ein nicht ausgeheilter Infekt oder beginnende Wechseljahre. Auch Mediziner haben dieses kleine Organ nicht immer im Fokus und ordnen die Beschwerden nicht sofort richtig zu, denn dazu sind die Symptome viel zu wenig richtungsweisend und können tatsächlich zahlreiche andere Ursachen haben. Wenn man sich krank fühlt, ohne genau sagen zu können, was einem fehlt, und kein Arzt die Ursache findet, kann für viele Betroffene ein Jahrelanger Leidensweg beginnen, bis sie endlich die richtige Diagnose erhalten. Dennoch kann es der Mühe wert sein, sich auf die Suche zu begeben. Und wichtig ist auch: Man muss daran denken und die Schilddrüse, ebenso wie andere hormonelle Störungen, mit in die Überlegungen einbeziehen.

Das »Gaspedal« unseres Stoffwechsels

Jeder von uns produziert rund 50 unterschiedliche Hormone. Sie sind eine Art Treibstoff für unseren Körper. Den Begriff »Treibstoff« verwenden wir vor allem im Zusammenhang mit Fahrzeugen, er passt aber auch sehr gut zur Schilddrüse. Während ein Durchschnitts-Pkw mit dem richtigen Benzin mühelos 160 Kilometer pro Stunde zurücklegen kann, reduziert sich diese Leistungsfähigkeit ohne Energiezufuhr ganz drastisch. Müssen wir das Auto schieben, können wir uns glücklich schätzen, wenn wir noch drei Kilometer pro Stunde schaffen.

In unserem Körper sind Hormone das Benzin, das den Organismus am Laufen hält. Sinken die Spiegel einzelner oder gar mehrerer Botenstoffe oder gehen uns diese Signalstoffe gleich ganz aus, dann wird alles mühsamer. Der Alltag wird beschwerlich und wir sind weit von der Leistung entfernt, die wir mit einem ausgeglichenen Hormonstatus erbringen könnten.

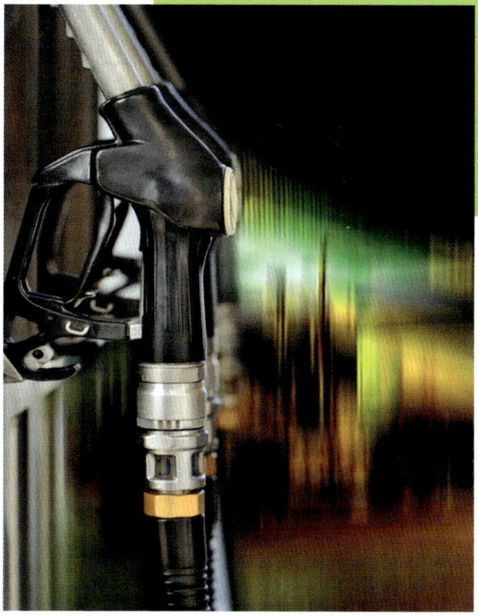

Ohne Treibstoff läuft es nicht – das gilt für Fahrzeuge genauso wie für unseren Organismus.

Besonders wichtig für unser Gesamt-Wohlbefinden ist eine ausgewogene Produktion von Schilddrüsenhormonen. Diesen gesunden Normalzustand, bei dem die Halsdrüse nicht zu viele und nicht zu wenige Hormone produziert und alles wie am Schnürchen läuft, bezeichnet man als »Euthyreose«. Die Vorsilbe »Eu« stammt aus dem Griechischen und bedeutet so viel wie »gut« oder »normal«. Doch nicht immer ist in unserem Körper alles »eu«. Denn bei jedem Dritten macht die Schilddrüse Probleme und bei mindestens jedem Zehnten arbeitet das kleine Organ am Hals nicht so, wie es sollte. Die dadurch entstehenden Probleme lassen sich ganz grob in zwei Kategorien einteilen: Entweder die kleine Drüse arbeitet zu wenig oder sie legt sich so richtig ins Zeug und schüttet viel zu viele Hormone aus.

Die Schilddrüse produziert zu wenig Hormone

Mit Abstand am häufigsten ist eine ***Unter***funktion der Schilddrüse. Diese wird von Medizinern als »***Hypo***thyreose« bezeichnet. In diesem Fall werden zu wenige Hormone produziert, die Schilddrüse steht sozusagen auf der Bremse und der Stoffwechsel tuckert nur ganz lahm vor sich hin. Laut der Schilddrüsenliga Deutschland e. V. leiden hierzulande rund 10 Prozent der Menschen an einer Unterfunktion der Schilddrüse; fast immer betrifft es Frauen. Damit ist die Hypothyreose nach der Zuckerkrankheit die zweithäufigste Hormonstörung.

Bei einer Unterfunktion geht unserem Körper im wahrsten Sinne des Wortes der Treibstoff aus. Allerdings passiert das meistens nicht schlagartig, sondern eher schleichend und dadurch dauert es oft lange, bis uns auffällt, dass etwas nicht stimmt. Zu Beginn können die Betroffenen die Defizite oft noch durch vermehrte Anstrengungen und ein »Sich-Zusammenreißen« ausgleichen und die Beschwerden eine Zeit lang mit Arbeitsüberlastung oder Schlafmangel erklären. Der Energiemangel äußert sich meist durch Müdigkeit, Antriebslosigkeit und ein erhöhtes Schlafbedürfnis. Wir können uns schlechter konzentrieren und unser Herz schlägt langsamer als normal. Gleichzeitig frösteln wir schneller, da unser Stoffwechsel auf Sparflamme läuft und die Wärmeproduktion des Körpers zurückgeht. Da weniger Kalorien verbrannt werden, nehmen wir trotz normaler Portionen auf dem Teller zu. Eine Unterfunktion führt auch zu Einschlafstörungen trotz Müdigkeit und morgens bleibt der Erholungseffekt aus.

Als wäre die Schilddrüsenunterfunktion nicht schon schlimm genug, laufen bei den meisten Betroffenen gleichzeitig die Blutfettwerte wie etwa Cholesterin aus dem Ruder. Das im Blut befindliche Cholesterin wird normalerweise in die Leber aufgenommen und dort verarbeitet. Um in die Leber zu gelangen, müssen die Fettmoleküle erst an einen Rezeptor in der Leber andocken, um Einlass zu bekommen. Einen Rezeptor kann man sich vorstellen wie ein Türschloss, das von den Cholesterinmolekülen mit einen »Schlüssel« aufgeschlossen werden kann. Doch bei Hypothyreose haben viele »Lebertüren« kein Schloss, das heißt, es fehlen den Fettmolekülen die Rezeptoren, um in die Leber zu gelangen. Deshalb bleibt mehr Cholesterin in der Blutbahn. Auf Dauer steigt dadurch das Risiko für Arterienverkalkung und Herz-Kreislauf-Probleme an. Doch keine Sorge: Bei einer angemessenen Behandlung der Erkrankung und einer Substitution der fehlenden Schilddrüsenhormone ploppen auch wieder die Rezeptoren auf, das Cholesterin kann in der Leber verschwinden und die Gefahr für Herz und Gefäße ist damit oft schon gebannt.

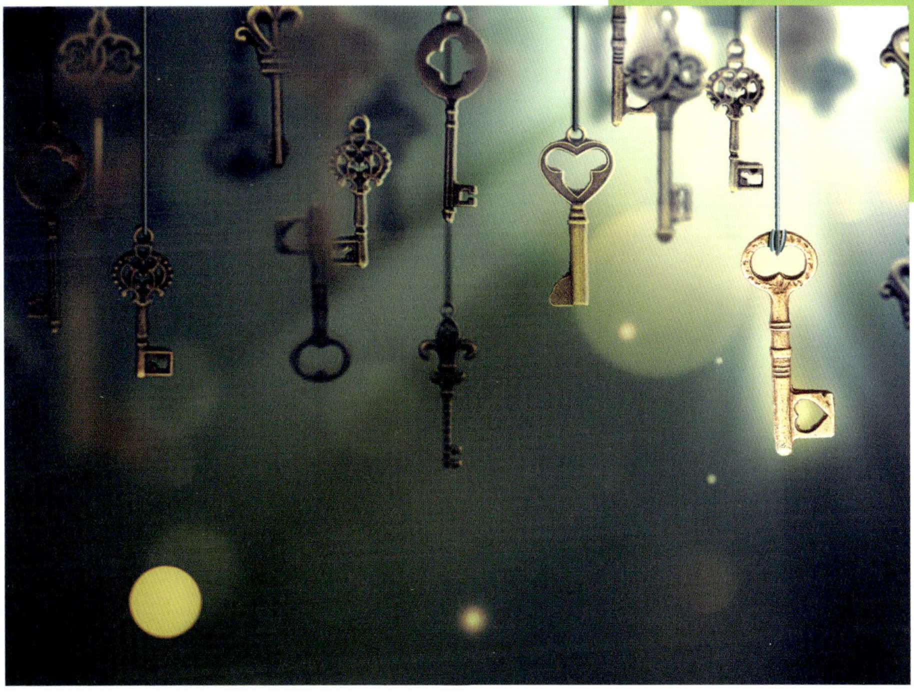

Fehlen Schilddrüsenhormone, können Fettmoleküle die Leberzellen nicht »aufschließen«.

In mehr als 90 Prozent der Fälle liegt einer Schilddrüsenunterfunktion eine Autoimmunerkrankung, die sogenannte Hashimoto-Thyreoiditis (= Hashimoto-Schilddrüsenentzündung) zugrunde. Bei einer Autoimmunerkrankung richtet sich das körpereigene Abwehrsystem gegen Zellen oder Organe, in diesem Fall gegen die Schilddrüse, und zerstört sie nach und nach – dazu später aber mehr.

Ursachen einer Schilddrüsenunterfunktion:
- Hashimoto-Thyreoiditis (häufigste Ursache)
- Zu geringe Dosis von Schilddrüsenhormonen (Medikamente) bei bekannter Unterfunktion
- Zu hohe Dosis von Medikamenten zur Behandlung einer Schilddrüsenüberfunktion
- (Teil-)Entfernung der Schilddrüse
- Radiojodtherapie
- Funktionsstörung der Hirnanhangsdrüse (selten)

Die Schilddrüse produziert zu viel Hormone

Deutlich seltener als eine Unterfunktion ist eine Überfunktion der Schilddrüse, eine sogenannte Hyperthyreose. Sie betrifft etwa 1 bis 2 Prozent aller Frauen und ist damit beim weiblichen Geschlecht etwa fünf- bis zehnmal so häufig wie bei Männern. Bei einer Hyperthyreose tut die Schilddrüse des Guten zu viel. Die Folge: Wir stehen unter Strom! Unser Organismus gibt Vollgas und fährt alle Motoren hoch. Wir werden hektisch und unruhig, schlafen schlecht und unser Herz pumpt wie verrückt. Warme Räume empfinden wir plötzlich nicht mehr als gemütlich, sondern als überhitzt, denn der auf Hochtouren laufende Stoffwechsel produziert sehr viel Wärme und verbraucht dabei ordentlich Kalorien, was sich trotz gutem Appetit durch Gewichtsverlust bemerkbar machen kann.

In 40 bis 60 Prozent der Fälle ist auch hier wieder eine Autoimmunerkrankung, nämlich die Basedow'sche Erkrankung (Morbus Basedow), verantwortlich.

Seltener wird eine Hyperthyreose durch eine Jodüberdosierung ausgelöst. Manchmal ist ein Schilddrüsenknoten, dem es gelungen ist, sich von der Steuerzentrale im Gehirn unabhängig zu machen, schuld an der Misere. Dadurch verselbstständigt sich die Produktion von Schilddrüsenhormonen, die dann nicht mehr dem Bedarf des Körpers angepasst ist.

Eine Schilddrüsenüberfunktion, selbst eine milde, unterschwellige sollte man nicht auf die leichte Schulter nehmen. Wer unter Hyperthyreose leidet, hat ein höheres Risiko, an Gicht oder Depressionen zu erkranken. Und auf Dauer werden auch die Knochen brüchig: Ein Überschuss an Schilddrüsenhormonen kurbelt nämlich nicht nur den Stoffwechsel im Körper an, sondern steigert auch den Kalziumstoffwechsel im Skelett. Langfristig überwiegt dabei der Knochenabbau, und das kann zu Knochenschwund (Osteoporose) führen. Auch Herz und Hirn sind gefährdet. Eine Analyse verschiedener Studien mit insgesamt mehr als 50 000 Teilnehmern hat ergeben, dass bereits eine leichte Überfunktion, die kaum Beschwerden verursacht und oft nur im Blut erkennbar ist, das Risiko für Herzinfarkt und Schlaganfall deutlich erhöht.

Manchmal ist bei einer Schilddrüsenüberfunktion nur der TSH-Wert im Blut erniedrigt. Die Schilddrüsenhormonspiegel sind noch normal und die Betroffenen fühlen sich fit und leistungsfähig. Dennoch besteht Handlungsbedarf. Eine rechtzeitige Diagnose und entsprechende Behandlung – oft reichen Medikamente aus – schützt vor weiteren Schäden und ermöglicht ein weitgehend beschwerdefreies Leben.

Ursachen einer Schilddrüsenüberfunktion:

- Basedow'sche Erkrankung (häufigste Ursache)
- Zu hohe Dosis von Schilddrüsenhormonen
- Zu hohe Jodzufuhr
- Autonome, »heiße« Schilddrüsenknoten (Adenome)

Symptome Unterfunktion, Überfunktion

Unterfunktion	Überfunktion
Gewichtszunahme	Gewichtsabnahme, Hunger
Kälteempfindlichkeit, Frieren	Wärmempfindlichkeit, vermehrtes Schwitzen
Langsamer Herzschlag	Schneller Herzschlag, Herzrasen, Herzrhythmusstörungen
Erhöhte Blutfettwerte (vor allem Cholesterin, insbesondere LDL-Cholesterin)	Auffallend niedrige Blutfettwerte (Cholesterin, Triglyceride)
Blutdruck: erhöhter diastolischer Blutdruck (= zweiter Blutdruckwert)	Blutdruck: erhöhter systolischer Blutdruck (= erster Blutdruckwert)
Kühle, trockene, blasse Haut	Warme, feuchte Haut
Spröde, struppige, stumpfe Haare, Haarausfall	Haarausfall
Chronische Verstopfung	Häufiger Stuhlgang, Durchfall
Antriebslosigkeit, Müdigkeit, schnelle Erschöpfung	Nervosität, Reizbarkeit, Zittern
Vermehrtes Schlafbedürfnis, aber auch Schlafstörungen und mangelnde Erholung	Schlafstörungen
Konzentrationsschwäche	Konzentrationsschwäche
Muskelschwäche	Muskelschwäche
Myxödem: Geschwollene Augenlider, Schwellungen an den Armen, Verdickung der Zunge. Insgesamt »aufgeschwemmtes« Aussehen durch Schwellung des Bindegewebes	Myxödem: Vor allem lokale Schwellung an den Unterschenkeln und im Augenbereich. Dadurch treten die Augäpfel hervor
Brüchige Fingernägel	Brüchige Fingernägel
	Heiserkeit, Schluckbeschwerden, Hemd- oder Blusenkragen wird zu eng
Depressive Verstimmung	Depressive Verstimmung

Struma – überflüssig wie ein Kropf

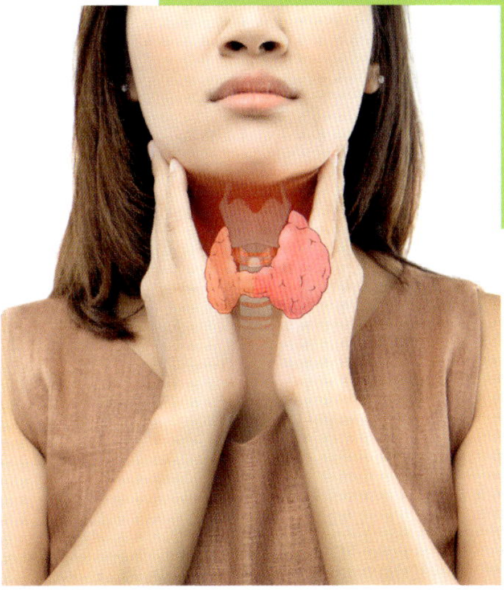

Für die Vergrößerung der Schilddrüse gibt es viele Gründe. Besonders häufig besteht ein Jodmangel.

Kennen Sie das »Kropfband«? Dieses Schmuckstück ist traditioneller Bestandteil von Trachten im Alpenraum. Dabei handelt es sich häufig um ein breites Samtband, das mit Perlen und Anhängern versehen wird. Der Alpenraum ist seit jeher ein Jod- und Selenmangelgebiet, weshalb in der Vergangenheit dort viele Bewohner unter einer vergrößerten Schilddrüse, dem sogenannten Kropf, litten. Das Band war dazu da, um entweder den Kropf oder die Narbe nach der Entfernung desselben zu verdecken.

Der Arzt spricht meistens nicht von »Kropf«, sondern bezeichnet die Vergrößerung der Schilddrüse als »Struma«. Diese kann kaum sichtbar sein und wird dann nur als Zufallsbefund bei einer Ultraschalluntersuchung festgestellt oder so groß, dass sie tastbar oder bei zurückgelegtem Kopf am Hals sichtbar wird. Strumen so groß wie Tennisbälle oder größer, die noch vor einigen Jahrzehnten gar nicht so selten waren, findet man heute nur noch gelegentlich.

Zwar geht die Häufigkeit der Kropferkrankungen dank besserer Jodversorgung nach und nach zurück. Von Entspannung kann aber noch keine Rede sein, denn noch immer werden jährlich rund 100 000 Schilddrüsenoperationen aufgrund eines Jodmangels notwendig. Das sind viel zu viele, meinen Experten. Studien zeigen, dass jeder fünfte 25-Jährige und jeder Zweite über 50 unter einer Schilddrüsenvergrößerung leidet. Frauen trifft es auch hier fünfmal häufiger als Männer.

Häufig ließe sich diese Entwicklung durch eine ausreichende Jodversorgung vermeiden. In der Schweiz beispielsweise waren Strumen in der Vergangenheit ebenfalls weitverbreitet. In den Gebirgsregionen litten mehr als 30 Prozent der Bevölkerung darunter. Doch seit fast 100 Jahren wird in der Schweiz jodiertes Salz verwendet und dadurch ist die Häufigkeit einer Schilddrüsenvergrößerung drastisch zurückgegangen. Ausgeprägte Schilddrüsenvergrößerungen findet man heute kaum noch.

Der Klassiker Jodmangel

Jod ist, wie Sie bereits wissen, der wichtigste Baustein für unsere Schilddrüsenhormone. Ist nur wenig Jod in der Blutbahn, überlegt sich die Drüse eine List, um auch noch an die letzten Reste heranzukommen: Sie bildet mehr Schilddrüsenzellen, erhöht die Durchblutung des Gewebes und kann dadurch größere Mengen Jod aus dem Blutstrom filtern.

Struma bedeutet zunächst einmal nur, dass das Schilddrüsengewebe vermehrt ist. Der Begriff gibt aber keinen Hinweis darauf, warum das so ist oder welche Symptome dadurch verursacht werden. Eine kleine Struma muss keine Beschwerden verursachen, denn manchmal geht die Strategie der Schilddrüse auf und durch eine leichte Vergrößerung kann sie ihren Jodbedarf decken und der Schilddrüsenstoffwechsel läuft weiterhin normal ab. In diesem Fall spricht man von einer »euthyreoten Struma«. Allerdings kann der »Kropf« auch mit einer Unterfunktion (hypothyreote Struma) oder mit einer Überfunktion (hyperthyreote Struma) einhergehen.

Diese Beschwerden können auf eine Schilddrüsenvergrößerung hinweisen:
- Schluckbeschwerden
- Engegefühl am Hals beim Schließen des Hemdkragens
- Heiserkeit
- Druck- und Kloßgefühl am Hals
- Luftnot unter Belastung
- Luftnot bei bestimmten Kopfhaltungen

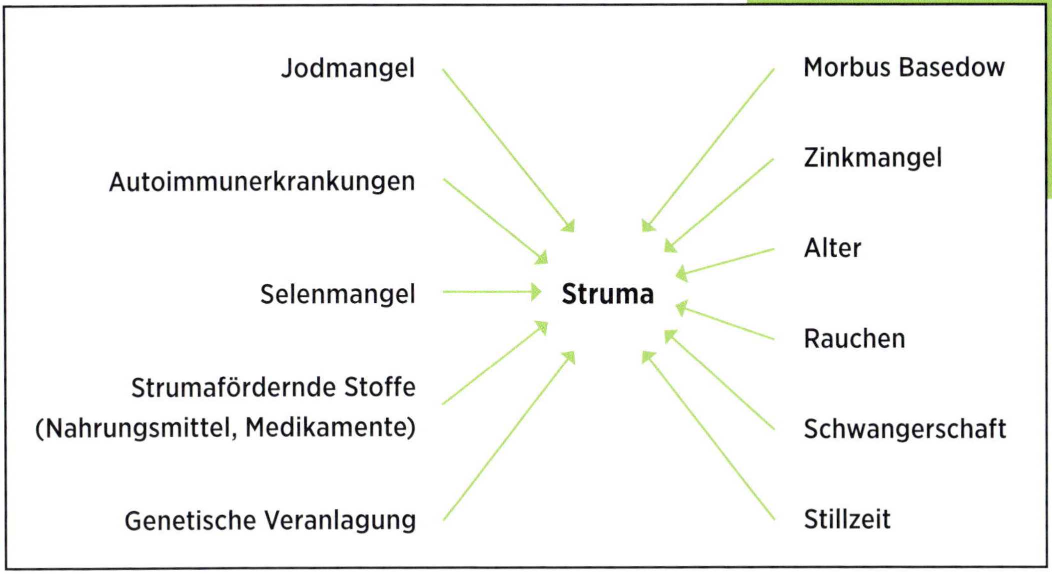

Eine Schilddrüsenvergrößerung kann vielfältige Ursachen haben. Oft liegt eine Kombination mehrerer Gründe vor. Auf jeden Fall sollte abgeklärt werden, ob ein Mangel an Jod, Zink oder Selen besteht.

Heiße und kalte Knoten

Wenn sich die kleine Schilddrüse zur riesigen Jodfalle entwickelt, betrifft die Vergrößerung nicht immer das komplette Gewebe. Manchmal wachsen nur begrenzte Bezirke. Diese werden als »Knoten« bezeichnet. Man schätzt, dass etwa 30 Prozent der Deutschen solche Knoten haben, oftmals ohne es zu wissen. Ähnlich wie beim Struma liegt die Ursache für die Knotenbildung am Jodmangel, der noch bis vor 20 Jahren in Deutschland weitverbreitet war.

»Knoten« hört sich für viele zunächst einmal erschreckend an, denn man assoziiert damit oft eine bösartige Erkrankung. Tatsächlich ist der überwiegende Teil dieser Knoten gutartig, aber nicht immer harmlos. Bei einer speziellen Untersuchung, der Schilddrüsenszintigrafie, heben sie sich als helle oder dunkle, mehr oder weniger runde Bezirke vom übrigen Schilddrüsengewebe ab, und deshalb ist der Begriff »Knoten« durchaus gut gewählt.

Mit dieser Methode kann man auch zwischen sogenannten kalten und heißen Knoten unterscheiden. Bei einer Szintigrafie wird eine geringe Dosis einer Substanz gespritzt, die von der Schilddrüse genauso aufgenommen wird wie Jod aus der Nahrung. Der Unterschied: Die verabreichten Stoffe sind leicht radioaktiv, wodurch später sehr genaue Informationen über die Aktivität der Schilddrüse gewonnen werden können. Dort, wo in der Drüse besonders viel gearbeitet wird und die Hormonproduktion auf vollen Touren läuft, reichern sich diese radioaktiv markierten Partikel an. Dadurch lassen sich – viel besser als mit einer Ultraschalluntersuchung – Aussagen machen über Form und Größe der Schilddrüse und vor allem über die Aktivität einzelner Bezirke, der sogenannten Knoten. Wenn der behandelnde Radiologe beim Betrachten der Bilder dann »heiß«, »warm« oder »kalt« sagt, hört sich das vielleicht so an, als ob er Kindern eine Orientierungshilfe beim Topfschlagen oder Versteckspielen gibt. In Wahrheit teilt er nur die Knoten nach ihrer Fähigkeit ein, Jod aufzunehmen und Hormone zu bilden.

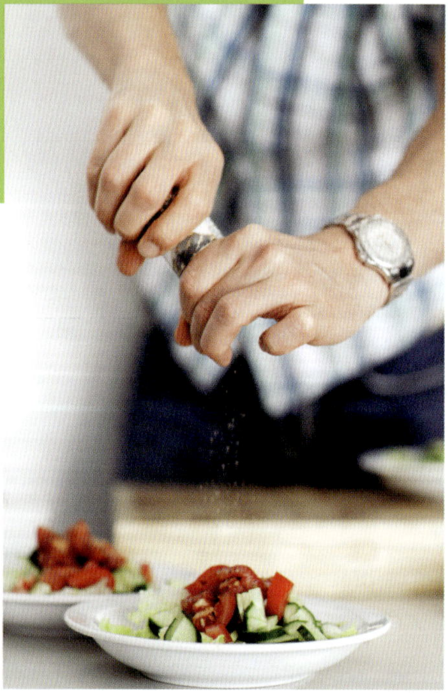

Jodiertes Speisesalz leistet einen guten Beitrag zur Jodversorgung.

Inaktives Gewebe

Kalte Knoten erscheinen auf den Aufnahmen in einem kühlen Grün oder Dunkelblau. Es handelt sich um Zellbezirke, die die radioaktiven Isotope nicht oder nur vermindert speichern und keine oder nur noch wenige Hormone produzieren. Oft verbergen sich dahinter Zysten, Verkalkungen oder gealtertes Schilddrüsengewebe.

In fast allen Fällen sind kalte Knoten gutartig. Nur ganz selten handelt es sich um einen bösartigen Tumor, was aber glücklicherweise auf weniger als 5 Prozent der Befunde zutrifft. Ein kalter Knoten wird deshalb immer besonders gut untersucht und, wenn es nötig wird, operativ entfernt. Medikamentös oder mit einer sogenannten Radiojodtherapie lassen sich kalte Knoten jedoch nicht behandeln.

Aktive autonome Adenome

In heißen Knoten ist hingegen eine Menge los, die Hormonproduktion läuft auf Hochtouren, der Bedarf an Baumaterial, sprich Jod, ist erheblich, weshalb sich große Mengen der Radioisotope anreichern. Sie heben sich als orangefarbene oder rote Bezirke von der Umgebung ab, was zu der Bezeichnung »heiße Knoten« geführt hat. In fast allen Fällen entwickelt sich daraus eine Schilddrüsenüberfunktion, denn heiße Knoten sind rebellisch. Sie hören nicht mehr auf die Befehle der Hirnanhangsdrüse und haben sich sozusagen selbstständig gemacht, weshalb man sie auch als »autonome Adenome« bezeichnet. Das Problem: Diese heißen Bezirke produzieren Schilddrüsenhormone völlig am momentanen Bedarf des Körpers vorbei. Egal, ob wir in der Hängematte liegen oder gemütlich im Restaurant sitzen: Diese Knoten produzieren Botenstoffe, als müssten wir um unser Leben rennen, und genauso fühlt es sich auch an: Das Herz rast, der Schweiß steht uns auf der Stirn und wir sind nervös und zappelig.

Die gute Nachricht: So unangenehm ein heißer Knoten auch sein mag, fast immer handelt es sich um gutartige Veränderungen. Ist die Schilddrüsenfunktion trotz Knoten noch normal (euthyreot), dann reicht es meistens aus, zweimal jährlich den TSH-Wert kontrollieren zu lassen, um eine beginnende Überfunktion rechtzeitig festzustellen. Ist der Knoten behandlungsbedürftig, dann kann man ihn entweder mit einer Radiojodtherapie oder durch eine Operation entfernen.

Autoimmunerkrankungen – die Schilddrüse im Fadenkreuz

Autoimmunerkrankungen zählen in den industrialisierten Ländern schon fast zu den Volkskrankheiten – so häufig werden sie inzwischen diagnostiziert. Warum das so ist, darüber lässt sich nur spekulieren. Die Schilddrüse nimmt dabei eine Sonderstellung ein, denn sie kann gleich von zwei Autoimmunerkrankungen heimgesucht werden: der Schilddrüsenentzündung Hashimoto-Thyreoiditis und der Basedow'schen Erkrankung (Morbus Basedow). Beide sind Folge eines in die Irre geleiteten Abwehrsystems, das nach und nach immer mehr gesundes Gewebe zerstört und die Schilddrüse entweder völlig lahmlegt oder sie bis zur Erschöpfung aufpeitscht.

Oft werden diese Autoimmunerkrankungen nur als Störung eines einzigen kleinen Organs betrachtet, die sich mit ein paar Medikamenten behandeln lässt. In Wirklichkeit handelt sich meist um komplexe chronische Erkrankungen. Der Kampf »Immunsystem gegen Schilddrüse« bringt das gesamte Hormonsystem durcheinander, er kann uns körperlich und psychisch in tiefe Abgründe stoßen und den gesamten Organismus in Mitleidenschaft ziehen.

Aufgrund der Bedeutung des Autoimmungeschehens für die kleine Drüse am Hals habe ich dem Thema Autoimmunerkrankungen ein eigenes Kapitel (ab Seite 59) gewidmet. Doch werfen wir zunächst einmal einen kurzen Blick auf die beiden Erkrankungen, die vor mehr als 100 Jahren von einem Deutschen und einem Japaner entdeckt wurden.

Hashimoto-Thyreoiditis

Anfang des 20. Jahrhunderts arbeitete der junge japanische Arzt Hakaru Hashimoto an einer Schwesternklinik der Universität Kyoto. Dort wurden zahlreiche Schilddrüsenpatienten behandelt. Meistens wurde bei ihnen ein »Kropf«

(Struma), also eine vergrößerte Schilddrüse, operativ entfernt. Der junge Mediziner, der auch in Berlin und Göttingen forschte, schaute sich das entnommene Organ unter dem Mikroskop genauer an und stellte in einigen Fällen fest, dass sich große Mengen körpereigener Abwehrzellen in dem Gewebe angesammelt und dort zu einer Entzündung und Zerstörung der Schilddrüse geführt hatten. Das war vor ihm noch niemandem aufgefallen. 1912 verfasste er darüber eine lange Abhandlung, die er – um mehr internationale Aufmerksamkeit zu erlangen – in einer deutschen Fachzeitschrift veröffentlichte. Doch erst in den 50er-Jahren des 20. Jahrhunderts wurde klar, dass es sich bei der von ihm entdeckten Krankheit um eine sogenannte Autoimmunerkrankung handelt.

Die Hashimoto-Thyreoiditis, auch »Autoimmunthyreoiditis« oder »chronische Schilddrüsenentzündung« genannt, wird inzwischen immer häufiger diagnostiziert. Krankenkassen gehen in Deutschland von mindestens fünf Millionen Betroffenen aus, Ärzteverbände schätzen die Zahl auf mehr als acht Millionen. Fakt ist: Die Schilddrüsenentzündung stellt den häufigsten Grund für eine Schilddrüsenunterfunktion dar und ist für fast alle Fälle von »Hypothyreose« verantwortlich.

Da die Zerstörung der Schilddrüse durch das Immunsystem nicht schlagartig erfolgt, sondern ganz allmählich über Monate und Jahre, setzen auch die Symptome schleichend ein. Das ist wahrscheinlich die größte Hürde für eine frühe Diagnose. Da Schilddrüsenhormone uns Energie geben, lässt als Erstes unsere Tatkraft nach. Doch niemand ist immer gleichermaßen fit und gut drauf. Wir sind es gewöhnt, dass wir in den dunklen Wintermonaten, bei Stress im Beruf oder nach Infekten unsere Aktivitäten zunächst herunterschrauben und etwas kürzertreten. Niemand würde deshalb gleich zum Arzt gehen. Erst mal abwarten, etwas schonen, gesünder ernähren. Doch wenn auch nach Monaten dieser kraftlose Zustand anhält, sucht der eine oder andere dann doch den Arzt auf. Aber was sagt man dem Mediziner? Ich bin schlapp? Ich schlafe so viel? Ich bin nicht mehr so fit wie früher? Das Problem für den Arzt – und hier muss ich meine Berufskollegen in Schutz nehmen – ist, dass diese unklaren Symptome von allem Möglichen kommen können: Eisenmangel, Wechseljahre, Lichtmangel in der dunklen Jahreszeit, Borreliose oder andere Infekte, Depressionen, chronische Entzündungen, Stress am Arbeitsplatz – um nur einige zu nennen. Manchmal sind die Beschwerden auch so diffus, dass es selbst den Patienten schwerfällt, sie zu beschreiben: Schmerzen in den Muskeln, irgendwie ein taubes Gefühl, strohige Haare und trockene Haut – wer geht damit schon zum Arzt? Deshalb dauert es oft lange, bis die richtige Diagnose gestellt wird. Doch bis dahin gehen nicht selten Jobs verloren, Ehen in die Brüche, werden monatelang Psychopharmaka gegen Depressionen verabreicht oder ein chronisches Erschöpfungssyndrom (Burn-out) diagnostiziert. Ja, Hashimoto kann einem das Leben richtig schwer machen.

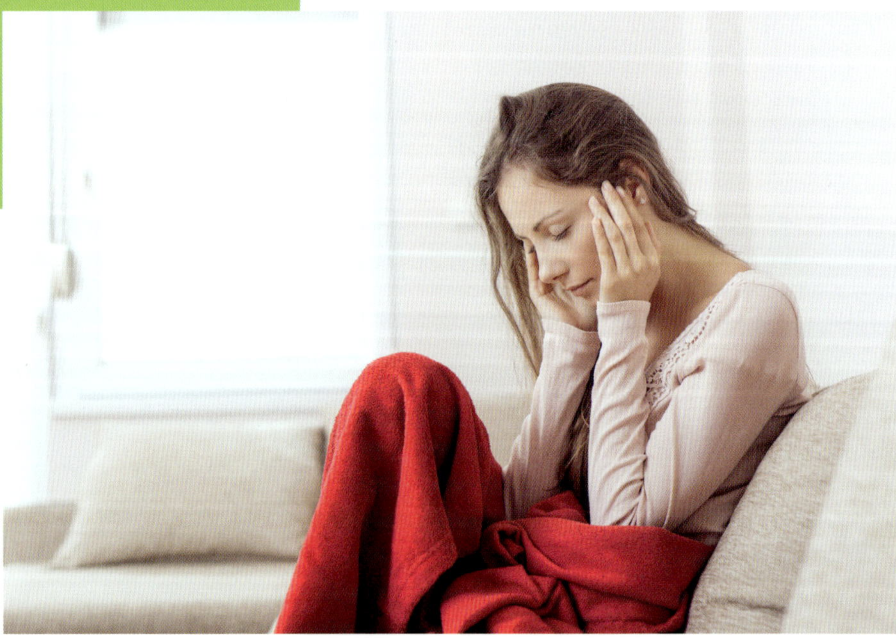

Der übliche Stress, eine ausgedehnte Frühjahrsmüdigkeit oder Auswirkungen einer Schilddrüsenunterfunktion?

Wenn das Immunsystem den Überblick verliert

Bei Hashimoto werden verschiedene Zellen des Abwehrsystems aktiviert. Immunzellen infiltrieren das Schilddrüsengewebe und führen zu einer schwelenden Entzündung. Andere Abwehrzellen produzieren Abwehrstoffe, sogenannte Antikörper. Bei dieser Erkrankung richten sich diese gegen Enzyme und Proteine, die für die Schilddrüsenfunktion und Hormonproduktion wichtig sind. Antikörper sind Abwehrstoffe, die unser Immunsystem normalerweise passgenau auf die einzelnen Krankheitserreger zuschneidet und gezielt gegen diese zum Einsatz bringt. Wie bei allen Autoimmunerkrankungen geht aber auch beim Hashimoto der Blick für Freund und Feind verloren, und plötzlich sind Abwehrstoffe im Umlauf, die exakt auf Bestandteile der Schilddrüse passen und deren Funktion stark beeinträchtigen können.

Zwei Antikörper, die sich im Blut nachweisen lassen, spielen eine wichtige Rolle im Krankheitsgeschehen: die zungenbrecherischen Thyreoperoxidase-Antikörper und die Thyreoglobulin-Antikörper.

TPO-AK (Thyreoperoxidase-Antikörper): Thyreoperoxidasen sind Enzyme, die eine Rolle in der Schilddrüsenhormonproduktion spielen. Sie setzen aus verschiedenen Bausteinen wie Jod und Eiweißkörpern die Botenstoffe T3 und T4 zusammen. Die TPO-Antikörper attackieren nun genau dieses Enzym und führen dadurch zu einer erheblichen Störung der Hormonbalance.

TG-AK (Thyreoglobulin-Antikörper): Thyreoglobulin ist ein Eiweißkörper, der in den Schilddrüsenzellen gebildet wird. Er stellt den Speicher der Schilddrüsenhormone dar und bei Bedarf kann er T3 und T4 abspalten und so die Hormonspiegel anheben. Das zeigt deutlich, dass auch die TG-Antikörper empfindlich in den Hormonstoffwechsel eingreifen und Produktion und Speicherung von Schilddrüsenhormonen stören.

Wichtig: Schilddrüsenantikörper lassen sich bei jedem Zehnten im Blut nachweisen, was aber nicht automatisch bedeutet, dass bereits eine Schilddrüsenentzündung vorliegt. Dennoch sollte ein solcher Befund regelmäßig kontrolliert werden.

Und dann gibt es noch zwei Gruppen von Abwehrzellen (Lymphozyten), die im Autoimmungeschehen Schlüsselpositionen einnehmen und bei Hashimoto-Thyreoiditis von Bedeutung sind. Es handelt sich um die TH17-Zellen und die Treg-Zellen. Diese können Abwehrprozesse ankurbeln oder bremsen. Erstaunlicherweise gehen fast alle Autoimmunerkrankungen mit einem Mangel an regulatorischen T- (Treg-)Zellen und einer hohen Zahl TH17-Zellen einher. Mehr über diese beiden Zellarten und wie man sie beeinflussen kann erfahren Sie im nächsten Kapitel.

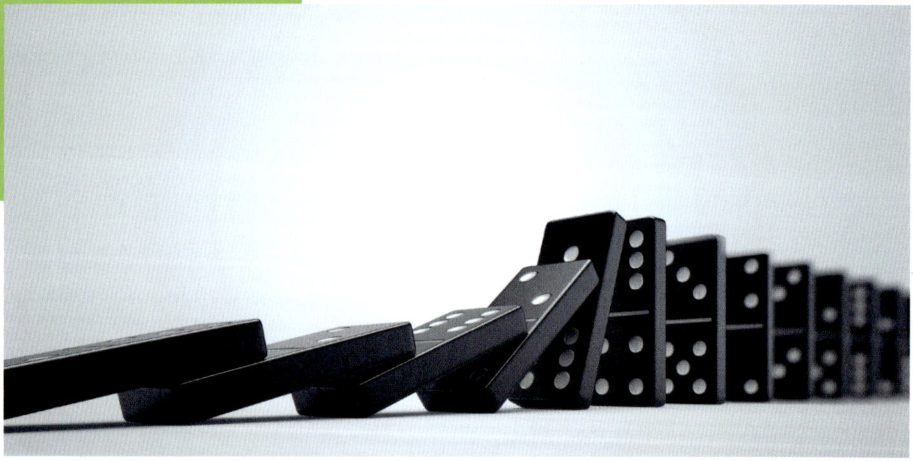

Eine Autoimmunerkrankung kann wie ein kippender Dominostein eine Kettenreaktion im Körper auslösen und weitere Beschwerden begünstigen.

Hashimoto kommt selten allein

Die Hashimoto-Thyreoiditis ist nicht nur eine Schilddrüsenunterfunktion. Zahlreiche Nebenschauplätze machen den Betroffenen das Leben schwer. Da ist zum einen ein aufgeregtes und etwas orientierungsloses Immunsystem, das Entzündungen im Körper auslöst. Entzündungen sind nicht nur ein Merkmal von Autoimmunprozessen, sondern werden auch mit Depressionen, Übergewicht und chronischer Müdigkeit in Verbindung gebracht. Entzündungen können zu einer Veränderung der Darmflora führen, und diese Störung verstärkt wiederum das Entzündungsgeschehen. Dieser »Dominoeffekt« führt zu weiteren Beschwerden und Einschränkungen. Nicht selten findet man bei Hashimoto einen Mangel an verschiedenen Mikronährstoffen, der sowohl eine (Teil-)Ursache der Autoimmunerkrankung als auch Folge der Entzündung sein kann.

Wer eine Autoimmunerkrankung hat, trägt ein höheres Risiko für andere Krankheiten, bei denen sich das Abwehrsystem gegen die körpereigenen Zellen richtet. Ist das Immunsystem erst einmal aktiviert und kampfbereit, dann können weitere Organe angegriffen werden. Wer unter Hashimoto leidet, hat deshalb ein erhöhtes Risiko für zusätzliche Autoimmunerkrankungen. Diese können die Haut (Weißfleckenkrankheit = Vitiligo), die Bauchspeicheldrüse (Zuckerkrankheit = Diabetes Typ 1), den Darm (Glutenunverträglichkeit = Zöliakie), den Magen (Blutarmut durch eine Vitamin-B_{12}-Resorptionsstörung = perniziöse Anämie) oder die Nebennieren (Nebennierenrinden-Insuffizienz = Morbus Addison = Mangel am Stresshormon Cortisol) betreffen. Da auch diese in dem Symptomcocktail mitmischen, kann eine frühe Diagnosestellung weiter erschwert werden. Also gilt auch hier: Man muss daran denken!

Wie stellt man eine Hashimoto-Thyreoiditis fest?

Zunächst ist es für den Arzt wie auch für den Betroffenen wichtig, bei entsprechenden Beschwerden einfach die Schilddrüse mit in die Überlegungen einzubeziehen. Meistens reicht dann ein Labortest aus, um sich Klarheit zu verschaffen. Der Arzt bestimmt dazu die bereits erwähnten Antikörper Thyreoglobulin-AK (Anti-Tg) und Thyreoperoxidase-AK (Anti-TPO). Zusätzlich können Sie sich mit der Bestimmung des TSH-Wertes sowie der Hormone T3 und T4 bzw. fT3 und fT4 Informationen über die Schilddrüsenfunktion verschaffen. Die Untersuchungen müssen nicht durch einen Hormonexperten oder Schilddrüsenspezialisten durchgeführt werden. Jeder Hausarzt oder Arzt einer anderen Fachrichtung kann diese Labordiagnostik veranlassen. Sind die Werte auffällig, sollte die weitere Abklärung und auch Einstellung auf die richtige Hormondosis aber durch einen Spezialisten erfolgen. Hashimoto ist nicht selten eine Familienangelegenheit, denn Erbanlagen entscheiden über die Empfänglichkeit für die Erkrankung. Ist einer betroffen, sollten am besten alle zum Schilddrüsencheck.

Und wie geht's weiter?

Auch wenn manche Bücher das versprechen – Hashimoto kann nicht geheilt werden. Aber: Man kann damit gut leben und die Krankheitsaktivität lässt sich durch den Lebensstil günstig beeinflussen! Was man alles machen kann, damit es einem trotz Hashimoto rundum gut geht, finden Sie im nächsten Kapitel.

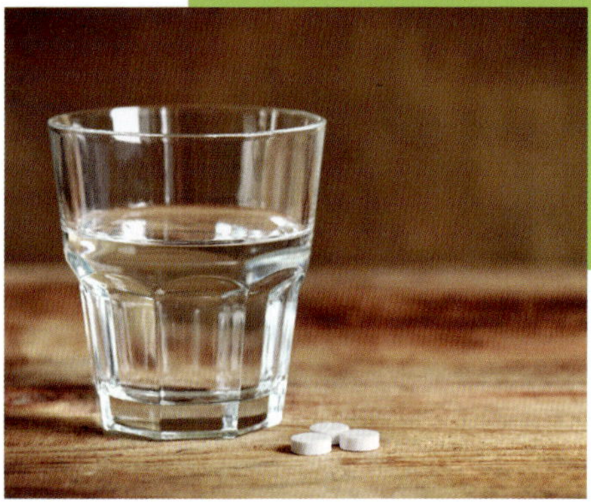

Schilddrüsenhormone werden am besten mit kalziumarmem Wasser eingenommen.

Ohne eine lebenslange Hormoneinnahme geht es aber nicht. Ganz wichtig ist es, die individuell passende Hormondosis herauszufinden. Gerade zu Beginn der Erkrankung schwankt die noch vorhandene körpereigene Hormonproduktion, denn der Zerstörungsprozess der Schilddrüse geht langsam vonstatten und kann sich über Jahre hinziehen; von Monat zu Monat werden weniger Hormone ausgeschüttet. Das erschwert in dieser Zeit eine gute medikamentöse Hormoneinstellung, weshalb sich gelegentlich Symptome der Überdosierung mit denen einer zu niedrigen Hormondosis abwechseln können. Eine gewissenhafte Einnahme von Schilddrüsenhormonen und regelmäßige Kontrollen der Hormonspiegel sind deshalb notwendig. Das bedeutet nicht automatisch eine starke Einschränkung im Alltag: Sobald die Einstellung stimmt, nimmt man morgens vor dem Frühstück die Tablette und kann dann oft die Erkrankung während des ganzen Tages vergessen.

Morbus Basedow

Vor 180 Jahren entdeckte der in Merseburg in Sachsen-Anhalt tätige Arzt Carl von Basedow, dass die Symptome hervortretende Augäpfel, vergrößerte Schilddrüse und schneller Herzschlag häufig gemeinsam auftreten, und beschrieb diese drei Symptome, die in der Medizin auch als »Merseburger Trias« bekannt wurden, erstmals 1840. Er vermutete dahinter eine »falsche Zusammensetzung der Körpersäfte« und versuchte, die Erkrankung mit jodhaltigem Wasser zu kurieren. Die Krankheit erhielt schließlich seinen Namen und ist seitdem als »Morbus Basedow« (Morbus = Krankheit), »Basedow'sche Krankheit« oder im Englischen als »Graves' disease« bekannt.

Morbus Basedow ist – wie die Hashimoto-Thyreoiditis – eine Autoimmunerkrankung. Auch hier ist eine bestimmte Konstellation der Erbanlagen Voraussetzung für die Empfänglichkeit. Kommen dann gewisse Belastungen wie Dauerstress, Infekte oder Ähnliches dazu, kann dadurch der Startschuss zum Ausbruch der Erkrankung gegeben werden. Oft erinnern sich die Betroffenen sehr gut an die Stressfaktoren, die der Erkrankung vorausgegangen sind.

Bei der Basedow'schen Erkrankung produziert das Immunsystem sogenannte Auto-Antikörper (TSH-Rezeptor-Autoantikörper, abgekürzt TRAK), die gegen den TSH-Rezeptor der Schilddrüsenzellen gerichtet sind. »Auto« bedeutet »selbst«. »Antikörper« sind Immunstoffe, die unsere Abwehrkräfte normalerweise einsetzen, um Angreifer zu bekämpfen. Anders als bei der Hashimoto-Erkrankung, bewirken die Autoantikörper und die Entzündungsreaktion beim Morbus Basedow aber keine Zerstörung des Drüsengewebes. Die Antikörper sind eher der Wolf im Schafspelz. Sie sehen für die Schilddrüse aus wie der TSH-Botenstoff der Hirnanhangsdrüse. Docken nun Autoantikörper anstelle des TSHs an die Rezeptoren, dann erkennen die Schilddrüsenzellen nicht den Unterschied und halten den Autoantikörper für ein Zeichen, dass zu wenige Schilddrüsenhormone im Umlauf sind. Folglich legt sich die kleine Drüse ins

Zeug. Sie saugt so viel Jod wie möglich aus dem Blut und produziert – völlig am realen Bedarf vorbei – T3 und T4. Durch diese große Arbeitsbelastung vergrößert sich häufig auch die Schilddrüse und es bildet sich eine Struma. Aufgrund der Schilddrüsenvergrößerung kann es zu einem »Kloßgefühl« im Hals kommen. Hemdkragen empfinden die Patienten plötzlich als zu eng, Schluckbeschwerden und das Gefühl von Luftnot können auftreten.

Gleichzeitig machen unterschiedliche Symptome, die durch die Überfunktion der Schilddrüse ausgelöst werden, den Betroffenen das Leben schwer: Schlafstörungen, Nervosität und Unruhe, Zittern der Hände, Herzrasen, Muskelschwäche, Schweißausbrüche und Heißhunger sind typische Anzeichen, dass mit der Schilddrüse etwas nicht in Ordnung ist.

Was verbirgt Heino hinter seiner Brille?

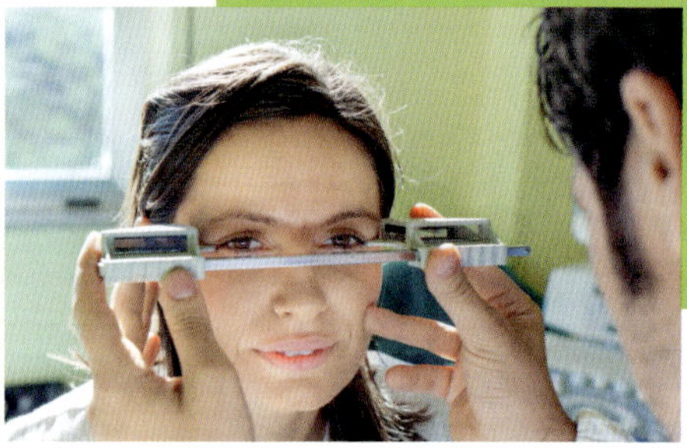

Der Augenarzt kann mit einem speziellen Gerät (Exophthalmometer) nachmessen, wie weit die Augen hervortreten.

Den Schlagersänger Heino sieht man nie ohne dunkle Sonnenbrille. Hinter seinem Markenzeichen verbirgt er ein »dunkles Geheimnis«. Der Volksmusiker leidet unter Morbus Basedow und den dafür typischen Augenveränderungen. Etwa 70 Prozent der Betroffenen sieht man ihre Erkrankung auf den ersten Blick an, denn ihre Augen treten deutlich hervor. In der Öffentlichkeit setzt er die Brille deshalb nie ab und sogar auf dem Foto seines Personalausweises trägt er angeblich die dunkle Sonnenbrille.

Doch warum befällt die Schilddrüsenkrankheit die Augen? Wahrscheinlich ähneln bestimmte Strukturen in der Augenumgebung denen der Schilddrüse. Unser Immunsystem greift dann nicht nur den »Hauptgegner« am Hals an, sondern eröffnet noch einen Nebenkriegsschauplatz hinter den Augen.

Dadurch kommt es zu Entzündungen und Schwellungen der Augenmuskeln und des Fettgewebes in den Augenhöhlen und die Augäpfel werden nach außen gedrückt. Durch den Angriff auf die Augenmuskeln fällt es den Patienten oft schwer, die Augäpfel gezielt zu bewegen und beide Augen auf einen Gegenstand oder eine Person auszurichten. Dadurch entstehen unangenehme Doppelbilder oder der Kopf muss ständig schief gehalten werden.

Und wie geht's weiter?

Die oft starken Symptome machen eine rasche Behandlung notwendig. Um die aus dem Ruder geratene Schilddrüsenfunktion zu stoppen, werden häufig »Schilddrüsenblocker«, sogenannte Thyreostatika, verabreicht. Diese hemmen recht wirkungsvoll die Produktion von Hormonen. Aufgrund der teilweise starken Nebenwirkungen sind sie aber nicht zur Dauertherapie geeignet. Meist setzt man sie deshalb nach etwa einem Jahr wieder ab. Es lohnt sich, spätestens während der Behandlung mit dem Rauchen aufzuhören, denn Raucher haben ein deutlich höheres Risiko, nach dem Absetzen der Thyreostatika einen Rückfall zu erleiden.

Manchmal ist damit das Problem behoben. Oft ist aber die Medikamentenbehandlung nicht ausreichend, weshalb man versucht, die Schilddrüse mithilfe von radioaktivem Jod lahmzulegen (Radiojodtherapie). Als Patient hat man oft kein so gutes Gefühl, wenn es um Strahlen und Radioaktivität geht. Da aber Jod nur für die Schilddrüse wichtig, den übrigen Geweben im Körper aber ziemlich egal ist, saugt die gierige Basedow-Schilddrüse sehr schnell die radioaktiven Teilchen aus dem Blut. Dadurch ist die Strahlenbelastung für den übrigen Organismus ziemlich gering. Das radioaktive Jod ist für die Halsdrüse ein »Trojanisches Pferd«, denn sie holt sich damit Partikel in ihre Zellen, die diese nach und nach bekämpfen. Nach einigen Wochen ist der Morbus Basedow Geschichte – die Schilddrüse aber auch. In den meisten Fällen wird so aus der Überfunktion eine Unterfunktion, die sich aber relativ leicht durch die Einnahme von Schilddrüsenhormonen behandeln lässt.

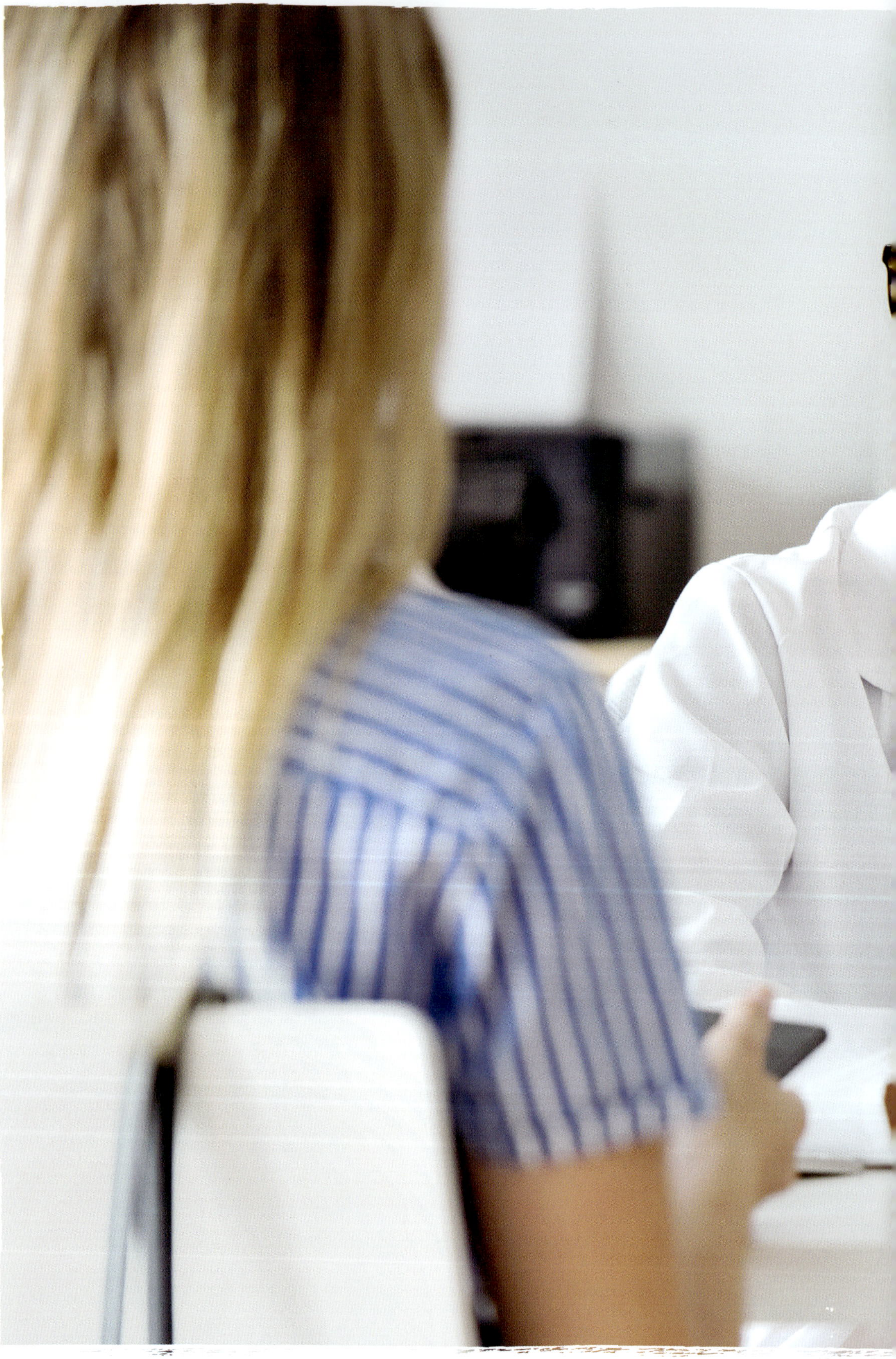

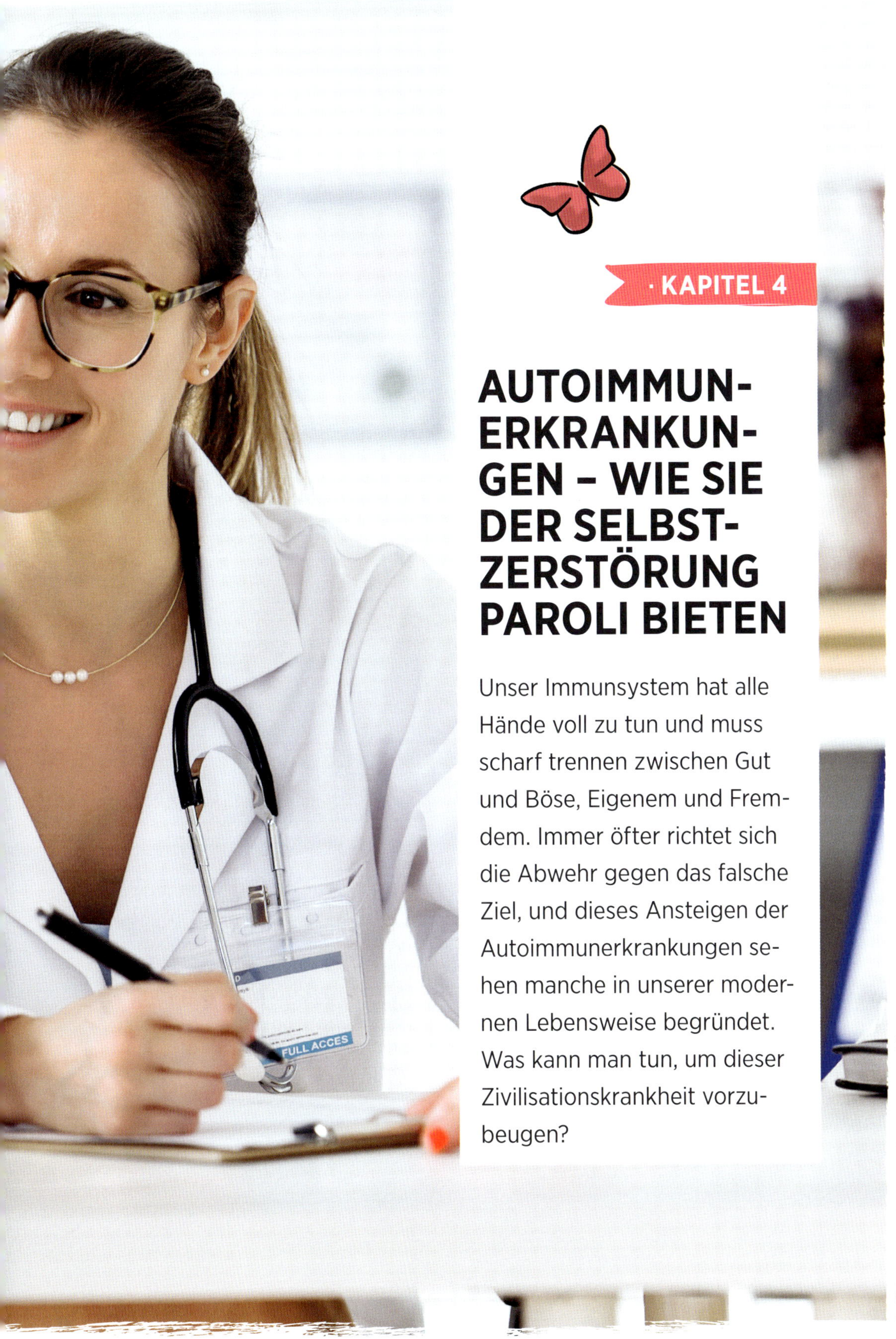

· KAPITEL 4

AUTOIMMUN-ERKRANKUNGEN – WIE SIE DER SELBST-ZERSTÖRUNG PAROLI BIETEN

Unser Immunsystem hat alle Hände voll zu tun und muss scharf trennen zwischen Gut und Böse, Eigenem und Fremdem. Immer öfter richtet sich die Abwehr gegen das falsche Ziel, und dieses Ansteigen der Autoimmunerkrankungen sehen manche in unserer modernen Lebensweise begründet. Was kann man tun, um dieser Zivilisationskrankheit vorzubeugen?

Friendly Fire

»Friendly Fire« ist ein beschönigender Ausdruck für den versehentlichen Beschuss der eigenen Leute im Kampfgetümmel. Zu solchen »Eigenangriffen« kann es auch im Körper kommen; hier werden sie »Autoimmunerkrankungen« genannt. Dabei erkennt das Immunsystem körpereigene Zellen nicht und attackiert, beschädigt oder vernichtet sie. Der kreisrunde Haarausfall (Alopecia areata), multiple Sklerose, die Weißfleckenerkrankung Vitiligo oder chronisch entzündliche Darmerkrankungen wie Colitis ulcerosa sind nur einige Beispiele für »Friendly Fire« in unserem Körper. Zwischen 5 und 10 Prozent der Bevölkerung sind davon betroffen, und inzwischen kennt man rund 80 bis 100 verschiedenen Krankheiten, die entstehen, wenn sich das körpereigene Abwehrsystem gegen die eigenen Zellen richtet.

Bei Autoimmunerkrankungen kommt es zu einer schleichenden Beschädigung des Gewebes und die normale Funktionsfähigkeit des Organs geht nach und nach verloren. Auch die Schilddrüse ist gar nicht so selten in ein solches Autoimmungeschehen verwickelt. Die Schilddrüsenentzündung Hashimoto-Thyreoiditis und die Basedow'schen Erkrankung (Morbus Basedow) sind, wie wir schon gesehen haben, ebenfalls Folge eines in die Irre geleiteten Abwehrsystems. Im Prinzip macht das Immunsystem bei einer Autoimmunerkrankung nichts anderes als beim Kontakt mit Krankheitserregern oder entarteten Zellen: Es stellt den Feind, greift ihn an und vernichtet ihn im Idealfall vollständig. Dieses strategische Vorgehen, das uns bei Grippeviren und Durchfallkeimen hilft, wieder gesund zu werden, wirkt sich jedoch fatal auf die von einer Autoimmunerkrankung betroffenen Körperregionen aus. Denn unser akribisches Abwehrsystem ruht und rastet oft nicht, bis auch die letzte Organzelle hinüber ist. Man könnte sagen: Im Kampfgetümmel des Autoimmungeschehens kann das Immunsystem Freund und Feind nicht mehr unterscheiden. Komplizierte Mechanismen schließen normalerweise aus, dass Abwehrzellen den eigenen

Körper angreifen. Doch diese Toleranz gegenüber den »eigenen Leuten« bleibt bei den selbstzerstörerischen Attacken auf der Strecke.

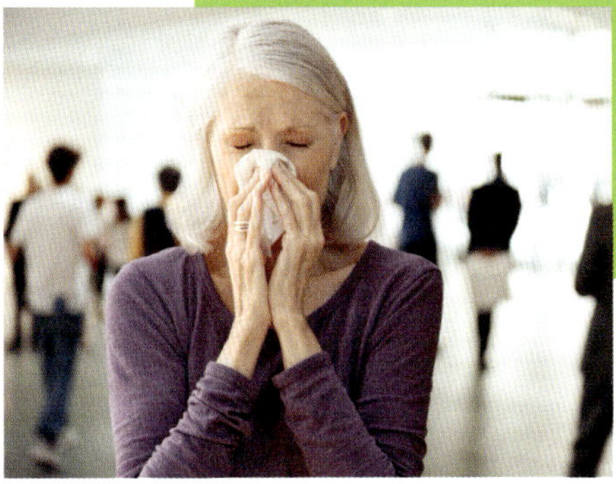

Unser Immunsystem bekämpft normalerweise fremde Viren und Keime, richtet sich aber manchmal irrtümlich gegen körpereigene Zellen.

Erbanlagen und Pech

Autoimmunerkrankungen zählen nicht nur zu den häufigsten chronischen Erkrankungen. Wissenschaftler sind sich sicher, dass es derzeit auch zu einer zunehmenden Häufung der Erkrankungsfälle kommt. Besonders der starke Anstieg der Hashimoto-Fälle legt die Vermutung nahe, dass es sich hierbei um eine Art »Zivilisationskrankheit« handeln könnte, die durch unseren modernen Lebensstil begünstigt wird.

Doch warum erkrankt der eine und ein anderer, der einen ähnlich miesen Lebensstil führt, erfreut sich bester Gesundheit? »Bad genes and bad luck«, schlechte Erbanlagen und einfach Pech – so fassen amerikanische Forscher diese Tatsache zusammen. Das gilt auch für die Autoimmunerkrankungen der Schilddrüse. Schon länger weiß man, dass die Erbanlagen eine Rolle spielen. Verantwortlich ist aber wohl nicht ein einzelnes Gen, sondern wahrscheinlich die Kombination mehrerer Erbanlagen. Allein diese Konstellation macht noch nicht krank. Wer aber über die entsprechenden Erbanlagen für Schilddrüsenerkrankungen verfügt, bei dem reichen oft kleine Auslöser wie Infekte, Stress, Medikamente oder Umwelt- und Ernährungsfaktoren – und schon bereitet das Immunsystem eine Attacke gegen die eigenen Schilddrüsenzellen vor. Abwehrzellen greifen dann harmloses Gewebe an, weitere Immunzellen werden an den Ort des Geschehens gelockt, um den vermeintlichen Eindringlingen mit einer ordentlichen Entzündung Paroli zu bieten. Können diese Vorgänge nicht gestoppt werden, folgt für die Betroffenen ein oft Jahrelanger Leidensweg, denn die einmal alarmierten Abwehrzellen und Botenstoffe sorgen dafür, dass die Entzündungen beständig in Gang bleiben.

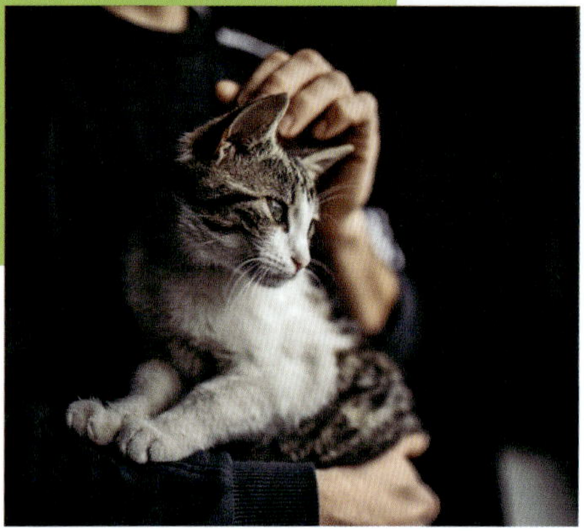

Für manches Immunsystem alarmierend und allergieauslösend, im Grunde aber harmlos.

So clever ist unser Immunsystem

Es ist erstaunlich, wie toll unser Körper funktioniert und wie fein aufeinander abgestimmt die verschiedenen Vorgänge ablaufen. Besonders faszinierend ist dabei die Cleverness unseres Immunsystems. Die Abwehrzellen müssen zunächst einmal unterscheiden können, ob Zellen, denen sie begegnen, körpereigen oder körperfremd sind. Körpereigene Zellen und Gewebe müssen von den Immunzellen wie Freunde behandelt werden. Körperfremden Substanzen hingegen bringen unsere Abwehrkräfte zunächst ein gesundes Misstrauen entgegen. Allerdings darf das Immunsystem nicht wahllos gegen alles Unbekannte losschlagen, denn dann würden alle Haustiere, jeder Bissen Nahrung, alle Kosmetikprodukte und im Zweifelsfall auch unsere Mitmenschen schlimmste allergische Reaktionen auslösen. Ja, hin und wieder erkennt unser Abwehrsystem nicht, dass die Haselnuss oder die kleine Babykatze uns nichts Böses wollen, und reagiert mit Fließschnupfen und Atemnot. Aber prinzipiell akzeptiert das System recht gut, dass beispielsweise die Nahrung, die wir zu uns nehmen, zwar körperfremd ist, aber dennoch harmlos. Bei Bakterien, Viren oder Pilzen hingegen fährt das Immunsystem eine »Nulltoleranzpolitik« – selbst kleinste Spuren der Krankheitserreger werden verfolgt und beseitigt.

Noch erstaunlicher ist die Unterscheidung zwischen »körpereigen und harmlos« und »körpereigen und gefährlich«. Die gesunde Schilddrüsenzelle muss in Ruhe gelassen werden, sind Schilddrüsenzellen aber verändert oder droht sogar die Gefahr, dass sie entarten, dann kennen die Abwehrzellen kein Pardon und beseitigen – wenn alles reibungslos läuft – diese Zelle, bevor Schlimmeres passiert. Dieser Job der »Immunsecurity« ist offensichtlich unglaublich komplex! Da kann es immer mal wieder passieren, dass etwas übersehen wird oder manche Immunzellen »überreagieren«.

Die Arbeit der Abwehrzellen

In diesem Abschnitt geht es um die sehr speziellen Jobs der einzelnen Abwehrzellen. Das ist nicht ganz leicht zu durchschauen und Sie können natürlich auch einfach die Empfehlungen dieses Buches befolgen, ohne die wichtigen Akteure des Immunsystems mit Namen zu kennen. Dennoch kann die Beschäftigung damit durchaus sinnvoll sein, um später auch die Hinweise und Tipps für eine gesunde Schilddrüse nachvollziehen zu können.

Für unseren Körper ist Ausgewogenheit und ein Gleichgewicht der Kräfte wichtig. Geraten Körperfunktionen oder das fein abgestimmte Verhältnis verschiedener Zellen in eine Schieflage, macht sich das oft unangenehm bemerkbar. Das gilt besonders für die Zellen und Botenstoffe unseres Immunsystems. Hier gibt es solche, die Immunreaktionen und Entzündungen anregen, und andere, die diese wieder bremsen. Solange die Balance gewahrt bleibt, geht es uns gut. Gewinnt aber eine Seite die Oberhand, kann es problematisch werden. Bei Allergien und Autoimmunerkrankungen spielt vor allem eine Gruppe von Immunzellen, die als »T-Helferzellen« bezeichnet werden, eine wichtige Rolle. Ebenso wie Kinder einer Familie im Lauf ihres Lebens unterschiedliche Fähigkeiten ausbilden können, so sind auch die T-Helferzellen in der Lage, sich in unterschiedliche Richtungen zu entwickeln. Der Nachwuchs kann zum Beispiel zu TH1- oder zu TH2-Zellen werden. Beide sind imstande, Botenstoffe zu produzieren und die Bildung von Antikörpern anzuregen. Die Ergebnisse der Arbeit der beiden Zellarten sind dabei aber unterschiedlich, weshalb es uns nur dann gut geht, wenn beide aktiv, aber nicht überaktiv sind.

TH1-Zellen setzt unser Körper zur Abwehr von Viren und bestimmten Bakterien ein. Werden sie jedoch zu stark aktiviert, dann kann es zu chronischen Entzündungen und Autoimmunerkrankungen kommen.
TH2-Zellen hat die Natur zur Abwehr von Parasiten, Würmern und Pilzen vorgesehen. Werden sie hyperaktiv, dann drohen Allergien. Bei Autoimmunerkrankungen sind die TH2-Zellen jedoch die Superhelden, die beruhigen und bremsend auf TH1-Zellen einwirken können.

Vor einigen Jahren hat man zwei weitere »Brüder« der Helferzellen ausfindig gemacht, die im Autoimmungeschehen Schlüsselpositionen einnehmen. Es handelt sich um die TH17-Zellen und die Treg-Zellen.
TH17-Zellen sind die Brandstifter bei der Schilddrüsenentzündung und Autoimmunerkrankungen, die **Treg-Zellen** die Feuerwehrleute. Anders als im wahren Leben spielen im Immunsystem auch die »Brandstifter«, also Zellen, die Entzündungen fördern, eine wichtige Rolle, um zum Beispiel Krankheitserreger zu beseitigen. Doch wenn die TH17-Zellen überhandnehmen und Maß und Ziel aus den Augen verlieren, drohen Autoimmunerkrankungen. Bei multipler Sklerose rotten sich die TH17-Kerle im Gehirn zusammen und schädigen Nervenzellen, bei der Schilddrüsenentzündung greifen sie die Drüsenzellen am Hals an.
Und nun kommen die Treg-Zellen ins Spiel. »Treg« ist die Abkürzung für »regulatorische T-Zellen«, und genau das ist ihr Job: Sie kontrollieren das Abwehrgeschehen und verhindern dadurch überschießende Immunantworten und

chronische Entzündungen. TH17- und Treg-Zellen sind demnach Gegenspieler in der Entwicklung von Autoimmunerkrankungen: TH17-Zellen fachen das Autoimmunfeuer an, Treg-Zellen können die Brände löschen oder zumindest eindämmen, indem sie eine unnötige Aktivierung des Abwehrsystems verhindern. Dadurch unterstützen sie die Fähigkeit des Immunsystems, körpereigene Zellen zu erkennen, zu tolerieren und deshalb nicht zu attackieren.

Deshalb ist es verhängnisvoll, dass bei Hashimoto das Gleichgewicht der Immunkräfte ins Wanken geraten ist. Dem Heer von Brandstifterzellen steht dann nur eine Handvoll »Feuerwehrzellen« gegenüber, und die müssen hilflos zusehen, wie die Schilddrüse ein Raub der Entzündungsflammen wird.

Noch einmal in aller Kürze: TH1 und TH17 können Autoimmunvorgänge anheizen. Sie sollten wir durch unseren Lebensstil bremsen. TH2 und Treg können Autoimmunvorgänge bremsen. Sie sollten wir durch unseren Lebensstil unterstützen.

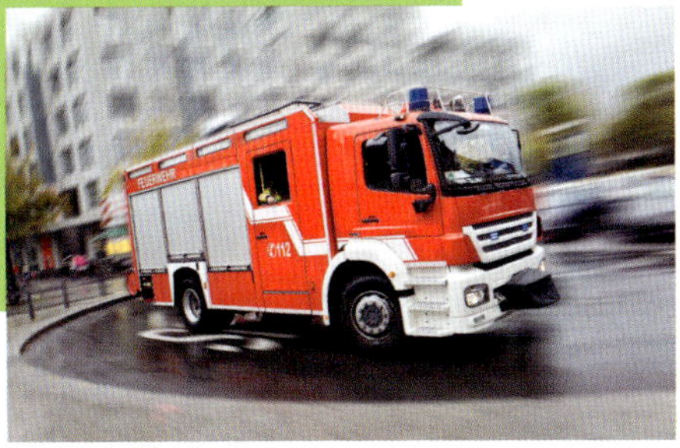

Wie die Feuerwehr müssen auch bestimmte Immunzellen auf der Hut sein und »Entzündungsbrände« löschen .

Lebensstil und Immunangriff

Jetzt haben Sie ein paar Immunzellen kennengelernt, aber was hilft das, wenn die Schilddrüse muckt? Eine ganze Menge, denn dadurch lässt sich sehr gut verstehen, wie der moderne Lebensstil unsere Abwehrkräfte auf die schiefe Bahn und die Schilddrüse damit in Schwierigkeiten bringt. Und dieses Wissen soll Sie auch in die Lage versetzen, Ihre Schilddrüse bestmöglich zu unterstützen. Forscher haben nämlich verschiedene konkrete Faktoren herausfinden können, die

Autoimmunerkrankungen im Allgemeinen und Schilddrüsenentzündungen im Besonderen begünstigen und mit denen sich die erwähnten Abwehrzellen pushen oder bremsen lassen:

- Zu viel Salz in der Nahrung, eine zu hohe Jodzufuhr, eine Störung der Darmflora, Stress und zu viel Östrogene bereiten der Selbstzerstörung des Körpers den Weg.
- Selen, Vitamin D und möglicherweise auch Zink, Eisen und Antioxidantien sowie eine gesunde Darmflora weisen die Autoimmunkrankheit in ihre Schranken.

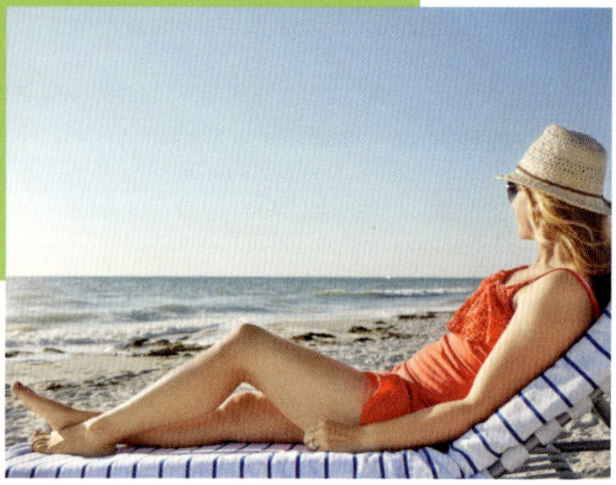

Wenn wir ein Sonnenbad nehmen, kann unser Körper die Vitamin-D-Produktion ankurbeln.

Vitamin D sorgt für Zellbalance

Zum Beispiel das Vitamin D. Es entfaltet seine entzündungshemmende Wirkung, indem es die Zahl der schilddrüsengefährlichen TH1- und TH17-Zellen reduziert und gleichzeitig die Bildung von TH2-Zellen und Treg-Zellen anregt. Auf diese Weise können Überreaktionen und Autoimmunerkrankungen verhindert werden. Ein länger bestehender Vitamin-D-Mangel ist deshalb immer auch ein Risikofaktor für eine Fehlfunktion der Abwehrkräfte. Da wir für die Bildung von Vitamin D auf Sonnenschein angewiesen sind, ist die Gefahr für eine Unterversorgung zwischen Oktober und März am größten. Mehr zum Vitamin D finden Sie ab Seite 120.

Kranker Darm, kranke Schilddrüse

Eine gesunde Darmflora, zu deren Aufgaben wir noch ausführlicher kommen werden, gilt als einer der wichtigsten Trainingspartner der Abwehrzellen. Ist sie gestört, fehlen dem Immunsystem wichtige Impulse. Bemerkenswert ist, dass keimfreie Versuchstiere viel zu wenige der regulierenden Treg-Zellen aufweisen und deren Funktion auch noch deutlich eingeschränkt ist. Eine gesunde Darmflora ist notwendig, um die regulatorischen T-Zellen auf Trab zu bringen und uns vor sinnlosen Entzündungen und Autoimmunerkrankungen zu schützen.

Salz macht das Immunsystem sauer

Eine aktuelle internationale Studie konnte nachweisen, dass Salz das Immunsystem offenbar sauer macht und die Zahl angriffslustiger Immunzellen dramatisch erhöhen kann. Die Zugabe von Kochsalz zu Zellkulturen ließ die Anzahl sogenannter TH17-Zellen um das Zehnfache ansteigen. Auch im Tierversuch führte salzigere Kost zu einem schwereren Krankheitsverlauf bei multipler Sklerose. Eine Ernährung, bei der Kräuter und Gewürze und nicht der Salzstreuer für Geschmack sorgen, kann also durchaus sinnvoll sein.

Vorsicht mit Jod!

Jod ist ein unverzichtbarer Nährstoff für die Produktion von Schilddrüsenhormonen. Allerdings weiß man, dass durch die flächendeckende Versorgung mit Jodsalz zwar die Kropf-Häufigkeit abnimmt, aber mehr Fälle von Hashimoto-Thyreoiditis auftreten. Nun haben Wissenschaftler herausgefunden, dass Jod die Abwehrzellen in Richtung Autoimmunreaktion verschiebt. Chinesische Forscher entdeckten kürzlich, dass die Zahl der TH17-Zellen unter Jodgabe ansteigt und diese zusammen mit den TH1-Zellen Entzündungsreaktionen anfachen.

Schmutz schützt

In unserem modernen Lebensstil gibt es nicht genug Schmutz, Dreck, Schlamm, Matsch! In einer zu sauberen und hygienischen Umgebung fehlen unseren Abwehrzellen die Sparringspartner, nämlich harmlose Umweltkeime. Diese sind natürliche Immuntrigger – das heißt, sie fordern die Immunabwehr heraus, ohne sie zu überfordern – und verhindern, dass das Immunsystem auf Abwege gerät. Laut der Hygiene-Hypothese fördert zudem ein Rückgang an Infektionskrankheiten die Entstehung von Autoimmunerkrankungen. In Ländern mit einer eher schlechten Gesundheitsversorgung leiden viele Menschen unter chronischen Infektionen mit Parasiten, Würmern oder anderen Krankheitserregern wie Hepatitis. Dafür ist die Zahl der Allergien und Autoimmunerkrankungen nicht der Rede wert. Sobald durch Einsatz von Antibiotika, den Zugang zu sauberem Wasser und die Pasteurisierung von Milch die Zahl der Infektionen sinkt, steigt die Häufigkeit von Autoimmunerkrankungen und Allergien drastisch an.

Die Vielzahl der Studien lässt sich offensichtlich in einer einfachen Gleichung zusammenfassen: Mehr Infekte, mehr Schmutz, weniger übertriebene Hygiene = weniger Autoimmunerkrankungen und Allergien.

Wissenschaftler der Friedrich-Alexander-Universität Erlangen-Nürnberg fanden heraus, dass sich mithilfe von Parasiten sogar die autoimmunverantwortlichen TH1- und TH17-Zellen zu beruhigenden TH2-Zellen umprogrammieren lassen. Möglich macht das ein Wurm mit dem interessanten Namen »Nippostrongylus brasiliensis«. Bei Mäusen ließen sich bereits drei Tage nach der Gabe entsprechende Veränderungen feststellen und dadurch Entzündungen und Autoimmunreaktionen abmildern. In den USA gibt es bereits eine zugelassene Wurm-Therapie. Hier verabreicht man den Schweinebandwurm Trichuris suis, um Autoimmunerkrankungen wie Morbus Crohn oder Colitis ulcerosa zu lindern. Die etwas befremdliche Behandlung wirkt ähnlich gut wie Kortison, hat aber viel weniger Nebenwirkungen. So eklig Parasiten für uns auch sein mögen, dem Immunsystem tun sie gut und verhindern, dass die Abwehrkräfte auf Abwege geraten.

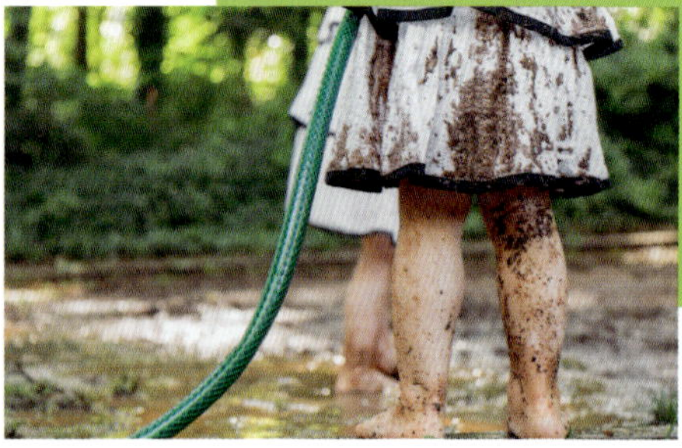

Schmutz, Matsch und Dreck senken das Risiko für Autoimmunerkrankungen.

Mach keinen Stress!

Stress kann ganz unterschiedliche Ursachen haben. Familiäre Probleme, Krankheiten oder ein drohender Verlust des Arbeitsplatzes stellen häufig große Belastungen dar. Oft sind es aber die kleinen, lästigen Ärgernisse des Alltags, die unseren Körper dauerhaft in Alarmbereitschaft setzen: der morgendliche Stau an der Ampel, der nölende Teenager oder der Chef, der stets kurz vor Feierabend noch etwas benötigt. Unser Körper spult in solchen Situationen das gleiche Programm ab, das schon zu Urzeiten funktioniert hat, wenn die Steinzeitmenschen feindlichen Stämmen gegenüberstanden oder ein Bär in die Höhle schaute: Die Nebennieren schütten blitzschnell Stresshormone aus, die unser Herz schneller schlagen lassen und die Atemfrequenz erhöhen. Wir sind bereit für Kampf oder Flucht. Ist die Anspannung nur kurz und es folgen lange Phasen der Erholung, verkraften wir Stresssituationen recht gut. Schlimm und schädlich ist hingegen Dauerstress. Für den gesamten Organismus und speziell auch für die Schilddrüse, denn das kleine Organ kooperiert engt mit der Nebenniere und muss – wenn es darauf ankommt – auch die Energie bereitstellen, um weit genug fliehen oder lange genug kämpfen zu können – oder einfach, um die Blechlawine am Morgen und den Vorgesetzten am Abend zu ertragen. Schilddrüse und Nebenniere arbeiten auf vielfältige Weise zusammen. Schwächelt die eine, leidet auch die andere. Deshalb sollte bei Schilddrüsenstörungen immer auch ein Blick auf die Nebennieren geworfen werden und umgekehrt. Über das Gehirn (Hypothalamus, Hirnanhangsdrüse) treibt Stress sowohl die Schilddrüse als auch die Nebennieren an, mehr Botenstoffe zu produzieren. Und von Stresshormonen weiß man, dass sie die Zellbalance im Immunsystem stören. Dennoch ließen sich in verschiedenen Studien keine eindeutigen Beweise finden, dass Personen, die eine Autoimmunerkrankung der Schilddrüse entwickelten, stärkerem Stress ausgesetzt waren als diejenigen, die gesund blieben. Aber auch wenn es noch keine hieb- und stichfesten Beweise gibt, dass Stress die Entstehung von Autoimmunerkrankungen der Schilddrüse begünstigt, so gibt es zumindest Hinweise und Indizien, die diese Zusammenhänge belegen. So scheinen in einigen Fällen Stresshormone die Produktion von Autoantikörpern, die bei Basedow und Hashimoto eine wichtige Rolle spielen, zu erhöhen. Egal, ob psychische Belastungen eine entscheidende Rolle spielen oder nicht – wer keine Möglichkeit hat, Stress abzubauen und auch zu wenig schläft bzw. unter Schlafproblemen leidet, schadet dadurch seiner Gesundheit und schwächt das Abwehrsystem. Das Leben ein bisschen ruhiger anzugehen und mehr auf Genuss anstatt Gehetze zu setzen, tut uns gut und schützt wahrscheinlich auch die Schilddrüse vor Schäden.

Aber manchmal ist auch die Henne-Ei-Frage nicht eindeutig zu klären, denn umgekehrt können auch Störungen der Schilddrüse zu einer mangelnden Stressresistenz und Schlafstörungen führen. Und hier gibt es auch wieder Verbindungen zur Nebenniere: Fehlen Stresshormone oder werden sie im Übermaß produziert, raubt uns das ebenfalls den Schlaf und kann uns müde und antriebslos oder nervös und unruhig machen.

Eine Bestimmung des Cortisolwertes, am besten aus dem morgendlichen Speichel kurz vor dem Aufstehen, gibt Auskunft darüber, wie sehr Ihr Organismus unter Stress steht und wie gut Ihre Nebenniere arbeitet.

Sind weibliche Hormone schuld?

Autoimmunerkrankungen sind Frauenkrankheiten, könnte man vereinfacht sagen, denn in fast allen Fällen sind mehr Frauen als Männer betroffen. An der Hashimoto-Thyreoiditis erkranken sie fünf- bis achtmal so häufig, Morbus Basedow betrifft ebenfalls vor allem junge Frauen. Ähnlich sieht es auch bei anderen Autoimmunerkrankungen aus: Frauen trifft es in der Regel zwei- bis zehnmal so oft wie Männer. Das legt den Verdacht nahe, dass weibliche Sexual- und Schwangerschaftshormone Einfluss auf unser Immunsystem nehmen. Kein Wunder, denn das weibliche Immunsystem muss besonders flexibel reagieren können. Schon während der Schwangerschaft muss es einen völlig fremden

Organismus mit ganz anderen genetischen Eigenschaften im eigenen Körper tolerieren. Für das Immunsystem, dessen Job es eigentlich ist, alles Fremde zu bekämpfen, keine leichte Aufgabe. Da muss das Immunsystem mal für neun Monate auf die Zähne beißen und die Füße stillhalten, um das Ungeborene nicht durch Abstoßungsreaktionen zu gefährden. Durch die neue Toleranz in der Schwangerschaft bessern sich in dieser Zeit oft Allergien und Autoimmunerkrankungen, um sich nach der Entbindung dann manchmal umso heftiger bemerkbar zu machen.

Eine kanadische Studie konnte nun einen Bogen schlagen zwischen Hormonen, der Darmflora und der Entstehung der Autoimmunerkrankung Typ-1-Diabetes. Offensichtlich haben Frauen ein anders zusammengesetztes Mikrobiom (das ist ein anderer Begriff für die Darmflora) als Männer – zumindest trifft das auf Mäuse zu, aber vieles spricht dafür, dass es beim Menschen ähnlich sein könnte. Bei Nagern mit einer starken genetischen Veranlagung für diese Form der Zuckerkrankheit erkrankten weibliche Tiere viel häufiger als die männlichen Artgenossen. Allerdings nur, solange sie eine Darmflora besaßen. Wählte man keimfreie Versuchstiere, die steril von ihren Mäusemüttern entbunden und dann in sterilen Käfigen gehalten und lebenslang nur mit keimfreiem Futter versorgt wurden, erkrankten männliche und weibliche Mäuse gleich häufig. Erhielten nun weibliche Nagetiere die Darmflora ihrer männlichen Artgenossen übertragen, litten nur etwa 25 Prozent an dieser Form der Zuckerkrankheit – mit einem weiblichen Mikrobiom aber immerhin 85 Prozent.

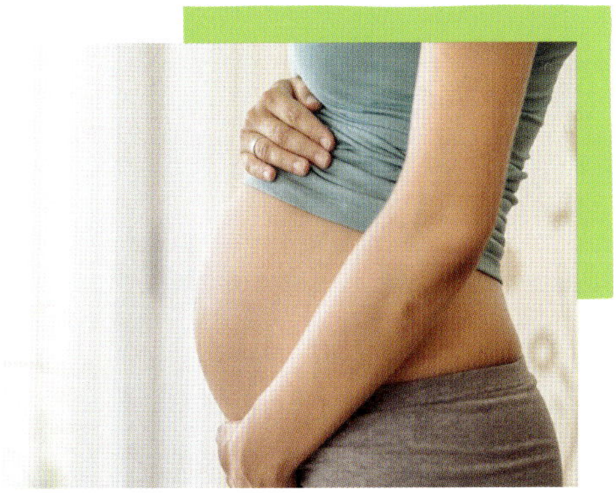

Eine Schwangerschaft ist eine hormonelle Ausnahmesituation, in der auch die Schilddrüse besonders gefordert ist.

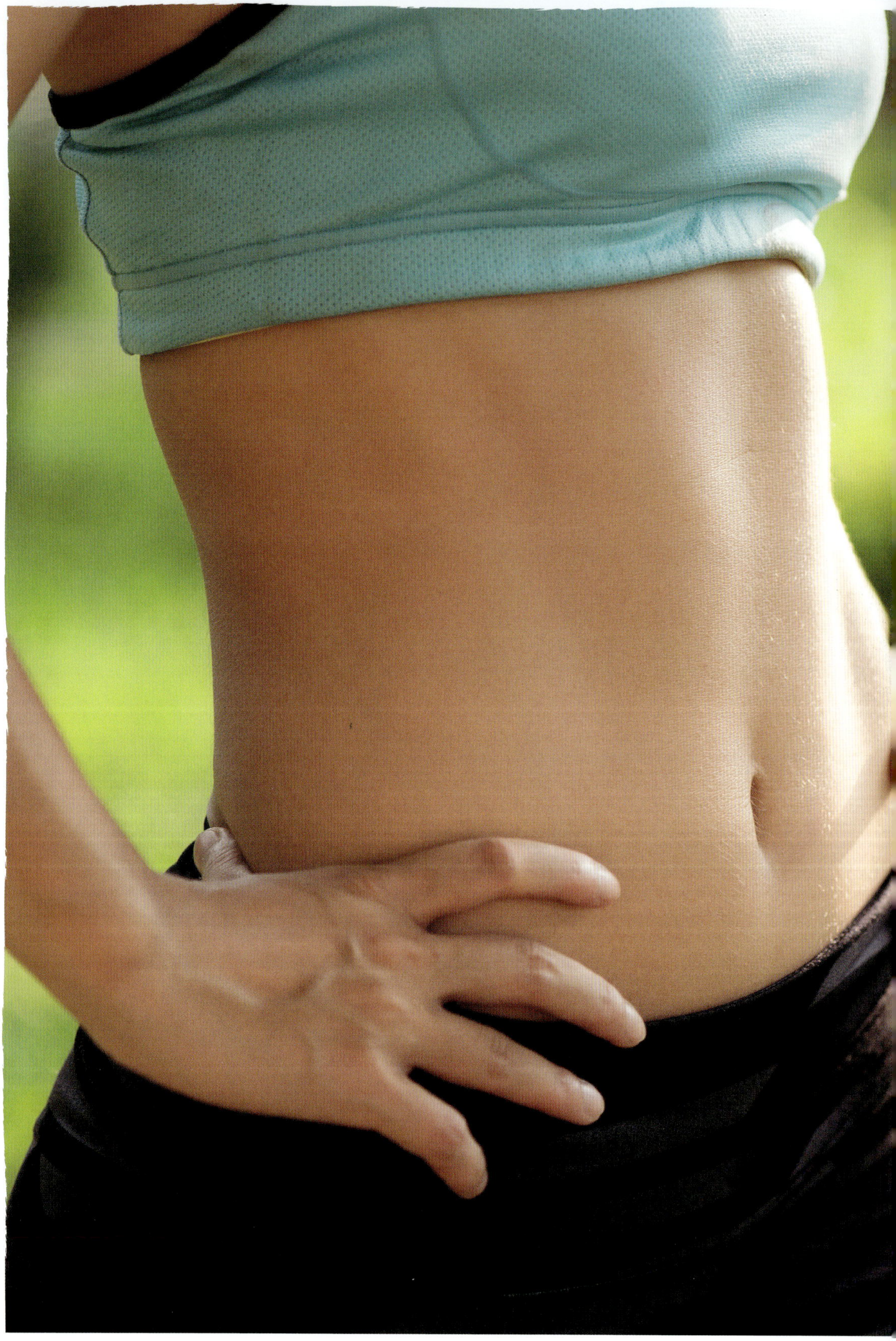

· KAPITEL 5

SCHILDDRÜSE UND DARM

Wenn Liebe durch den Magen geht, dann Gesundheit durch den Darm. Die richtigen Keime sorgen dort dafür, dass unser Immunsystem so funktioniert, wie es soll. Störungen der Darmflora ziehen auch die Schilddrüse in Mitleidenschaft. Doch für eine gute Darmflora lässt sich mit wenigen Mitteln einiges tun!

Wenn Bakterien die Abwehrzellen coachen

Die Darmgesundheit scheint ein wichtiger Schlüssel für unsere Gesamtgesundheit zu sein. Wie gut oder schlecht unsere Abwehr funktioniert, hängt sehr eng mit der Gesundheit unserer Darmflora zusammen. Sie beherbergt nämlich 70 Prozent aller Immunzellen, die durch den engen Kontakt zu den Keimen im Verdauungstrakt »trainiert« werden. Schon beim Neugeborenen wird die Funktion der Abwehrkräfte durch die Zusammensetzung des Mikrobioms beeinflusst. Diese Abwehrzellen sind aber nicht ihr ganzes Zellleben in der Darmschleimhaut sesshaft, sondern sie begeben sich nach ihrer »Ausbildung« auf Wanderschaft in den gesamten Körper und nehmen das, was sie in ihren ersten Lebenswochen gelernt haben, mit.

Je nachdem, ob wir Vegetarier sind oder blutige Steaks lieben, häufig Antibiotika nehmen mussten oder eher zu Hausmitteln und pflanzlichen Wirkstoffen greifen, beeinflusst das die Zusammensetzung unserer Darmflora. Und von dieser individuell komponierten Keimzusammensetzung hängt auch das Risiko für zahlreiche Erkrankungen oder die Wirksamkeit von Therapien ab.

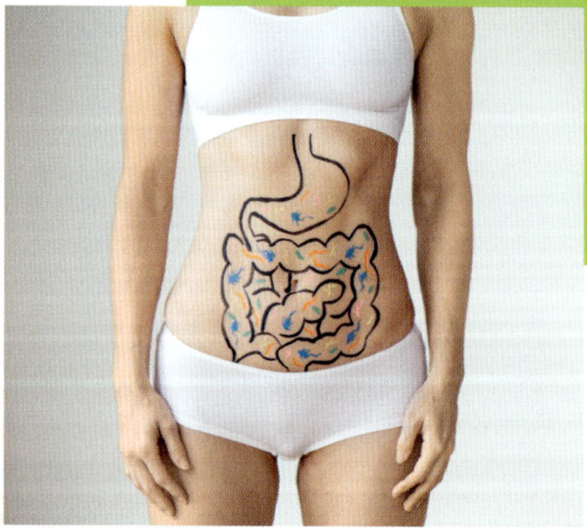

Im Darm befinden sich 70 Prozent aller Immunzellen, die durch den Kontakt mit Darmbakterien trainiert werden.

Das hochproduktive Mikrobiom

Das Reich der Darmbakterien ist eine faszinierende Welt. Die Darmflora macht den Verdauungstrakt eines Menschen zu dem am dichtesten besiedelten Ökosystem der Erde. Auf der Darmoberfläche tummeln sich etwa 10 hoch 14 Bakterien. In Worten: hundert Billionen! Die Darmflora, in Fachkreisen auch

»Mikrobiom« genannt, hat sich in den vergangenen Jahren vom Kellerkind zum Superstar gemausert. Das verdankt sie vor allem neuen Analysemethoden. Sicher ist schon jetzt: Mikroorganismen sind für uns Menschen und auch für die meisten Tiere lebenswichtig. Eine intakte Darmflora produziert eine Unzahl an Hormonen, Nervenbotenstoffen, Eiweißmolekülen, Vitaminen und Fettsäuren, die unserem Wohlbefinden dienen, unsere Gesundheit fördern und mit deren Hilfe der Darm Einfluss auf jedes Organ des Körpers nehmen kann. Auch wenn jeder von uns eine kaum zählbare Masse an Keimen in sich trägt, so kann es doch sein, dass sich nicht die besten und hilfreichsten Stämme in unserem Darm breitgemacht haben oder dass das Mengenverhältnis der einzelnen Bakterien zu ihrer Gesamtheit nicht stimmt. Diesen Zustand nennt man »Dysbiose« und meint damit eine Störung der Darmflora. Denn nur wenn die Keime, die auf und in uns leben, in einem ausgewogenen Verhältnis zueinander stehen, erhält uns das gesund. Je besser die Darmflora aufgestellt ist, desto besser sind wir vor Entzündungen und Autoimmunerkrankungen geschützt und desto präziser können auch die verschiedenen hormonproduzierenden Gewebe im Körper ihre Arbeit aufeinander abstimmen. Und der »lange Arm« des Darms reicht bis zur Schilddrüse am Hals. (Wenn Sie mehr über eine gesunde Darmflora erfahren möchten, werfen Sie doch mal einen Blick in meine Darmflora-Reihe oder besuchen meine Seite www.gesund-mit-darm.de.)

Schilddrüsenprobleme – alle Wege führen in den Darm

Seit einiger Zeit bringt man eine Störung der Darmflora mit ganz unterschiedlichen Erkrankungen in Verbindung. Sie steht in Verdacht, zahlreiche chronische Erkrankungen wie Übergewicht, Depressionen, Allergien, Zuckerkrankheit oder psychische Störungen zu verursachen. Der Einfluss des Darms reicht weit in den Körper hinein: Fast jedes Organ wird durch die Arbeit unseres Verdauungsorgans beeinflusst. Da überrascht es nicht, dass die Bakterien im Darm auch hormonproduzierende Organe wie die Schilddrüse unterstützen. Zudem hinterfragen Experten immer öfter auch die Rolle einer gestörten Darmflora bei der Entstehung von Autoimmunerkrankungen. Diese Überlegungen sind nicht von der Hand zu weisen, denn der Darm ist ein großes Immunorgan. Er kann – zusammen mit den darin lebenden Bakterien – Entzündungen anfachen und Autoimmunerkrankungen auslösen oder dieser Entwicklung entgegensteuern. Trotz der räumlichen Distanz scheint das Wohlbefinden des winzigen Organs am Hals eng mit dem Verdauungstrakt verbunden zu sein, denn auch die kleine Hormondrüse kann nur dann perfekt funktionieren, wenn im Darm alles wie am Schnürchen läuft.

Schon 1923, lange bevor man Begriffe wie »Mikrobiom« oder »Darmbarriere« (das bedeutet, dass die Darmwand zwar durchlässig für Nährstoffe ist, aber Krankheitserreger und schädliche Stoffe nicht in den Blutkreislauf lässt) kannte, schrieb ein Wissenschaftler einen Brief an die renommierte britische Fachzeitschrift *British Medical Journal*, um auf mögliche Einflüsse der Darmflora auf die Schilddrüse aufmerksam zu machen. Doch damals war es noch unmöglich, diese Behauptung zu beweisen, denn es gab keine Möglichkeiten, die Vielzahl der Keime im Darm zu erfassen und direkt mit Erkrankungen in Verbindung zu bringen.

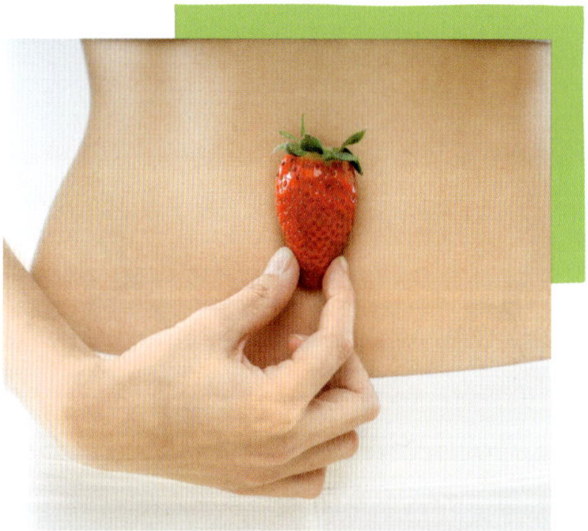

Unsere Darmgesundheit ist eine wichtige Voraussetzung für unsere Gesamtgesundheit.

Die Bedeutung des Verdauungstraktes für eine ausgeglichene Nährstoffbalance war aber sicher auch zur damaligen Zeit schon bekannt. Nur ein gesunder Darm kann unser Essen richtig verarbeiten und unserem Körper Jod, Selen, Vitamine oder Eiweißbausteine zur Verfügung stellen, die zur Herstellung und

Freisetzung von Schilddrüsenhormonen benötigt werden. Ist der Darm entzündet oder die Zusammensetzung der Darmflora verändert, ist meistens auch die Resorption von Nahrungsbestandteilen gestört. Deshalb erstaunt es auch nicht, dass bei einer chronischen Magenschleimhautentzündung oder einer Infektion mit dem Magenkeim *Helicobacter pylori* der Bedarf an Schilddrüsenmedikamenten um mindestens 30 Prozent ansteigt. Der kranke Verdauungstrakt ist dann einfach nicht in der Lage, die Arzneistoffe schnell genug aufzunehmen. Wird der Magen geheilt, klappt es auch wieder mit der Resorption und der Medikamentenbedarf sinkt.

Mikroben, die sich in Ihrem Darm befinden, haben zudem einen immensen Einfluss auf die Hormonbalance unseres Organismus. Gibt man Nagern ein Breitspektrumantibiotikum, das die Zahl der Darmbakterien ordentlich dezimiert, dann wird dadurch auch die Schilddrüse in Mitleidenschaft gezogen. In einer Studie wurde deutlich, dass bereits zwei bis drei Tage nach Therapiebeginn die Schilddrüse weniger Jod aufnahm und die Hormonspiegel sanken. Kein Wunder, denn die Mikroorganismen spielen eine wichtige Rolle für das Hormonsystem. So wird der überwiegende Teil der Schilddrüsenhormone als inaktives Thyroxin (T4) hergestellt, das erst in die aktive Wirkform T3 umgewandelt werden muss. Etwa ein Fünftel dieses Umbauprozesses leistet die Darmflora – wenn sie gesund ist. Durch eine gestörte Darmflora sinken die Spiegel der aktiven Schilddrüsenhormone, was zu den typischen Symptomen einer Unterfunktion führen kann – obwohl die Schilddrüse selber nicht krank ist, sondern es nur an der Hormonumwandlung im Darm hapert. Deshalb ist es wichtig, parallel zur schulmedizinischen Therapie auch die Darmflora wieder gut aufzustellen.

Eine Störung, viele Auswirkungen

Zwischen dem Darm und der Schilddrüse gibt es offensichtlich weitere Wechselwirkungen, die in einen Teufelskreis münden können. So kann eine

Schilddrüsenunterfunktion zu Entzündungen und Störungen des Darms führen. Über- bzw. Unterfunktion gehen nicht selten mit Durchfall oder hartnäckiger Verstopfung einher. Eine angeschlagene Darmflora birgt wiederum die Gefahr, die Arbeit der Schilddrüse zu stören und Autoimmunerkrankungen wie Hashimoto-Thyreoiditis oder die Basedow'sche Krankheit zu begünstigen. Wenn entsprechende genetische Veranlagungen für Autoimmunerkrankungen vorhanden sind, reichen ja, wie bereits erwähnt, geringe zusätzliche Belastungen aus, um eine Krankheit zum Ausbruch zu bringen. Manchmal ist eine Darmflorastörung der berühmte Tropfen, der das Fass zum Überlaufen bringt. Hashimoto-Patienten verfügen offensichtlich über ein anderes Mikrobiom als gesunde Probanden. Der Darm wird im Prinzip von zwei »Bakterien-Gangs« beherrscht: den Firmicutes und den Bacteroidetes. Wissenschaftler fanden jetzt heraus, dass im Darm von Hashimoto-Patienten die Firmicutes das Sagen haben, während bei Gesunden die Bacteroidetes das Feld beherrschen. Den Erkrankten fehlten zudem auch Bakterien mit zungenbrecherischen Namen wie »Faecalibakterium prausnitzii« und »Prevotella-Keime« – beides Mikroorganismen, die man nicht mithilfe von Medikamenten oder probiotischen Nahrungsergänzungsmitteln (das sind Nahrungsergänzungsmittel, die lebende Bakterien enthalten) zuführen kann. Der Grund: Sie zählen, wie 98 Prozent ihrer Artgenossen, zu den »Anaerobiern«: Jeder Kontakt mit Luftsauerstoff würde sie töten.

Je ausgeprägter die Störung der Keimzusammensetzung bei den Patienten war, desto höher stiegen die Spiegel der Antikörper, die das Schilddrüsengewebe angreifen und zerstören können. Möchte man diese verloren gegangenen Schutzkeime wieder im Darm ansiedeln, gelingt das nur über einen Umweg, denn das Wachstum dieser Bakterien lässt sich nur indirekt fördern. Verzehrt man häufig präbiotische Ballaststoffe, die man auch als »Darmfloradünger« bezeichnen könnte, dann beginnen viele nützliche Keime, sich zu vermehren. In welchen Nahrungsmitteln dieses »Bakterienfutter« enthalten ist, finden Sie auf Seite 85.

Wechelseitige Beeinflussung

In einer Studie, die sich eigentlich mit dem Thema Gewichtsprobleme beschäftigte, konnte ich nachweisen, dass sich ein gestörtes Verhältnis zwischen den beiden bakteriellen Großfamilien Bacteroidetes und Firmicutes durch die Gabe eines synbiotischen Nahrungsergänzungsmittels bessern lässt. Durch das Nahrungsergänzungsmittel (Madena Darmkur), das sowohl Probiotika (= gesunde Bakterien, die für eine ausgeglichene Darmflora wichtig sind), als auch Präbiotika (= Ballaststoffe, die den Bakterien als Nährstoffquelle dienen) enthält, ließ sich das Verhältnis der beiden Keimstämme innerhalb von vier Wochen normalisieren.

Diese beiden Keimgruppen spielen nämlich auch bei Gewichtsproblemen eine wichtige Rolle. Nach acht Wochen schmolzen dann auch die Kilos – auch das ist ja bei Schilddrüsenunterfunktion ein interessanter Aspekt, macht aber ebenfalls deutlich, dass man etwas Geduld benötigt, wenn man Erkrankungen über eine Optimierung der Darmflora angehen möchte. Zahlreiche Studien weisen nämlich darauf hin, dass eine Störung des Mikrobioms dem Erkrankungsbeginn Wochen, Monate, manchmal Jahre vorausgeht und auch im umgekehrten Fall sich zunächst die Darmbakterien regenerieren müssen und es dann nach einigen Wochen zu einer Besserung der Symptome kommen kann.

Eine andere Untersuchung zeigte, dass bei mehr als der Hälfte der Patienten mit Schilddrüsenunterfunktion auch eine Bakterienüberwucherung des eigentlich keimarmen Dünndarms nachgewiesen werden konnte. Bei den schilddrüsengesunden Kontrollpersonen fand man diese Fehlbesiedelung in weniger als 5 Prozent der Fälle. Eine Behandlung mit probiotischen Keimen oder (bei einer Dünndarmfehlbesiedelung) mit Antibiotika (Rifampicin) können sowohl die Darmbeschwerden als auch die Unterfunktion bessern. Der Einsatz eines Antibiotikums sollte aber nur erfolgen, wenn dieses Dünndarmproblem nachgewiesen wurde. Meist reicht dazu ein Atemtest aus. Prinzipiell sollte man mit Antibiotikagaben eher vorsichtig sein, denn diese Medikamente unterscheiden nicht zwischen guten und schlechten Bakterien und bringen deshalb nicht selten die gesunde Darmflora völlig durcheinander.

Auch eine Hyperthyreose kann mit einer Dysbiose Hand in Hand gehen. 2014 wiesen chinesische Forscher nach, dass Störungen der Darmflora auch bei einer Schilddrüsenüberfunktion besonders häufig vorkommen. Im Vergleich zu gesunden Kontrollpersonen fehlten dem Mikrobiom der Patienten wichtige Bifidobakterien und Laktobazillusstämme. Dafür ließen sich in Ihrem Darm zu viele Enterococcus-Keime nachweisen.

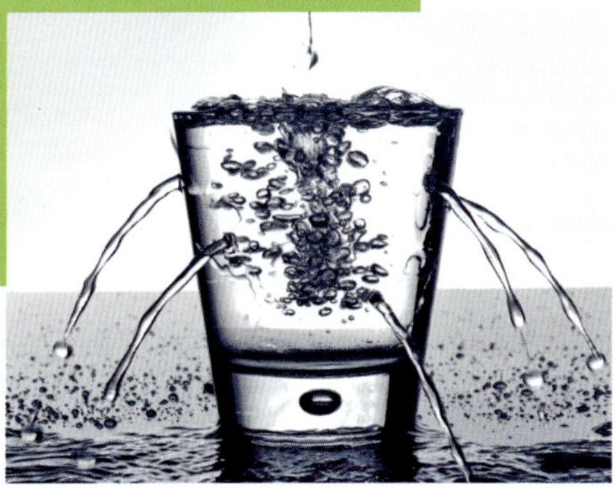

Der »löchrige Darm« ist für manche Substanzen durchlässiger, als für andere. Richtige Löcher findet man aber nicht, sondern nur eine Störung der Darmbarriere.

Der löchrige Darm

Kennen Sie die Redensart »Der hat einen Darm wie ein Sieb«? Wahrscheinlich nicht, denn normalerweise bringt man nur ein schlechtes Gedächtnis mit diesem Küchengerät in Verbindung. Kein Wunder, denn für das Syndrom des »löchrigen Darms«, die englische Bezeichnung dafür ist »Leaky Gut«, beginnt sich die Wissenschaft gerade erst zu interessieren. Man bezeichnet damit eine Störung der Darmbarriere, die nicht nur zu Beschwerden im Darm führen kann. Beim Leaky-Gut-Syndrom lockern sich Verbindungen zwischen den Darmzellen, wodurch die Darmbarriere durchlässiger wird. Dadurch kommen Keime oder deren Bruchstücke, Schadstoffe oder unzureichend aufgespaltene Nahrungsmittel ungehindert in Kontakt mit den Darm- und Immunzellen oder gelangen sogar in den Blutkreislauf. Ist die Darmbarriere »leck«, sind auch die Verteidiger des Körpers, das Abwehrsystem, rasch überfordert. Die Eindringlinge alarmieren das Immunsystem und dieses beginnt wie wild Entzündungsstoffe zu produzieren, um mögliche Feinde abzuwehren. Da die Entzündungshormone mit dem Blutstrom in jeden Winkel des Körpers gelangen, hat das weitreichende

Konsequenzen. Auch die Schilddrüse bleibt davon nicht verschont. Zahlreiche Autoimmunkrankheiten, auch die der Schilddrüse, verweisen auf eine erhöhte Durchlässigkeit des Darms. Da die gesunde Darmflora für eine funktionierende Darmbarriere wichtig ist, nimmt man an, dass Schilddrüsenfunktionsstörungen durch negative Veränderungen in der Zusammensetzung der Darmkeime verstärkt werden.

Den Darm auf die Probe stellen

Zwar geht nicht jede Schilddrüsenstörung auch mit einer Darmflorastörung einher, aber man sollte diese Zusammenhänge nicht aus den Augen verlieren. Wenn nicht nur die Schilddrüse muckt, sondern auch Blähungen, Bauchschmerzen, Durchfall oder Verstopfung das Leben schwer machen, dann ist es Zeit, sich auch mal mit dem anderen Ende des Körpers zu beschäftigen.

Gezielte Kenntnisse über die Zusammensetzung der Darmflora erhält man am besten durch eine Stuhluntersuchung. Eine *Mikrobiomanalyse* liefert dank moderner Methoden sehr genaue Informationen über die Mitbewohner in unserem Darm. Anschließend weiß man, welche Keime im eigenen Darm leben und wie deren prozentuale Verteilung aussieht. Der Labormediziner kann dann sowohl Aussagen über die Bakterienvielfalt machen als auch eine Dysbiose oder ein Leaky-Gut-Syndrom erkennen.

Für eine Stuhluntersuchung lassen Sie sich entweder von Ihrem Arzt ein Stuhlröhrchen geben oder fordern ein Röhrchen direkt bei einem Labor an. Laboradressen finden Sie im Anhang. Das genaue Vorgehen und Einsendeverfahren ist von Labor zu Labor möglicherweise unterschiedlich. Bitte informieren Sie sich darüber.

Lassen Sie die Werte *Zonulin* und *alpha-1-Antitrypsin* bestimmen. Zonulin ist ein Botenstoff, der von den Darmzellen produziert wird und in höherer Konzentration die Verbindung zwischen den Darmzellen lösen kann. Alpha-1-Antitrypsin reguliert Entzündungsreaktionen. Ist die Konzentration im Stuhl erhöht, spricht das ebenfalls für eine stärkere Durchlässigkeit der Darmbarriere. Häufig ist es so, dass das Labor bei Einsendungen durch den Patienten nur allgemeine Therapieempfehlungen geben darf. Wird ein Arzt »dazwischengeschaltet«, hat das Labor die Möglichkeit, diesem ganz konkrete Empfehlungen für die Behandlung zu übermitteln. Die Kosten werden nur in Ausnahmefällen von den gesetzlichen Krankenkassen übernommen.

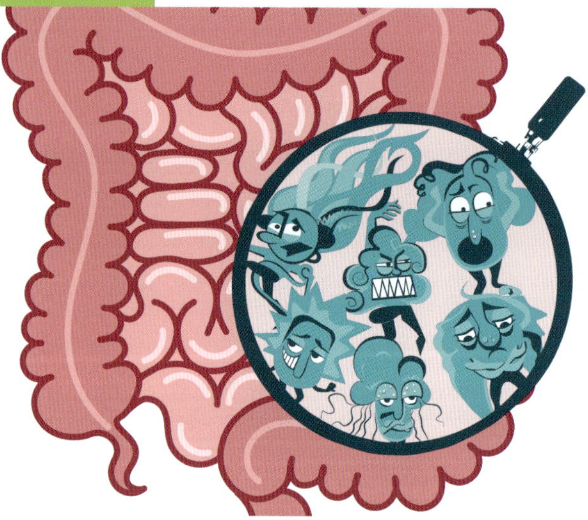

Haben die falschen Keime im Darm das Sagen, kann die Schilddrüse darunter leiden.

Die Darmflora in die richtigen Bahnen lenken

Eine Dysbiose kann unterschiedliche Ursachen haben, zum Beispiel Antibiotikaeinnahme, ein zu hygienisches Umfeld, Zusätze in Lebensmitteln. Eine ganz wichtige Bedeutung kommt aber unserer Ernährung zu. Wer öfter selber kocht und regelmäßig bei Obst, Gemüse und Vollkornprodukten zulangt, verfügt meist über ein gesünderes und vielfältigeres Mikrobiom als derjenige, der sich vor allem von stark verarbeitetem Essen (Fertiggerichte!), von Fast Food und leicht verdaulichen Kohlenhydraten wie Kuchen, Weißbrot oder Pommes ernährt. Da unsere Mikroben von dem leben (müssen), was wir ihnen vorsetzen, breiten sich die Keime aus, die mit den Lebensbedingungen im jeweiligen Darm am besten zurechtkommen. Deshalb haben Vegetarier eine tendenziell andere Darmflora als Schnitzelfreunde und Süßmäuler eine andere als Vollkornliebhaber.

Aber die Bakterienzusammensetzung in unserem Darm ist sozusagen nicht »in Stein gemeißelt«. Mithilfe einer Ernährung, die nicht nur uns schmeckt, sondern auch die Bedürfnisse unserer »Mitbewohner« berücksichtigt, lassen sich recht schnell positive Veränderungen der Darmflora erzielen, wie eine US-amerikanische Studie zeigt. Dazu tauschten 20 in den USA lebende Afroamerikaner mit 20 Afrikanern, die in ländlichen Gebieten Afrikas lebten, für zwei Wochen den Speiseplan. Die Afrikaner verzehrten nun täglich fetthaltiges, ballaststoffarmes Essen wie Pommes, Hamburger, Würstchen und Pfannkuchen, während bei den US-Amerikanern traditionelle afrikanische Kost mit reichlich Ballaststoffen und wenig Fett (Mais, Hülsenfrüchte, Reis und Fisch) auf den Teller kamen. Nach nur 14 Tagen ließen sich in beiden Gruppen Veränderungen der Darmflora und von Entzündungsparametern nachweisen – unter afrikanischer Kost hin zum Besseren, mit der typisch amerikanischen Ernährung nahmen Entzündungen zu und die Darmflora veränderte sich negativ.

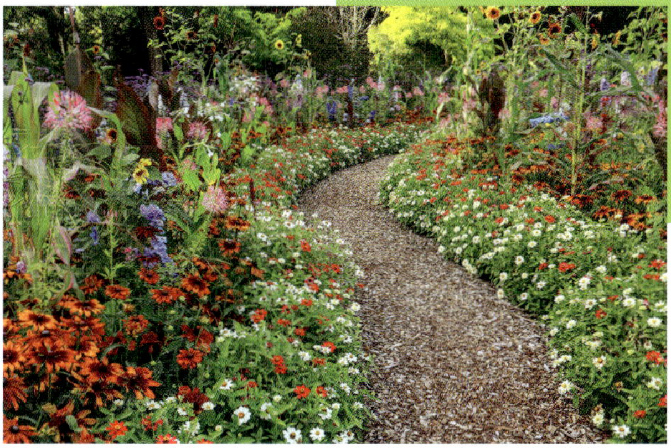

Wer eine eintönige Darmflora zu »blühenden Landschaften« machen möchte, muss die Darmbakterien mit Präbiotika »düngen«.

Das richtige Futter für die Darmbakterien

Nicht alles, was wir essen, kommt auch dort an, wo sich unsere gesundheitsförderlichen Bakterien am liebsten aufhalten. Die wichtigsten Darmbewohner sitzen nämlich ziemlich weit unten im Verdauungstrakt, genauer: im Dickdarm. Bis sie dorthin gelangt, hat die Nahrung schon eine lange Strecke zurückgelegt, und die meisten Nährstoffe wie Kohlenhydrate, Fett und Eiweiß, Vitamine, Mineralstoffe und Flüssigkeiten haben längst ihren Weg in den Körperhaushalt gefunden. Nur besonders widerstandsfähige Nahrungsbestandteile schaffen es unbeschadet durch den Magen, den Zwölffingerdarm und den Dünndarm bis in den weit entlegenen Dickdarm. Die Rede ist von präbiotischen Ballaststoffen, das heißt von schwer verdaulichen Rohfasern, die den Verdauungssäften mit ihren leistungsfähigen Enzymen trotzen können. Nur sie sind in der Lage, die Bakterien mit allem, was sie zum Wachsen und Gedeihen benötigen, zu versorgen.

»Präbiotisch« bedeutet eigentlich »vor dem Leben« (von lateinisch *prae* = »vor« und griechisch *bios* = »das Leben«), aber man könnte den Begriff »Präbiotika« hier auch einfach mit »Darmbakteriendünger« übersetzen. Denn unser Darm lässt sich sehr gut mit einem Garten vergleichen – nicht umsonst spricht man ja auch von der »Darmflora«. Je nach Beschaffenheit und Nährstoffgehalt des Bodens sowie der Pflege siedeln sich in unserem Garten unterschiedliche Pflanzen an. Den Darmbakterien geht es ganz ähnlich. Da unsere Mikroben davon leben, was wir essen und trinken, breiten sich solche Keime aus, die mit den Lebensbedingungen in unserem Darm gut zurechtkommen. Präbiotika tragen folglich zur Entwicklung einer gesunden und vor allem vielfältigen Darmflora bei, unterstützen deren Aktivität und fördern auch die Ansiedelung von »Probiotika«, das heißt von nützlichen Bakterien (dazu gleich mehr). Was Präbiotika so interessant macht, ist die Tatsache, dass vor allem die gesundheitsfördernden Darmbakterien sie so lieben und diese daraus unter anderem Substanzen herstellen, die Entzündungen bremsen, Autoimmunprozesse stoppen und das

Bakterienfutter? Wo finde ich das?

In vielen Ernährungsbüchern und Diätratgebern erfahren Sie, was Sie nicht essen sollen. Wir machen hier mal eine Ausnahme und nennen Ihnen Nahrungsmittel, von denen Sie ruhig mehr verzehren dürfen. Die Bakterien werden jubeln!

Inulin: Besonders viel Inulin ist enthalten in Chicorée, Artischocken, Knoblauch, Zwiebeln, Lauch (Porree), Bärlauch, Agavendicksaft, Schnittlauch, Schwarzwurzeln (Winterspargel), Spargel, Topinambur, Pastinaken, Zichorienwurzel (Wurzel der Wegwarte, enthalten in Zichorienkaffee, zum Beispiel Caro Kaffee), Endiviensalat, Yacón-Sirup, Inulinpulver aus Zichorien- oder Chicoréewurzeln.
Geringere Mengen Inulin findet man auch in Bananen, Weizenkleie, Roggenmehl.

Fructooligosaccharide/Oligofruktose: Besonders viele Fructooligosaccharide/ Oligofruktose sind enthalten in Roggen, Hafer, Zwiebeln, Knoblauch, Bananen, Tomaten, Spargel, Bier.

Resistente Stärke: Besonders viel resistente Stärke ist enthalten in etwas unreifen, grünen Bananen, kernigen Haferflocken, Hülsenfrüchten wie weißen, roten oder grünen Bohnen, Erbsen, Linsen (gekocht und wieder erkaltet), Gerste, erkalteten Kartoffeln, erkaltetem Reis, Vollkorn-Haferbrot, Haferbrei (aufgekocht und wieder abgekühlt), Hirse, Maniokwurzel, Weißbrot, Kartoffelstärke, Maisstärke.

Pektin: Besonders viel Pektin ist enthalten in Obst (mit Schale), Gemüse.

Laktulose: Besonders viel Laktulose ist enthalten in erhitzter Milch und Milchprodukten.

Sonstige Nahrungsmittel mit präbiotischen Eigenschaften: Mandeln, Honig, grüner Tee, Cranberrys und Cranberrysaft, dunkle Schokolade, Kaffee, Äpfel mit Schale, Rotwein, Bier.

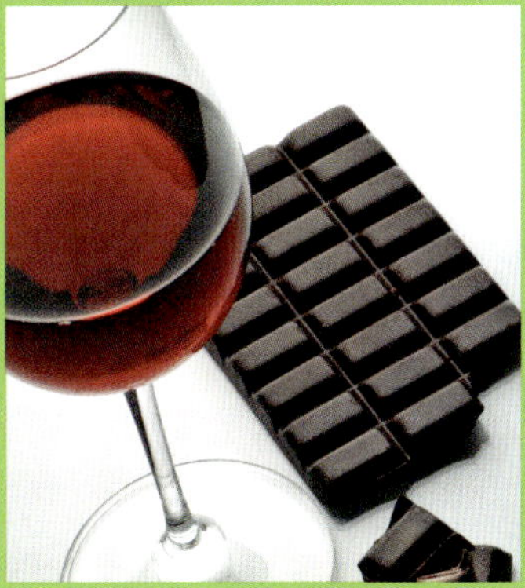

Eine darmflorafreundliche Ernährung muss nicht eintönig sein. Selbst Rotwein (in Maßen) und dunkle Schokolade unterstützen die Mikroorganismen.

Immunsystem unterstützen. Nur aus diesen Präbiotika können die gesundheitsfördernden Keime die benötigte Energie gewinnen. Und dieses »Bakterienfutter« ist nur in einigen Nahrungsmitteln enthalten. Leider besonders häufig in solchen, die bei der mitteleuropäischen Durchschnittsfamilie eher selten auf dem Tisch landen. Denn wer hat schon Rezepte mit Pastinaken, Topinambur, Maniokwurzeln oder Schwarzwurzeln in seinem Repertoire? Doch keine Sorge: Auch gängige Lebensmittel wie Haferflocken, Bohnen, Linsen, Zwiebeln und Endiviensalat liefern Präbiotika. Und das Tolle: Sogar Kaffee, Rotwein, dunkle Schokolade und Bier schmecken den eifrigen Helfern in unserem Darm gut.

Die richtigen Keime zuführen

Gesundheitsförderliche Keime, meistens aus der Gruppe der Milchsäurebakterien (Lactobacillus) oder Bifidumkeime sind derzeit – im wahrsten Sinne des Wortes – in aller Munde und Gegenstand umfangreicher wissenschaftlicher Untersuchungen. Man bezeichnet Mikroorganismen, meist Bakterien oder Pilze, die in aktiver Form in den Darm gelangen und sich dort günstig auf die Gesundheit auswirken, als »Probiotika«. Diese probiotischen Keime findet man in vergorenen Milchprodukten wie Joghurt oder Kefir, in Sauerkraut und in probiotischen Nahrungsergänzungsmitteln.

Allerdings lassen sich nur 2 Prozent der Darmflora-Bakterien anzüchten und in Kapseln, Pulver etc. verabreichen, denn nur 2 Prozent der Keime können in einer sauerstoffhaltigen Umgebung überleben. Man bezeichnet sie deshalb als »Aerobier«. 98 Prozent der Mikroorganismen sterben jedoch beim Kontakt mit Luft ab, weshalb wir diese nicht in der Apotheke oder im Kühlregal des Supermarktes finden. Sie müssen sich selber regenerieren. Dabei hilft sowohl die Säuerungsflora, die man in Kapseln zuführen kann (Milchsäurebakterien, Bifidobakterien), als auch eine gute Auswahl an präbiotischen Ballaststoffen. Sowohl bei Morbus Basedow als auch bei Hashimoto gilt es einige spezielle Punkte zu beachten.

Probiotische Therapie bei Morbus Basedow

Der bei Morbus Basedow häufig bestehende Mangel an Bifidokeimen und Milchsäurebakterien lässt sich leicht ausgleichen, denn beide Bakterienarten widerstehen Sauerstoff und man findet sie in zahlreichen Nahrungsergänzungsmitteln. Doch auch hierbei gilt es ein paar wichtige Punkte zu beachten.

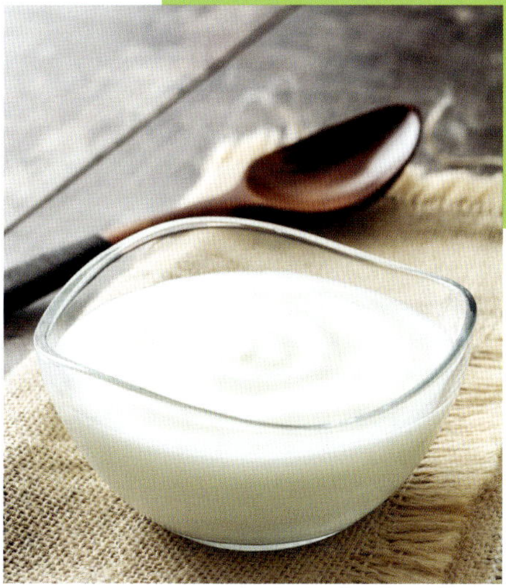

Naturjoghurt liefert probiotische Bakterien.

Dosieren Sie Probiotika ausreichend hoch: Sie müssen bedenken, dass in Ihrem Darm 100 Billionen Keime leben, die ihr Heim verteidigen und Neuankömmlingen die Stirn bieten. Wenn Sie ein Produkt wählen, das 500 Millionen Keime pro Tagesdosis enthält, hört sich das in unserer Vorstellung vielleicht viel an, doch die Bakterien im Darm lachen darüber nur. In Studien lagen die wirksamen Tagesdosen meistens bei 10 Milliarden Keimen oder darüber. Die Anzahl der in Produkten enthaltenen Bakterien wird meist in der Einheit »kbE« angegeben. KbE ist die Abkürzung für »koloniebildende Einheiten« und kann Ihnen als Richtwert für eine ausreichende Keimmenge dienen.

Nach der Mahlzeit einnehmen: Probiotische Keime haben einen beschwerlichen Weg vor sich, wenn sie aus dem Joghurt oder dem Pulver bis in den Dickdarm wandern möchten. Die größte Hürde ist der extrem saure Magensaft, durch den sie schwimmen müssen. Nüchtern liegt der pH-Wert des Magens bei 1. Das entspricht dem pH-Wert von Salzsäure, die ja auch im Magen produziert wird. Je saurer der Magensaft ist, desto mehr Keime bleiben auf der Strecke. Nach einer Mahlzeit steigt der pH-Wert im Magen aber auf bakterienverträgliche 3 an. Das liegt in etwa bei dem Wert von Orangensaft. »Probiotisch« dürfen sich Bakterien dann nennen, wenn mindestens zwischen 10 bis 40 Prozent der Ausgangskeime diese Strapazen lebend überstehen und im Dickdarm ankommen. Das erklärt auch, weshalb ein hochdosiertes Produkt (siehe den vorherigen Punkt) so wichtig für den Erfolg ist. Um es den Keimen ein bisschen zu erleichtern, sollten Sie probiotische Präparate immer nach einer Mahlzeit, am besten mit ein paar Löffeln eines Milchprodukts, einnehmen.

Mit Vielfalt punkten: Probiotische Präparate sollten mindestens fünf oder mehr unterschiedliche Keimstämme enthalten. Die für uns Menschen günstigen Keime sind wie eine Familie, sie unterstützen sich, bilden ein Netzwerk und kooperieren in vielfältiger Weise miteinander. Unter anderem bilden einige Stämme Milchsäure, die befreundeten Keimen das Überleben erleichtert. Einzelgänger haben es deshalb schwer, im Darm heimisch zu werden. Ein gutes Nahrungsergänzungsmittel sollte deshalb mehrere gut aufeinander abgestimmte Mikrobenstämme enthalten.

Probiotische Therapie bei Hashimoto-Schilddrüsenentzündung

Bei Hashimoto ist es nicht ganz so einfach, fehlende Bakterien zu ersetzen, denn leider gibt es kein Nahrungsergänzungsmittel, mit dem man *Prevotella* oder *Faecalibacterium prausnitzii* direkt zuführen kann! Beide sind anaerobe Keime, das heißt, sie können nicht unter Sauerstoffbedingungen überleben und deshalb auch nicht in eine Dose oder Kapsel verpackt und als Nahrungsergänzungsmittel eingenommen werden. Man muss deshalb diese Keime indirekt fördern.

Studien haben gezeigt, dass sich *Faecalibacterium prausnitzii* eifrig vermehrt, wenn wir ausreichend resistente Stärke zuführen. Diese besondere Form der Stärke finden wir in kalten Kartoffeln, in kalten Nudeln und in kaltem Reis!

Beim Erhitzen und anschließendem Abkühlen verändert sich die Stärke in einigen Nahrungsmitteln und kann dann der Verdauung in den oberen Darmabschnitten besser standhalten. Dadurch kommen größere Mengen im Dickdarm an und stehen als Nahrungsquelle für die wichtigen Bakterien bereit. Jetzt denken Sie möglicherweise, dass Sie niemanden kennen, der Reis oder Kartoffeln kalt isst. Aber einem leckeren Kartoffelsalat oder einem guten Sushi beim Japaner können dann doch die wenigsten widerstehen. Bei diesen Lebensmitteln ist das Abkühlen wichtig für die Bildung der begehrten Stärke. Eine kleine, warme Kartoffel liefert ungefähr 1,8 Gramm davon, eine gleich große abgekühlte etwa doppelt so viel. Resistente Stärke bildet sich vor allem beim Erkalten von Nahrungsmitteln. Deshalb nicht nur Reis, Nudeln und Kartoffeln, sondern auch Bohnen, Erbsen, Hirse etc. nach dem Kochen etwas abkühlen lassen. Übrigens ist es kein Problem, zum Beispiel die Kartoffeln nach dem Abkühlen wieder zu erhitzen, um beispielsweise leckere Bratkartoffeln oder einen Nudelauflauf daraus zu machen. Die resistente Stärke ist tatsächlich recht resistent, wenn sie sich erst einmal gebildet hat.

Die meisten Menschen essen weniger als 5 Gramm resistente Stärke am Tag. Für einen gesunden Darm sollten es aber 10 bis 15 Gramm sein. Ein heißer Tipp ist die nicht ganz reife, noch etwas grüne Banane: 100 Gramm liefern 12,5 Gramm resistente Stärke, eine reife Banane hingegen nur noch 4,7 Gramm. Wer grünen Bananen nichts abgewinnen kann, der darf die Früchte natürlich auch zu einem leckeren Joghurt-Shake verarbeiten.

Noch mehr Nahrungsmittel mit resistenter Stärke finden Sie in der Auflistung auf Seite 85. Daneben lässt sich die Zahl der Fäkalbakterien auch durch Inulin (siehe die Auflistung auf Seite 85) oder durch die Einnahme von Bifidobakterien und Laktobazillen steigern. Letztere produzieren Essigsäure (Acetat), das den Fäkalbakterien als Energiequelle dient. Prevotella fühlt sich wohl, wenn Sie regelmäßig Haferflocken und Roggenprodukte verzehren und ab und zu mal ein Gläschen Rotwein trinken.

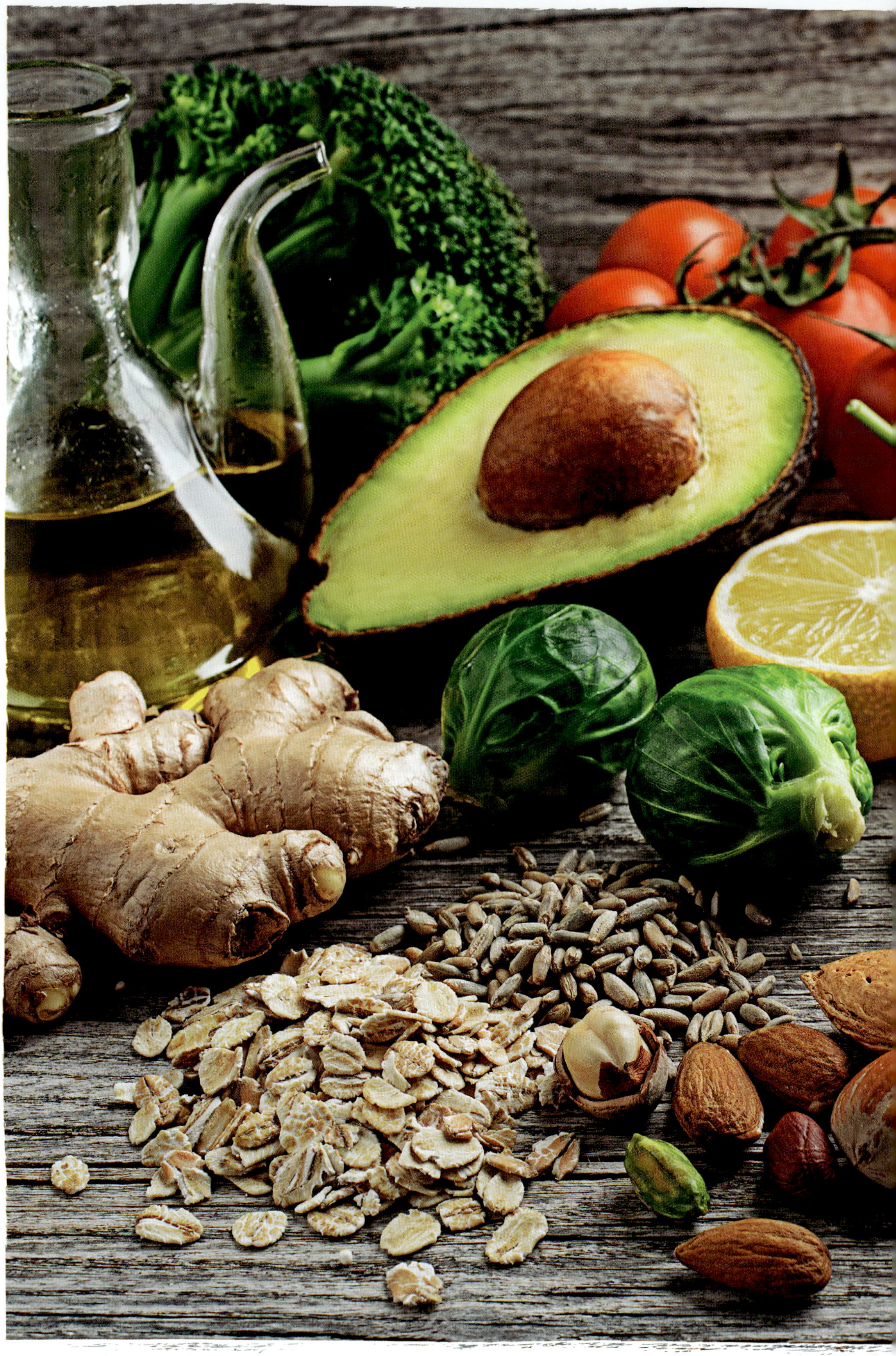

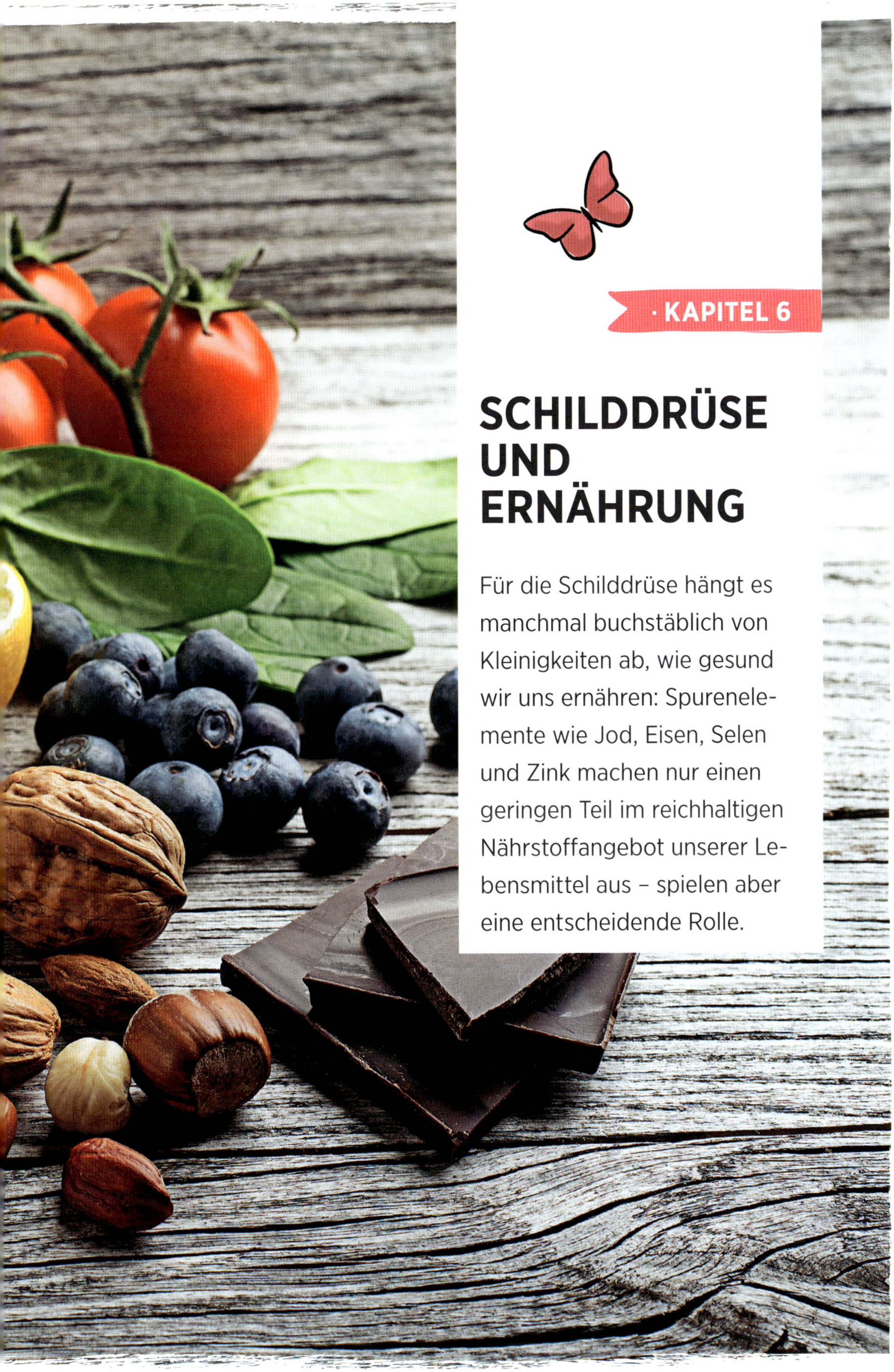

· KAPITEL 6

SCHILDDRÜSE UND ERNÄHRUNG

Für die Schilddrüse hängt es manchmal buchstäblich von Kleinigkeiten ab, wie gesund wir uns ernähren: Spurenelemente wie Jod, Eisen, Selen und Zink machen nur einen geringen Teil im reichhaltigen Nährstoffangebot unserer Lebensmittel aus – spielen aber eine entscheidende Rolle.

Was Ihre Schilddrüse braucht

»Du bist, was du isst« – ein abgedroschener Spruch, aber dennoch sehr wahr. Das, was wir täglich auf dem Teller haben, ist die Grundlage für Wohlbefinden und Gesundheit – oder für das Gegenteil. Eine ausgewogene, nährstoffreiche Ernährung lässt uns sowohl schneller denken als auch schneller laufen. Körper und Geist profitieren davon auf vielfältige Weise.

Unser Körper benötigt rund ein Dutzend unterschiedlicher Vitamine und ähnlich viele Mineralstoffe und Spurenelemente. Hinzu kommen acht essenzielle Eiweißbausteine (Aminosäuren), die der Organismus nicht selber synthetisieren kann, und noch mal zehn, die er notfalls selber zusammenbauen kann, wenn wir ihm die Ausgangsmaterialien zur Verfügung stellen. Außerdem gibt es noch viele Fettsäuren und Tausende Pflanzenstoffe, die unseren Motor am Laufen halten. Im Optimalfall nehmen wir all diese mit unserer Nahrung zu uns – nicht alle täglich, aber doch so regelmäßig, dass die Speicher immer gut gefüllt sind. Diese Mikronährstoffe werden benötigt, um Enzyme zu aktivieren, Botenstoffe zu synthetisieren oder schädliche Substanzen zu entfernen. Viele Abläufe im Körper sind Kettenreaktionen, bei denen zahlreiche Enzyme und verschiedene Hormone Hand in Hand arbeiten. Aber bekanntlich ist eine Kette nur so stark wie ihr schwächstes Glied. Fehlen Nährstoffe, die an zentraler Stelle benötigt werden, versucht der Organismus, dieses Defizit »intern« auszugleichen. Kalzium beispielsweise ist ein wichtiger Mineralstoff, der bei der Blutgerinnung oder für die Reizübertragung in Muskel- und Nervenzellen eine Rolle spielt. Nehmen wir zu wenig Kalzium auf, holt sich der Organismus diese wichtige Substanz aus den Knochen. Dadurch funktioniert unser Organismus zwar noch eine gewisse Zeit, aber das Skelett wird nach und nach immer brüchiger. Für die Gesundheit der Schilddrüse sind gleich mehrere Nährstoffe wichtig, die wir regelmäßig mit der Ernährung oder – wenn das nicht ausreicht – über Nahrungsergänzungsmittel zu uns nehmen müssen.

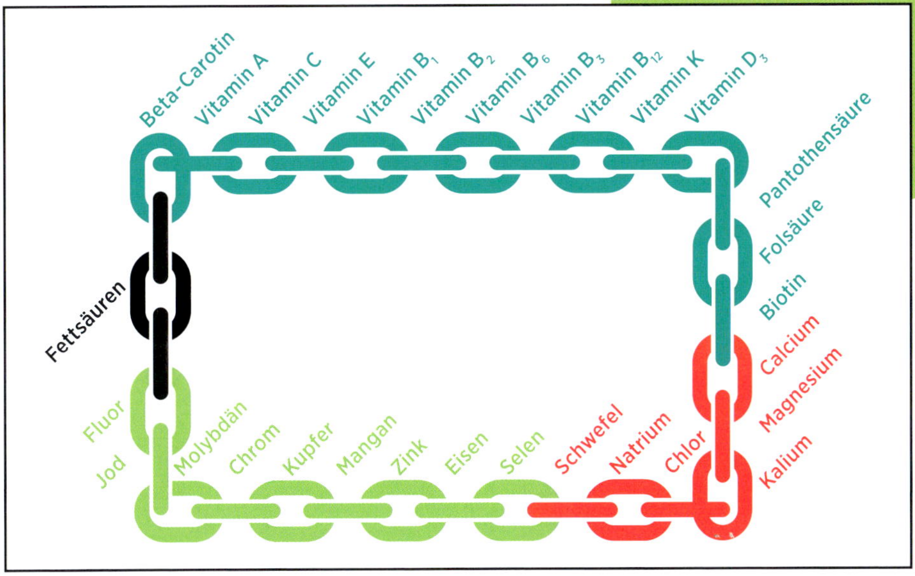

Fehlt ein Nährstoff in unserem Körper an zentraler Stelle, gerät das gesamte Gefüge unseres Organismus durcheinander.

Auch wenn diese fehlen, ist unser Organismus vorübergehend in der Lage, einen Mangelzustand zu überbrücken. Die Schilddrüse kann beispielsweise mehr Zellen ausbilden und somit das Blut besser filtern, um die fehlenden Nährstoffe effektiver herauszufischen. Doch das geht nur eine Zeit lang gut, und nach und nach wird die kleine Drüse dadurch zu einem großen Kropf. Was die wenigsten wissen: Die Schilddrüse benötigt für ihre Hochleistungen viel mehr als nur das Spurenelement Jod. Da die Zusammenhänge vielen noch nicht so bekannt sind, aber eine sehr gute Möglichkeit bieten, selber etwas zur Schilddrüsengesundheit beizutragen, gehe ich in diesem Kapitel etwas ausführlicher darauf ein.

Jod – Bausteine für Hormone

Wenn Sie eine Mauer bauen möchten, benötigen Sie Steine und Mörtel. Wenn unsere Schilddrüse Hormone produzieren will, nutzt sie Jod und Aminosäuren als Rohstoffe. Fehlen diese Nährstoffe, dann kann die kleine Drüse ihr Vorhaben gleich vergessen, denn auch wir können keine tragfähige Wand ohne geeignete Baumaterialien errichten. Weil Jod für die Schilddrüse so wichtig ist, hat sie auch das Monopol der Jodnutzung im Körper. Kein anderes Organ benötigt den Mikronährstoff in nennenswerten Mengen, keine andere Substanz im menschlichen Organismus außer den Schilddrüsenhormonen enthält das Spurenelement. Dennoch benötigt unser Körper Jod zum Überleben. Aus dem Tagesbedarf von rund 200 Mikrogramm Jod kann die Halsdrüse etwa 100 Mikrogramm Schilddrüsenhormone herstellen. 200 Mikrogramm ist wirklich eine winzige Menge. Umgerechnet wären das 0,0002 Gramm. Dennoch wird sie von vielen Menschen nicht erreicht. Unvorstellbar, dass diese Minimengen von 200 Millionstel Gramm Jod unserem Körper so viel Energie und Lebensfreude geben.

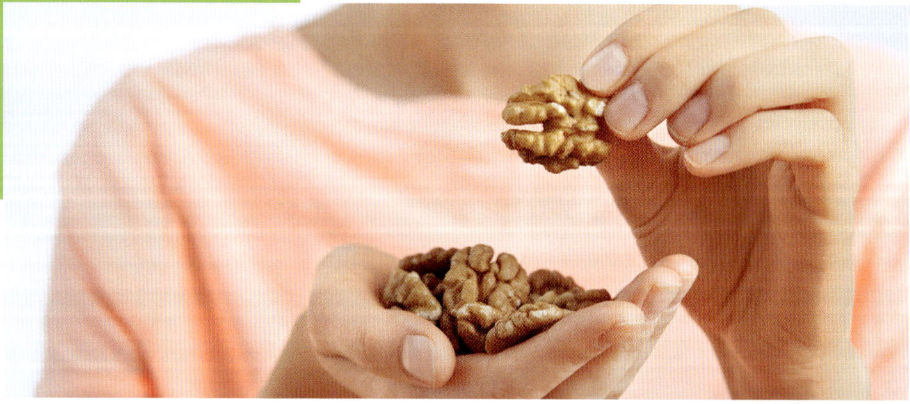

Die gesunde Schilddrüse ist nur so groß wie eine Walnuss und leistet dennoch Erstaunliches.

Bei Jodmangel wird die Schilddrüse zunächst erfinderisch. Sie verfügt über eine Art Pumpe, mit der sie selbst geringe Mengen des Spurenelements aus dem Blut gezielt ins Schilddrüsengewebe befördern kann. Reicht das nicht aus, vergrößert sich das Organ, um noch mehr dieses wichtigen Stoffs einzufangen.

Die Schilddrüse wird zu einer regelrechten Jodfalle. Dabei kann sie von der ursprünglichen Größe einer Walnuss bis auf Tennisball- oder – im Extremfall – sogar Fußballgröße heranwachsen.

Obwohl Jod so lebenswichtig ist, kann es der menschliche Organismus nicht selber produzieren und ist darauf angewiesen, dass wir dieses Spurenelement regelmäßig in ausreichender Menge über die Nahrung oder als Nahrungsergänzung aufnehmen. Doch das ist nicht immer einfach. Deutschland und der Alpenraum zählten in der Vergangenheit zu den ausgesprochenen Jodmangelgebieten. Entsprechend weit verbreitet war die am deutlichsten sichtbare Folge der Unterversorgung: der Kropf. In der Schweiz, einem ebenfalls extrem jodarmen Landstrich, beschäftigt man sich hingegen schon seit mehr als 100 Jahren mit den Zusammenhängen zwischen Jodmangel und Schilddrüsenvergrößerung. Bereits 1922 empfahl die »Schweizer Kropfkommission« die Jodierung von Speisesalz, und diese wurde dann einige Zeit später landesweit vorgeschrieben. Eine gesetzlich vorgeschriebene Jodprophylaxe gibt es beispielsweise auch in Österreich und in den USA.

In Deutschland ist die Verwendung von Jodsalz nicht bindend, aber seit 1989 auch in Großküchen und zur Lebensmittelherstellung erlaubt, wodurch der Verbrauch von Jodsalz nach und nach deutlich anstieg. Damit hat sich die Jodversorgung in Deutschland verbessert.

Um einen Überblick über die Versorgung der Bevölkerung mit Jod zu bekommen, wird in Deutschland ein regelmäßiges »Jodmonitoring« im Auftrag des Bundesministeriums für Ernährung und Landwirtschaft durchgeführt. Dazu werden einige Tausend Freiwillige eingeladen und bei ihnen verschiedene Messwerte erhoben. Unter anderem wird auch der Jodgehalt im Urin bestimmt, der – besser als eine Blutuntersuchung – Informationen über die tägliche Jodzufuhr liefert. Das Ergebnis: Im Schnitt nehmen die Deutschen 125 Mikrogramm Jod pro Tag auf. Das ist nicht ganz schlecht, aber auch nicht wirklich gut. Deutschland ist nach Auskunft des Bundesministeriums für Ernährung und Landwirtschaft kein ausgewiesenes Jodmangelgebiet mehr, aber wir liegen damit noch deutlich unter den von der WHO empfohlenen 200 Mikrogramm Jod. 125 Mikrogramm Jod pro Tag stellen allerdings nur einen durchschnittlichen Wert dar. Manche Personen liegen deutlich darüber, einige darunter. Mindestens bei einem Drittel der Bevölkerung müsste deshalb deutlich nachgebessert werden, denn diese Menschen nehmen viel zu wenig dieses lebenswichtigen Stoffs auf.

Haben es Küstenbewohner besser?

Leben in jodhaltiger Luft und die ständige Verfügbarkeit frischen Seefisches müsste ja eigentlich ein Paradies für Schilddrüsen sein. Ist es auch, aber nur bis zu einem gewissen Grad. Experten schätzen, dass man aus der jodhaltigen Luft täglich rund 10 Mikrogramm Jod aufnehmen kann. Bei einem Tagesbedarf von 200 Mikrogramm ist das aber nur ein Tropfen auf dem heißen Stein. Mehr Bedeutung kann man da schon dem Seefisch zumessen, denn eine Portion versorgt uns mit 100 bis 150 Mikrogramm des Spurenelements. Vor diesem Hintergrund erstaunt das Ergebnis der KiGGS-Studie, bei der mehr als 17 000 Kinder untersucht wurden. Kinder aus Süddeutschland waren besser mit Jod versorgt und hatten ein geringeres Risiko für eine Schilddrüsenvergrößerung als Kinder aus Nord- oder Mitteldeutschland. Das liegt möglicherweise daran, dass in den ehemaligen klassischen »Kropfgebieten« einfach das Problembewusstsein für Schilddrüsenerkrankungen größer ist als in den nördlichen Bundesländern, bei denen der Jodmangel in der Vergangenheit nicht so eine große Rolle gespielt hat. Deshalb sei auch allen Nordlichtern die Verwendung von Jodsalz angeraten.

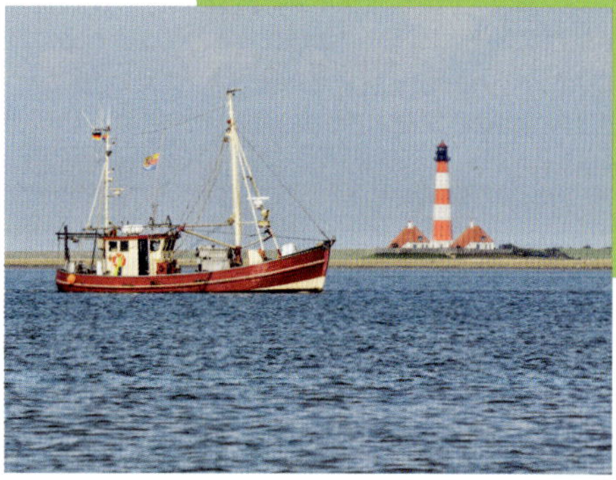

Jodhaltige Seeluft und – vor allem – jodhaltiger Seefisch können helfen, den Tagesbedarf des wichtigen Spurenelements zu sichern.

Zu viel des Guten?

»Die Dosis macht das Gift«, wusste schon der Schweizer Arzt und Alchemist Paracelsus. Das gilt auch für das lebensnotwendige Spurenelement Jod. Denn ähnlich wie ein Mangel ist auch eine Überversorgung nicht unbedenklich. In der Vergangenheit stand vor allem die augenfälligste Folge eines Jodmangels, der Kropf, im Zentrum des Interesses. Nachdem aber inzwischen mehr als 70 Prozent der Weltbevölkerung Zugang zu Jodsalz haben, ist dieses Problem weitgehend gelöst. In Regionen, in denen Jodsalz verwendet wird und dadurch auch die Gefahr besteht, dass einige Personen dieses Spurenelement – bewusst oder unbewusst – in zu hohen Mengen zu sich nehmen, treten nun andere Schilddrüsenprobleme auf. Hier beobachtet man weltweit eine deutliche Zunahme von Schilddrüsenerkrankungen, die durch ein Autoimmungeschehen ausgelöst werden, wie die Hashimoto-Schilddrüsenentzündung oder die Basedow'sche Erkrankung.
Bei einer Schilddrüsenentzündung wirkt zu viel Jod wie ein Brandbeschleuniger. Bereits eine mäßige Überdosierung, bei der die Jodwerte im Urin über 220 Mikrogramm pro Liter liegen, erhöht – Studien zufolge – das Risiko für Schilddrüsenstörungen. Wie bei anderen Nährstoffen auch, gilt es hier eine Balance zu finden und eine Unterversorgung ebenso wie eine Überdosierung zu vermeiden.
Schwangere und Stillende sollten ganz besonders auf ihren erhöhten Bedarf achten, denn sie müssen auch die Jodversorgung für das Baby sicherstellen. Der Nachwuchs benötigt das Spurenelement nicht nur für seinen eigenen Stoffwechsel, sondern vor allem auch für die Gehirnentwicklung. Deshalb ist ein Jodmangel während der Schwangerschaft keinesfalls harmlos, sondern kann dazu führen, dass die Kinder nicht nur in den ersten Jahren, sondern lebenslang ihr geistiges Potenzial nicht mehr voll ausschöpfen können.

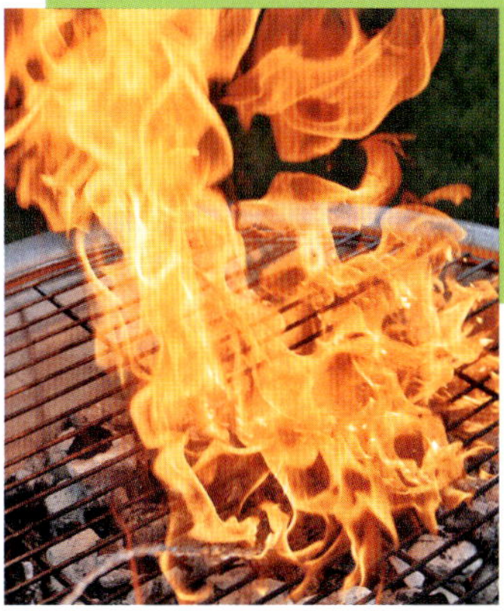

Zu viel Jod wirkt wie ein Brandbeschleuniger.

Laut der Deutschen Gesellschaft für Ernährung (DGE) beträgt der tägliche Jodbedarf für:	
Mädchen und Frauen ab dem 13. Lebensjahr	200 µg
Jungen und Männer ab dem 13. Lebensjahr	200 µg
Männer und Frauen über 50	180 µg
Schwangere	230 µg
Stillende	260 µg
Säuglinge bis 4 Monate	40 µg
Kleinkinder bis 12 Monate	80 µg
Kleinkinder bis 4 Jahre	100 µg
Kinder bis 7 Jahre	120 µg
Kinder bis 10 Jahre	140 µg
Kinder bis 13 Jahre	180 µg

Wie steht es mit meiner Jodversorgung?

Mit der Jodzufuhr bewegt man sich offensichtlich auf einem schmalen Grat zwischen Mangel und Überdosierung – beides ist nicht gesund und kann der Schilddrüse schaden. Um die Jodversorgung zu optimieren, sollte man zunächst einmal einen Blick auf die eigene Ernährung werfen. Besonders jodhaltig sind Seefische, Meeresfrüchte und auch Algen. Wer drei- bis viermal wöchentlich Scholle, Seelachs oder Muscheln isst oder häufig Sushi verzehrt, muss sich über seine Jodversorgung wenig Gedanken machen. Aber Hand aufs Herz – wer ernährt sich denn wirklich so korrekt? Und selbst die scheinbar so gesunde vegetarische oder vegane Ernährung kann hinsichtlich Jod problematisch werden, wenn zum Salzen ausschließlich unjodiertes Steinsalz oder Bergsalz verwendet wird und weder Fisch noch Meeresfrüchte auf dem Speiseplan stehen. Mit Jod angereichertes Salz kann hier sehr hilfreich sein, aber dazu reicht es nicht aus, dass der Salzspender im Regal steht, man muss auch selber kochen und dabei regelmäßig dieses Salz verwenden.

Daneben werden auch Milchprodukte als gute Jodquellen empfohlen. Hier sind jedoch interessanterweise die konventionell hergestellten Nahrungsmittel den Bioprodukten deutlich überlegen. Ausschlaggebend für den Jod- wie auch für den Selengehalt der Milch ist die Menge an diesen Spurenelementen im Tierfutter. Da in unseren Breiten Gras, Mais und Getreide auf eher jod- und selenarmen Böden wachsen, kommen die Spurenelemente auch nicht von selber in die Milch. Landwirten ist es aber erlaubt, Mineralsalze, die auch jodhaltig sind, an die Tiere zu verfüttern. Vorgeschrieben ist das aber nicht. Offensichtlich machen konventionell arbeitende Betriebe davon eher Gebrauch als Biolandwirte. Dadurch kann der Jodgehalt in Milcherzeugnissen erheblich schwanken. Konventionell erzeugte Milch enthält nach Angaben des Arbeitskreises Jodmangel das Spurenelement in einer Größenordnung von 100 Mikrogramm pro Liter, während Biomilch davon nur die Hälfte bis ein Drittel enthält. In einigen wenigen Biobetrieben, die vermutlich komplett auf einen Mineralzusatz zum Futter verzichten, ist die Milch sogar extrem jodarm (weniger als 30 Mikrogramm Jod pro Liter). Fazit: Bioprodukte sind prinzipiell eine gute Wahl, wenn man aber keinen jodreichen Fisch verzehrt und nicht mit Jodsalz würzt, ist es nahzu unmöglich, alleine mit Biomilch und Biomilchprodukten den Bedarf an dem Spurenelement zu decken. Wer allerdings täglich einen Liter konventionell hergestellte Milch trinkt und gleichzeitig Jodsalz verwendet und Seefisch isst, rutscht schnell in eine Überversorgung.

Vorsicht, Alge!

In unseren Breiten gehören Algen normalerweise nicht zu den Grundnahrungsmitteln. Dennoch greifen gesundheitsbewusste Menschen immer öfter zu diesem exotischen Nahrungsmittel, das manchmal auch als »Superfood« angepriesen wird. Doch Meeresalgen, auch Seetang oder Kelp genannt, sind mit Vorsicht zu genießen, denn sie reichern aktiv Jod aus dem Salzwasser an. Die Verbraucherzentrale und das Bundesamt für Risikobewertung (BfR) warnen

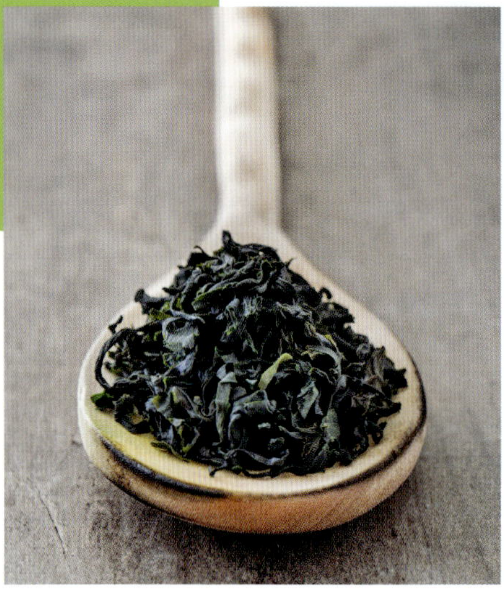

Algen enthalten Jod teilweise in so hohen Konzentrationen, dass es zu einer bedenklichen Überversorgung kommen kann.

deshalb vor der Gefahr einer Jod-Überdosierung. In einer Stellungnahme des BfR wird ein Produkt mit mehr als 500 Milligramm Jod pro Kilo getrockneter Algen genannt. Hier »könne bereits der Verzehr von 10 Gramm dieser Alge zu einer ›exzessiven Jodaufnahme‹« führen und die Hormonbildung der Schilddrüse völlig durcheinanderbringen. Vor einigen Jahren testete Stiftung Warentest 23 verschiedene im Handel befindliche Sorten getrockneter Algen. Drei Produkte (Braunalgen für die Suppe) wiesen so extrem hohe Werte auf, dass sich Stiftung Warentest entschied, den Berliner Senat für Gesundheit, Soziales und Verbraucherschutz zu informieren. In einem Kilogramm getrockneter Algen konnten Sie zwischen 3 000 000 (!) und 3 800 000 (!) Mikrogramm Jod nachweisen. Laut Verbraucherzentrale fehlen oft »auf den Produkten Angaben zur verwendeten Algenmenge oder zum Jodgehalt. Eine solche Angabe ist nur dann Pflicht, wenn Lebensmittel einschließlich Nahrungsergänzungsmittel mit dem Hinweis ›enthält Jod‹ oder ›reich an Jod‹ angeboten werden«. Dadurch ist es für den Verbraucher schlichtweg unmöglich herauszufinden, wie viel Jod er beim Verzehr von Algen aufnimmt – da drängt sich der Vergleich mit russischem (Algen)-Roulette geradezu auf.

Der Jod-Check

Wenn Sie sich nun nicht ganz sicher sind, ob Sie genügend oder vielleicht sogar zu viel Jod aufnehmen, dann können Sie beim Arzt Ihre Jodversorgung überprüfen lassen. In den meisten Fällen wird für Laboruntersuchungen Blut entnommen. Doch die Jodversorgung lässt sich viel besser anhand einer Urinprobe bestimmen. Da unser cleverer Organismus bei einem Jodmangel weniger Jod ausscheidet, bei einer Überversorgung aber versucht, einen Teil des Spurenelements loszuwerden, korreliert der Jodgehalt des Urins gut mit der Jodversorgung des Körpers.

Jodausscheidung im Urin – das bedeuten Ihre Werte (gemäß Beurteilungskriterien der WHO)

• < 25 µg/l	schwerer Jodmangel
• bis < 50 µg/l	moderater Jodmangel
• 50 bis < 100 µg/l	milder Jodmangel
• 100 bis < 150 µg/l	optimale Versorgung
• 150 bis < 220 µg/l	hochnormale Versorgung
• 220 < 300 µg/l	grenzwertig hohe Jodzufuhr (Risiko für Hashimoto bereits erhöht!)
• > / = 300 µg/l	Jodüberschuss

Tipps für eine jodreiche Ernährung

Wenn Sie Ihre Jodzufuhr erhöhen möchten, sollten Sie folgende Punkte beachten

- Essen Sie zwei- bis dreimal wöchentlich Seefisch und/oder Meeresfrüchte.
- Verwenden Sie im Haushalt jodiertes Speisesalz.
- Auch Eier und Milchprodukte sind gute Jodquellen. Wenn Sie diese in Bioqualität bevorzugen, müssen Sie allerdings damit rechnen, dass der Jodgehalt relativ gering ist.

- Fragen Sie beim Bäcker nach jodierten Backwaren.
- Sushi, das in Algen eingewickelt ist und eventuell sogar noch Fisch enthält, ist ebenfalls eine gute Jodquelle.
- Vorsicht aber mit dem übermäßigen Verzehr von Algen oder Algenkonzentraten! Diese sind zwar sehr gute Jodlieferanten, aber die Jodkonzentration kann stark schwanken und im Zweifelsfall droht eine ebenfalls ungesunde Überversorgung.

Tipps für eine jodarme Ernährung

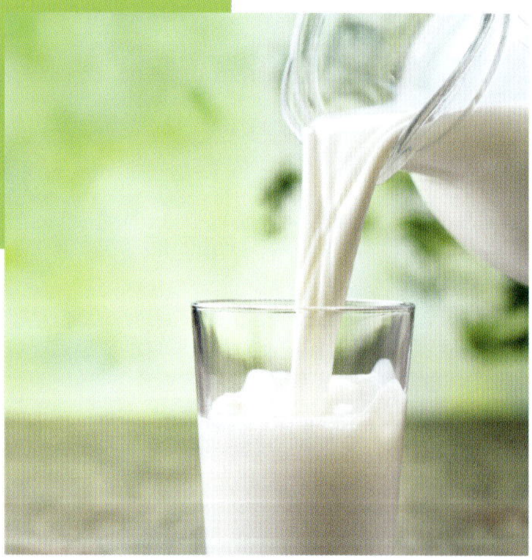

Milch trägt zur Jodversorgung bei, aber der Jodgehalt von Biomilch und konventioneller Milch unterscheidet sich deutlich.

Für mehr als 90 Prozent der Menschen bringt die Verwendung von Jodsalz im Haushalt, in der Lebensmittelindustrie und in Großküchen viele Vorteile für Gesundheit und Wohlbefinden. Doch es gibt auch Personen, die Jod reduzieren oder ganz meiden sollten, denn bei ihnen verursacht das Spurenelement in üblichen oder in hohen Mengen teilweise massive gesundheitliche Beschwerden. Meist leiden sie unter einer Über- oder Unterfunktion der Schilddrüse. Vor allem die beiden Autoimmunerkrankungen Morbus Basedow und die Hashimoto-Thyreoiditis erfordern einen sehr vorsichtigen Umgang mit Jod.

Bei Schilddrüsenüberfunktion und Hashimoto-Thyreoiditis

- Verwenden Sie zum Würzen (neben Kräutern und Gewürzen) nur nicht jodiertes Steinsalz oder Alpensalz. Diese Salzarten kommen aus den von

Natur aus jodarmen Alpenregionen und enthalten nur geringe Spuren an Jod. Nach Auskunft der Südwestdeutschen Salzwerke ist der Gehalt an natürlichem Jod zum Beispiel im Bad Reichenhaller Markensalz (Alpensalz aus Natursole) mit den Standard-Laboranalyseverfahren nicht nachweisbar.

- Vorsicht mit Milchprodukten. Hier sollten Sie eventuell auf Hafer- oder Reismilch ausweichen. Biomilch enthält in der Regel nur die Hälfte bis ein Drittel des Jodgehalts konventioneller Milch.
- Vermeiden oder reduzieren Sie Meeresfrüchte (Fisch, Muscheln, Krabben). Flussfisch enthält in der Regel nur geringe Jodmengen und wird meistens vertragen.
- Schauen Sie auf der Verpackung nach, ob zum Beispiel bei der Herstellung von Kochschinken, Salami oder Dosengemüse Jodsalz verwendet wurde.
- Fragen Sie in der Bäckerei nach Backwaren ohne Jodzusatz.

Daneben gibt es noch zwei Personengruppen, die mit hohen Joddosen vorsichtig sein müssen (ernährungsübliche Mengen sind aber unproblematisch): Junge und Alte. Teenager mit Akne bekommen mehr Pickel, wenn sie (zu) viel Jod aufnehmen. Bei älteren Menschen, deren Schilddrüsenwerte zwar normal sind, die aber (oft unbemerkt) Knoten in der Schilddrüse haben, kann durch eine plötzlich erhöhte Jodaufnahme eine Schilddrüsenüberfunktion ausgelöst werden.

Wichtig: Beiden Gruppen schadet eine ausgewogene Jodzufuhr mit der Ernährung nicht, aber jodhaltige Nahrungsergänzungsmittel sollten gemieden bzw. nur nach Rücksprache mit dem Arzt eingenommen werden.

Allgemeine Hinweise

Die einen benötigen mehr Jod, die anderen sollten die Jodaufnahme so weit wie möglich senken. Für beide Gruppen deshalb hier noch ein paar hilfreiche Hinweise:

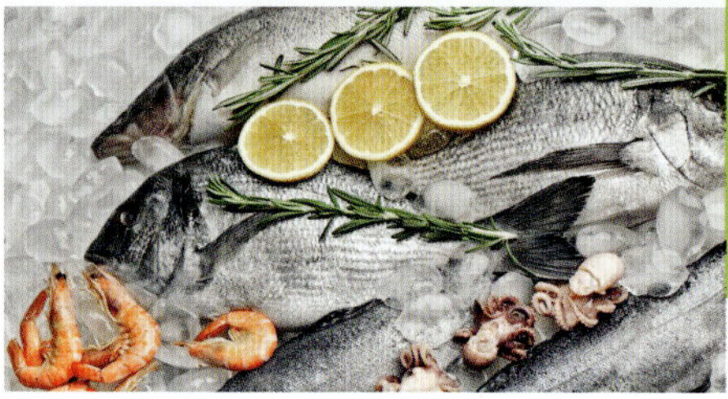

Seefisch und Meeresfrüchte sind gute Jodquellen, Flussfisch ist von Natur aus jodärmer.

1. Auf verpackten Lebensmitteln wird angegeben, ob Jodsalz verwendet wurde. Allerdings gilt das nicht für jeden einzelnen Bestandteil. Ob die Salamischeiben auf der Fertigpizza Jod enthalten, ist nicht erkennbar, wohl aber, ob zur Zubereitung des Teigs dieses Salz verwendet wurde.
2. Rund 80 Prozent der Metzger, Bäcker und der Kantinen und Mensen verwenden inzwischen jodiertes Speisesalz zur Zubereitung ihrer Produkte. Nach Angaben des Max Rubner-Instituts liegt dieser Anteil in der Lebensmittelindustrie nur bei etwa 30 Prozent.
3. Bei offen angebotenen Lebensmitteln wie Brot, Kuchen, Backwaren, Produkten auf dem Markt oder Gerichten im Restaurant muss die Verwendung von jodiertem Salz nicht erwähnt werden. Hier hilft aber Nachfragen. Meistens sind die Mitarbeiter sehr hilfsbereit.
4. Der Jodgehalt von Milch, Milchprodukten und Eiern hängt davon ab, wie die Tiere gefüttert werden. Jodhaltige Mineralien dürfen als Futterzusätze in der Landwirtschaft eingesetzt werden, sowohl in der konventionellen als auch in der biologischen. Offensichtlich kommen sie auf dem konventionellen Bauernhof öfter zum Einsatz als im Biobetrieb, weshalb Biomilchprodukte nur etwa halb so viel Jod enthalten. Je nachdem, ob man die eigene Jodzufuhr erhöhen oder senken möchte, kann man zu einem Produkt der einen oder anderen Herkunftsart greifen.
5. Fisch ist nicht gleich Fisch! Während Fische, die im salzhaltigen und damit jodreichen Meerwasser leben, uns ganz hervorragend mit dem Spurenelement Jod versorgen, sind Flussfische nahezu jodfrei. Auch Flussfisch ist gesund, trägt aber leider nicht entscheidend zur Jodversorgung bei. Fleisch ist, selbst bei der Verabreichung von jodhaltigem Futter, extrem jodarm.

Jodgehalt ausgewählter Lebensmittel		
Lebensmittel	**Menge**	**Jodgehalt in µg**
Meeresalgen	100 g	400–300 000 (!)
Jodsalz	100 g	2000
Scholle, Seelachs, Schellfisch	100 g	200–250
Garnelen, Miesmuscheln, Austern	100 g	130–160
Kabeljau, Dorsch	100 g	120–200
Hummer	100 g	120–150
Eier	100g	50–100
Makrele, Heilbutt, Hering, Thunfisch	100 g	50–75
Mozzarella	100 g	150
Milch	1 Liter	30–100
Lachs	100 g	35
Feldsalat	100 g	35
Champignons	100g	30
Forelle	100 g	3
Flussbarsch	100 g	4
Karpfen	100 g	2
Fleisch	100 g	1–2

Selen oder nicht Selen?

Das ist für die Schilddrüse eigentlich keine Frage, denn sie ist auf eine ausreichende Versorgung mit diesem Stoff angewiesen. Selen ist ein Spurenelement, das wir, wie der Name vermuten lässt, nur in kleinen Mengen, sozusagen in »Spuren«, benötigen. Dennoch ist es essenziell, also lebensnotwendig, denn zahlreiche Vorgänge im Körper können nur dann geordnet ablaufen, wenn Selen vorhanden ist.

Wie gut wir mit diesem wichtigen Spurenelement versorgt sind, hängt mal wieder davon ab, was wir essen und wo wir leben bzw. aus welchen Regionen unser Obst, Gemüse und Getreide kommt. Der Selengehalt des Bodens bestimmt – ähnlich wie auch beim Jod – den Selengehalt der Pflanzen, die darauf wachsen. In Deutschland lässt sich ein deutliches Nord-Süd-Gefälle feststellen. Während die Böden in der Küstenregion relativ gut mit dem Spurenelement versorgt sind, nimmt der Selengehalt Richtung Süden immer weiter ab. Bodenproben aus Schleswig-Holstein enthalten gut zweieinhalbmal mehr Selen als Bodenproben aus Bayern. Auch die Alpenländer Österreich und Schweiz zählen zu den Selenmangelgebieten. Selen ist ein kleines, aber bedeutendes Schräubchen, ohne das die Enzymmaschinerie in unserem Körper auseinanderfallen oder zumindest laut klappern würde. Sicher ist, dass mehr als 30 unterschiedliche Eiweißverbindungen (Proteine) und Enzyme ohne Selen nicht funktionieren. Besonders wichtig ist das Spurenelement für die Gesundheit unserer Schilddrüse, denn diese hat einen enorm hohen Selenbedarf. Die kleine Drüse am Hals ist – noch vor Niere, Leber und Lunge – das selenreichste Organ in unserem Körper, und das nicht ohne Grund, denn Selen dreht für die Schilddrüse gleich an mehreren Rädern: Es schützt die Halsdrüse vor Schäden durch aggressive Moleküle, es verhindert Entzündungen und macht die Umwandlung der inaktiven Schilddrüsenhormone in die aktive Form erst möglich. Deshalb erstaunt es wenig, dass in Ländern mit einer schlechten Selenversorgung mehr Menschen an Schilddrüsenerkrankungen leiden.

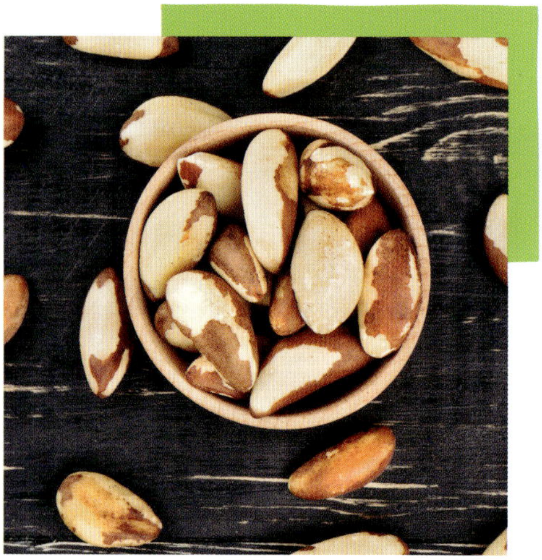

Paranuss, Spitzenreiter beim Selenanteil

Selen hilft gegen aggressive Angreifer

Mindestens vier Enzyme, die die Abläufe in der Hormonfabrik ordnen, kommen bei einem Selenmangel ins Stottern. Besonders gut untersucht ist das selenabhängige Enzym Glutathion-Peroxidase, das in der Lage ist, Wasserstoffperoxid abzubauen. Wasserstoffperoxid ist Ihnen möglicherweise aus dem Friseursalon bekannt. Dort wird es zum Blondieren verwendet, denn es zieht die Farbe aus den Haaren. Das zeigt schon, dass Wasserstoffperoxid recht aggressiv ist und der Friseur nicht umsonst Handschuhe trägt, wenn er Strähnchen ins Haar zaubert. Doch wo gehobelt wird, da fallen Späne. Und wenn unsere Schilddrüse emsig Hormone produziert, entsteht als unerwünschtes Nebenprodukt eben dieses toxische Wasserstoffperoxid, das die Schilddrüsenzellen angreifen und beschädigen kann. Wasserstoffperoxid zählt zu den sogenannten freien Radikalen. Darunter versteht man aggressive Moleküle, die Tag für Tag in unserem Stoffwechsel entstehen und unsere Zellen attackieren. Steter Beschuss mit freien Radikalen lässt alle Organe schneller altern, schädigt die Zellmembranen, begünstigt Entzündungen und macht ständige Reparaturen im Körper notwendig, die wiederum Energie verbrauchen. Die Rettung naht in Form des selenhaltigen Enzyms Glutathion-Peroxidase. Sie ist für die Schilddrüse sozusagen der Prinz auf dem weißen Pferd. Zwar kann die Peroxidase die Bildung von freien Radikalen nicht verhindern (der Prinz kann im Märchen ja auch nicht immer verhindern, dass böse Mächte die Prinzessin verschleppen), aber das Selenenzym kann die aggressiven Moleküle wie Wasserstoffperoxid in den Schilddrüsenzellen schnappen und kaltstellen.

Jod- und Selenmangel – ein Unglück kommt selten allein

Jod und Selen sind dicke Freunde – wo der eine ist, ist auch der andere. Man findet beide in ähnlichen Lebensmitteln wie zum Beispiel Seefisch und Meeresfrüchten. Auch auf Äckern und in unseren Gärten kommen sie häufig gemeinsam vor. Je weiter im Süden, desto weniger findet sich im Boden und somit auch in dem darauf wachsenden Getreide oder in der Milch der Kühe, die auf den Wiesen weiden. Ein kombinierter Jod- und Selenmangel ist deshalb gar nicht so selten und verschärft in diesem Fall die prekäre Situation für die Schilddrüse noch weiter. Selen wird nämlich noch an anderer Stelle in der Schilddrüse benötigt, zum Beispiel als wichtiger Bestandteil der Deiodinase-Enzyme. Der Job dieser Katalysatoren ist es, Schilddrüsenhormone zu aktivieren, indem sie das Speicherhormon Thyroxin (T4) in das wirksame und aktive Trijodthyronin (T3) umwandeln. Ein Jodmangel führt zu einer zu geringen Bildung von Schilddrüsenhormonen. Fehlt dann auch noch Selen, können die sowieso schon unzureichenden Hormonmengen nicht vom inaktiven T4 in die aktive Wirkform T3 überführt werden.

Vorsicht: Wenn Sie einen Mangel an beiden Spurenelementen haben und nur Jod oder nur Selen ersetzen, kann das negative Auswirkungen auf den Schilddrüsenstoffwechsel haben. Deshalb: Entweder zunächst die Spiegel beider Mikronährstoffe bestimmen lassen oder beide gemeinsam zuführen.

So viel Selen braucht die gesunde Schilddrüse

Ein ausreichend hoher Selenspiegel ist eine wichtige Voraussetzung, um unsere Gesundheit zu erhalten und eine Schilddrüsenerkrankung zu verhindern. Der tägliche Selenbedarf ist abhängig von Alter, Gewicht, Gesundheitszustand und Lebensumständen. Das Umweltbundesamt empfiehlt eine tägliche Selenzufuhr ein bis zwei Mikrogramm Selen pro Kilogramm Körpergewicht. Ein Erwachsener benötigt demnach 50 bis 200 Mikrogramm Selen pro Tag. Schätzungen zufolge nehmen wir aber täglich nur etwa 0,6 bis 0,7 Mikrogramm pro Kilogramm Körpergewicht bzw. 30 bis 40 Mikrogramm auf, und das ist eindeutig zu wenig. Die Europäische Lebensmittelbehörde und die Deutsche Gesellschaft für Ernährung empfehlen deshalb Jugendlichen ab 15 und Erwachsenen, täglich mindestens 70 Mikrogramm Selen zuzuführen. Stillende Mütter benötigen sogar 85 Mikrogramm und Kinder sollten – je nach Alter und Gewicht – zwischen 15 und 55 Mikrogramm Selen pro Tag aufnehmen.

Wie man in der Tabelle auf Seite 111 sehen kann, ist diese Menge gut über die normale Ernährung zu erreichen, wenn man täglich Nüsse, Samen und Vollkornprodukte verzehrt und regelmäßig Fisch isst. Paranüsse kommen wahrscheinlich bei den wenigsten von uns regelmäßig auf den Teller, aber dieser besonderen Nuss sollten Sie auch außerhalb der Weihnachtszeit Beachtung schenken. Paranüsse zählen zu den selenreichsten Nahrungsmitteln und nur drei bis vier Stück decken unseren Tagesbedarf an natürlich vorkommendem und damit für den Körper gut verwertbarem Selen. Und bereits zwei Paranüsse am Tag lassen den Selenspiegel im Blut deutlich messbar ansteigen. Das hat eine australische Studie ergeben. Daneben sind Kokosnüsse und Seefisch besonders selenhaltig.

Selenräuber, also Lebensweisen, die die Selenspiegel im Körper senken, sind Alkohol, Rauchen und übermäßiger Kaffeegenuss.

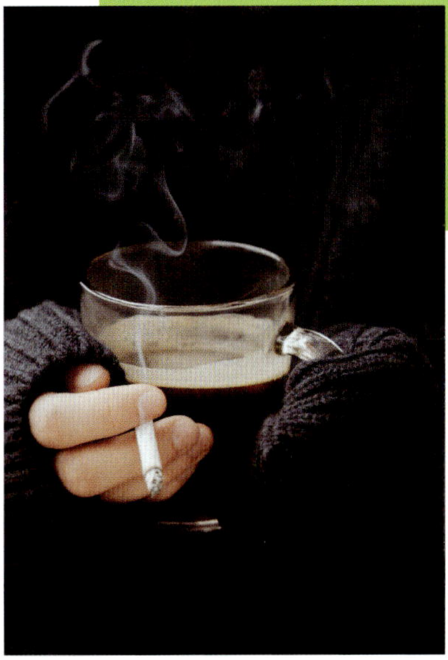

Rauchen und Kaffee senkt, genauso wie Alkoholgenuss, den Selenspiegel im Körper.

Tipp: Möchten Sie Selen als Nahrungsergänzungsmittel einnehmen, dann sollten Sie organischen Selenverbindungen (Selenomethionin, Selenocystein) den Vorzug vor der anorganischen Form des Spurenelementes (Selenit, Selenat) geben, denn organisches Selen kann deutlich besser vom Körper aufgenommen werden.

Selenzufuhr bei Autoimmunerkrankungen der Schilddrüse

Wer bereits unter einer Erkrankung der Schilddrüse (Hashimoto-Thyreoiditis und Morbus Basedow) leidet, sollte – nach Rücksprache mit dem behandelnden Arzt – versuchsweise die Selenzufuhr erhöhen. Verschiedene Studien zeigen vor

allem bei der Hashimoto-Thyreoiditis positive Auswirkungen auf den Krankheitsverlauf. Durch Selengaben kann – zumindest im Anfangsstadium der Hashimoto-Erkrankung – der Spiegel der Schilddrüsenantikörper um bis zu 40 Prozent verringert und die Lebensqualität nachweislich verbessert werden. Vor allem die TPO-Antikörper sprechen gut auf die Therapie an; die Thyreoglobulin-Antikörper lassen sich durch Selen nicht so deutlich senken. Doch was für die Betroffenen wahrscheinlich noch viel wichtiger ist, fanden griechische Forscher bei der Auswertung zahlreicher Studien heraus: Eine Seleneinnahme verbessert bei Hashimoto-Patienten die Stimmung und das allgemeine Wohlbefinden deutlich und messbar. Personen, die in der Placebogruppe landeten und nur ein unwirksames Mittel erhielten, ging es hingegen kein bisschen besser.
Bei Morbus Basedow lässt sich durch hoch dosierte Selengabe ebenfalls eine Verbesserung der Lebensqualität und ein günstiger Einfluss auf die Augenbeteiligung erzielen. Zudem scheinen hohe Selenspiegel von mehr als 120 Mikrogramm pro Liter im Blutserum von Basedow-Patienten den Krankheitsverlauf positiv zu beeinflussen, so das Ergebnis einer Studie der Universität Düsseldorf.

Normalwerte Selenspiegel

- Serum: 74–139 µg/l
- Vollblut: 107–145 µg/l

So viel Selen sollten Sie täglich aufnehmen

- Kinder (7 Monate bis 14 Jahre, je nach Alter und Gewicht): 15–55 µg
- Mädchen und Frauen ab dem 15. Lebensjahr: 70 µg
- Jungen und Männer ab dem 15. Lebensjahr: 70 µg
- Stillende Mütter: 85 µg
- Hashimoto Thyreoiditis: 100–200 µg
  (für drei bis vier Monate, in Absprache mit Ihrem Arzt)
- Morbus Basedow: 100–200 µg
  (für drei bis vier Monate, in Absprache mit Ihrem Arzt)

Wie steht es mit meiner Eisenversorgung?

Unser Körper muss in jede Sekunde rund zwei Millionen rote Blutkörperchen produzieren. Das entspricht in etwa der Einwohnerzahl Hamburgs oder Wiens. Der Eisenbedarf ist demnach enorm und rund 70 Prozent der Eisenvorräte müssen für die Produktion des roten Blutfarbstoffs (Hämoglobin) eingesetzt werden. Einen kleinen Teil des Eisens benötigen aber auch Enzyme für ihre Funktion. Der Rest wird als Reserve gespeichert. Insgesamt stehen uns zwischen 3 und 5 Gramm des Spurenelements zur Verfügung.

Wie viel Eisen wir benötigen, hängt vom Alter und vor allem von bestimmten Lebensumständen ab. Täglich gehen kleine Mengen von ein bis zwei Milligramm über Schweiß, Urin und mit abgestoßenen Hautzellen verloren. Frauen im gebärfähigen Alter verlieren während der Periodenblutung noch mal rund zwei bis drei Milligramm täglich. Das entspricht einem monatlichen Zusatzbedarf von 10 bis 20 Milligramm. Über die Gesamtdauer der Schwangerschaft wird zusätzlich noch mal ein ganzes Gramm Eisen (= 1000 Milligramm) benötigt – nicht an einem Tag, sondern in den neun Monaten. Ebenso ist der Eisenbedarf bei Kindern, Jugendlichen und Sportlern erhöht, denn Eisen transportiert nicht nur Sauerstoff, sondern versorgt auch die Muskeln mit Energie und wird beim Wachstum für die Neubildung von Zellen und Gewebe benötigt.

Weil Eisen in unserem Körper so wichtige Funktionen hat, gibt es einen effektiven Recyclingmechanismus. Werden alte Blutkörperchen abgebaut, wird das Eisen zurückgewonnen und kann für den Bau neuer Erythrozyten verwendet werden. Dadurch müssen wir täglich nur 2 bis 4 Milligramm Eisen ersetzen. Sollte eigentlich kein Problem sein, wenn man bedenkt, dass zum Beispiel eine Hand voll Pistazien schon fünf Milligramm liefert, 100 Gramm Fleisch zwischen 2 und 3 Milligramm. Doch das Eisen muss aus dem Essen auch in den Körper kommen, und da macht uns der Darm häufig einen Strich durch die Rechnung. Je nachdem, was wir essen, ist die Verwertbarkeit des Eisens für unseren Körper unterschiedlich. Gut resorbiert werden kann sogenanntes

Um eine bereits erkrankte Schilddrüse zu unterstützen, sind höhere Selendosierungen notwendig als zur Gesunderhaltung des Organs. Die Empfehlungen liegen hier zwischen 100 und 200 Mikrogramm Selen pro Tag. Allerdings sollte man diese hohen Dosen nicht eigenmächtig einnehmen, denn auch eine langfristige Selenüberdosierung kann schädlich sein. Klären Sie deshalb am besten mit Ihrem Arzt, ob in Ihrem Fall eine selenreiche Ernährung ausreicht oder ob Sie (vorübergehend) zusätzlich Nahrungsergänzungsmittel einnehmen sollten.

Selengehalt ausgewählter Lebensmittel

Lebensmittel	Menge	Selengehalt in µg
Paranüsse (Gehalt schwankend)	100 g	800–1900
Kokosnüsse	100 g	800
Steinpilze	100 g	180
Lammfleisch	100 g	220
Hering, Thunfisch	100 g	130–140
Sonnenblumenkerne	100 g	80
Scholle, Sardine, Karpfen, Garnele	100 g	50–70
Sojabohnen	100 g	60
Linsen	100 g	50
Weizenvollkornbrot	100 g	55
Lachs	100 g	40
Kabeljau	100 g	40
Rindfleisch	100 g	30
Champignons	100 g	25
Ei	100 g	20–30
Bohnen, Mais, Linsen	100 g	10–20

Habe ich einen Selenmangel?

Wie gut es um die eigene Selenversorgung bestellt ist, lässt sich durch einen Bluttest überprüfen. Hierzu kann man entweder den Wert im Serum oder im Vollblut bestimmen lassen. Serum ist der wässrige Anteil des Blutes, aus dem die Zellen (rote und weiße Blutkörperchen und Blutplättchen) entfernt wurden. Dieser Wert gibt Auskunft darüber, wie gut oder schlecht die *momentane Versorgung* mit dem Spurenelement ist.

Interessanter ist jedoch die Selenbestimmung im Vollblut, denn diese informiert über die Selenzufuhr *in den letzten Wochen*, ist also eher ein Parameter, mit dem sich die langfristige Zufuhr überprüfen lässt. Die Kosten für die Analyse betragen rund 30 Euro und werden nur in Ausnahmefällen von den Krankenkassen übernommen.

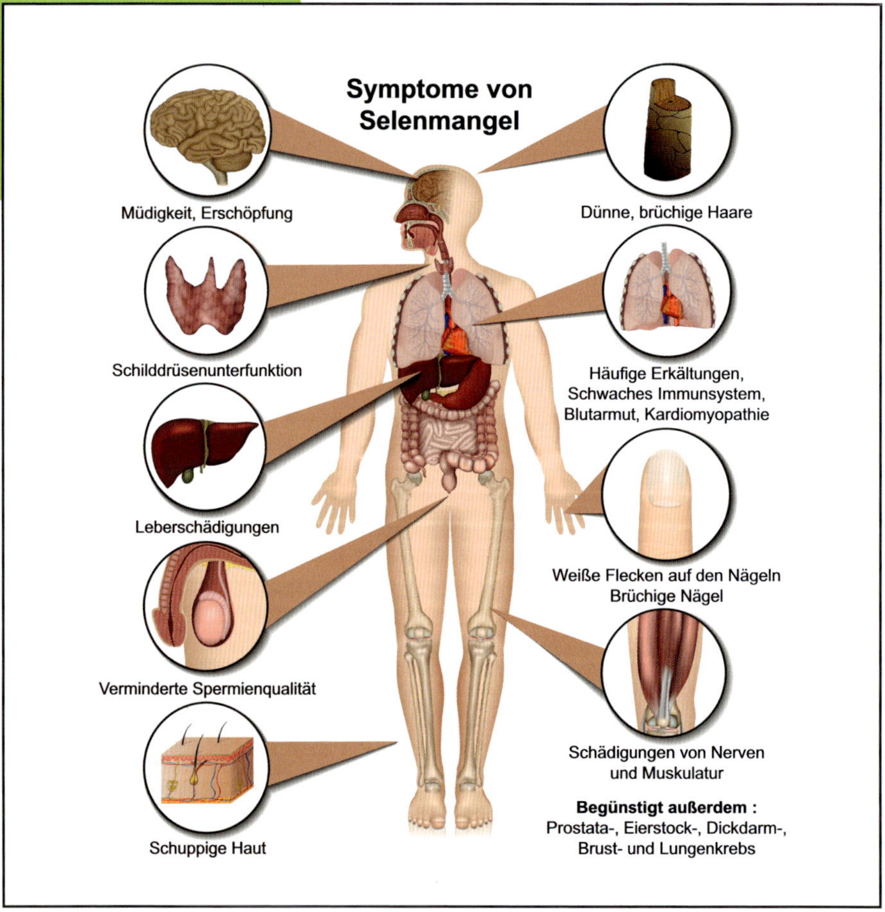

Ein Selenmangel hat weitreichende Folgen für den gesamten Organismus.

Eisenversorgung – ein heißes Eisen

An der Produktion und Aktivierung der Schilddrüsenhormone sind, wie Sie ja inzwischen wissen, verschiedene Arbeitsenzyme beteiligt. Die sogenannte Thyreoperoxidase macht dabei den ersten Handgriff am Fließband in der Schilddrüsenhormonfabrik. Und dieses Enzym kann ohne Eisen nichts ausrichten. Bei einem Eisenmangel gerät die Produktion also bereits zu Beginn des Herstellungsprozesses ins Stocken. Wissenschaftler aus dem Iran, einem Land, in dem Eisenmangel viel weiter verbreitet ist als bei uns, fanden bei Schulkindern und Frauen, die schlecht mit dem Spurenelement versorgt waren, häufig auch deutlich vergrößerte Schilddrüsen. Zu dem gleichen Ergebnis kamen auch Studien aus Polen und Pakistan – ein Eisenmangel lässt die Schilddrüse wachsen, da die Hormonproduktion blockiert ist.

Bei einem Eisenmangel werden weniger Schilddrüsenhormone gebildet und der TSH-Spiegel steigt an. Ein erhöhter TSH-Wert ist immer ein Zeichen für eine beginnende Schilddrüsenunterfunktion. Kein Wunder also, dass man bei den Betroffenen meistens auch niedrige Werte für Schilddrüsenhormone (T3, T4, fT3 und fT4) finden konnte.

Mehrere Studien wiesen zudem bei Kindern einen Zusammenhang zwischen einem Eisenmangel und einer Schilddrüsenunterfunktion nach. Da gerade beim Nachwuchs sowohl eine ausgeglichene Eisenversorgung als auch eine normale Schilddrüsenfunktion wichtig für die Gehirnentwicklung sind, sollten Eltern auf eine gute Versorgung mit Eisen und Jod achten.

Wie Sie später noch erfahren werden, scheinen auch Stress bzw. das Stresshormon Cortisol der Schilddrüse Schaden zuzufügen. Deshalb ist es interessant, was türkische Wissenschaftler entdeckt haben, nämlich dass sich ein Eisenmangel nicht nur negativ auf die Schilddrüsenfunktion auswirkt, sondern auch den Cortisolspiegel ansteigen lässt. Offensichtlich löst ein Mangel an dem Spurenelement eine Art Stressreaktion aus. Erhielten die Teilnehmer nun ein

Eisenpräparat, konnte die Schilddrüse wieder richtig arbeiten, sie produzierte ausreichend Schilddrüsenhormone und auch die Stresshormonspiegel sanken auf normale Niveaus ab.

Eisen ist aber gleichzeitig auch ein Bestandteil des Hämoglobins. Dieser »Blutfarbstoff« ist der wichtigste Bestandteil der roten Blutkörperchen (Erythrozyten) und notwendig, um alle Zellen mit Sauerstoff und damit auch mit Energie zu versorgen. Fehlt Eisen, dann sehen die Erythrozyten nicht nur ziemlich blass aus, sie sind auch kleiner und es werden insgesamt weniger Zellen gebildet als bei einer guten Eisenversorgung. Diesen Zustand bezeichnet man als »Blutarmut« bzw. »Anämie«. Deshalb ist es verständlich, dass ein Eisenmangel meist mit einem Energiemangel einhergeht: Müdigkeit, Frösteln, Antriebsarmut und nachlassende Leistungsfähigkeit sind sowohl Symptome einer Unterversorgung mit Eisen als auch einer Schilddrüsenunterfunktion. Wahrscheinlich überschneiden und verstärken sich die Symptome beider Erkrankungen. Wer seine Schilddrüse auf Trab halten und sein Energielevel anheben möchte, muss deshalb auch das Eisen im Blick behalten. Wie für die anderen Spurenelemente gilt auch hier: Viel hilft nicht immer viel, und zu viel tut auch nicht gut. Bevor man also zu Eisentabletten greift, erst einmal schauen, wie es wirklich mit der Versorgung steht und ob man nicht auch über die Ernährung die eine oder andere Lücke schließen kann.

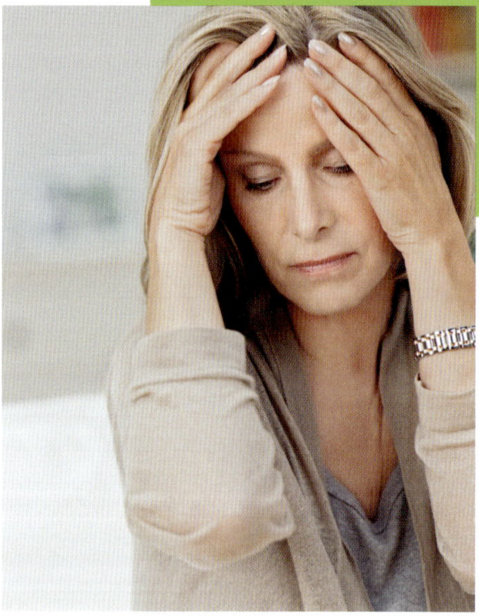

Eisenmangel und Schilddrüsenfunktion gehen oft Hand in Hand. Eine Folge davon: Leistungsschwäche.

Ferritinwerte

• Männer:	20–250 µg/l
• Frauen:	10–120 µg/l

Eisenbedarf

• Kinder (7–10 Jahre):	10 mg
• Mädchen (10–18 Jahre):	15 mg
• Jungen (10–18 Jahre):	12 mg
• Erwachsene Frauen (18–50 Jahre):	15 mg
• Erwachsene Männer (18–50 Jahre):	10 mg
• Schwangere:	30 mg
• Stillende:	20 mg
• Männer und Frauen ab 50 Jahren:	10 mg

Blutarmut durch Eisenmangel hin. Auch Haarausfall, Müdigkeit und Kälteempfindlichkeit deuten in diese Richtung. Doch all diese Symptome sind nicht so eindeutig und können auch andere Ursachen haben – Schilddrüsenerkrankungen zum Beispiel. Eine Blutuntersuchung zeigt, was los ist. Doch dazu reicht es nicht aus, nur ein Blutbild zu machen, denn das kann noch normal sein, wenn in den Eisenspeichern des Körpers schon gähnende Leere herrscht. Wichtig ist deshalb auch die Bestimmung des *Ferritinwertes*, der sozusagen den Pegelstand des Eisenspeichers misst.

Vorsicht, Wechselwirkung!

Spurenelemente wie Eisen, Zink oder Kupfer konkurrieren miteinander. Nimmt man nur eines, zum Beispiel Zink, als Nahrungsergänzungsmittel ein, dann kann sich dadurch mit der Zeit ein Mangel an anderen Spurenelementen entwickeln. Deshalb sollte man bei einer längerfristigen Einnahme immer auch die anderen Spurenelemente im Auge behalten oder am besten gleich kombiniert einnehmen. Es wird zum Beispiel empfohlen, je 15 Milligramm Zink 1 Milligramm Kupfer einzunehmen.

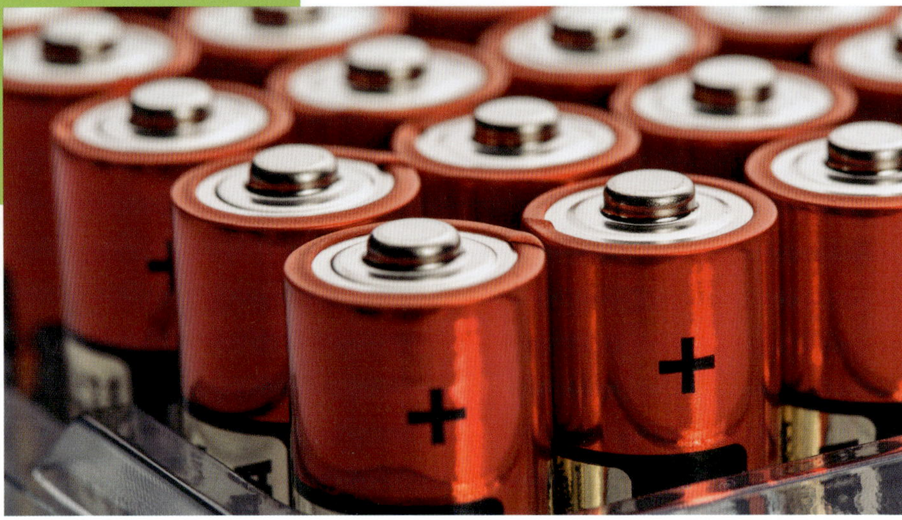

Für die »Körperbatterie« wichtig: Zink.

Zink lädt die Körperbatterie auf

Viele kennen Zink nur aus dem Baumarkt oder als wichtigen Bestandteil von Batterien. Auch jeder von uns enthält – über alle Organe verteilt – 3 bis 4 Gramm dieses Metalls. Zink ist an vielen Prozessen in unserem Körper beteiligt und übernimmt Schlüsselfunktionen in mehr als 100 Enzymen – alleine das sagt schon viel über die Bedeutung des Spurenelements für unsere Gesundheit aus. Deshalb können die Symptome eines Zinkmangels auch so vielfältig sein; sie reichen von Pickeln und Haarausfall über Infekt- und Stressanfälligkeit bis hin zu unerfülltem Kinderwunsch. Und auch die Schilddrüse ist wieder mit von der Partie. Türkische Wissenschaftler stellten fest, dass es einen Zusammenhang zwischen einem Zinkmangel, der Größe des Kropfs (Struma) und dem Spiegel der Schilddrüsenantikörper bei Autoimmunerkrankungen gibt. Je weniger Zink, desto größer die Schilddrüse und desto höher die Antikörperkonzentration. Selbst bei einer gesunden Drüse hängt die Höhe des freien T3s von den Zinkwerten ab. Sinkt der Spiegel des Spurenelements, wird es für den

Körper schwieriger, aktives T3 aus dem Speicherhormon T4 freizusetzen, und die fT3-Spiegel sinken.

Habe ich einen Zinkmangel?

Zink kommt vor allem in tierischen Nahrungsmitteln in nennenswerten Konzentrationen vor. Besonders gute Zinklieferanten sind Austern, aber – Hand aufs Herz – wer isst die schon gerne jeden Tag? Gute Alternativen sind Rindfleisch, Leber (auch nicht jedermanns Sache), Hummer (wer kann sich den schon jede Woche leisten?) und Schweinefleisch. Wer Fleisch und Meeresfrüchte mag, sollte mit dem Spurenelement gut versorgt sein.

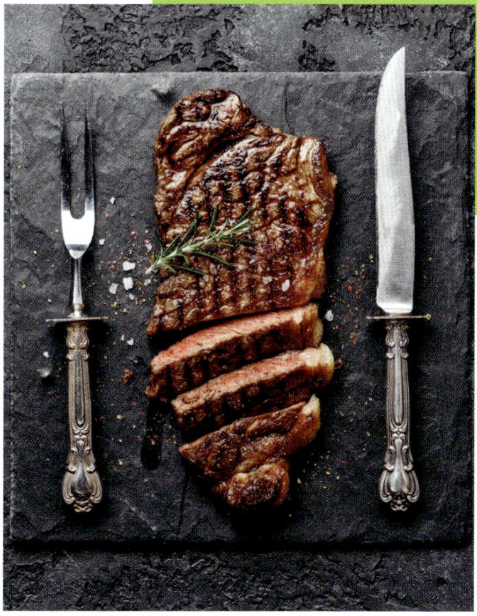

Auch beim Zink ist Fleisch einer der wichtigsten Lieferanten.

Vegetarier oder Veganer können jedoch sehr leicht in eine Unterversorgung rutschen, wenn sie sich nicht sehr bewusst ernähren oder Nahrungsergänzungsmittel nehmen. Die »High Five« für die Zinkversorgung von Veganern sind Haferflocken, Kürbiskerne, Nüsse, Sesam, Dinkelvollkornmehl und Hülsenfrüchte, vor allem Sojaprodukte. Allerdings kann Zink, ähnlich wie auch Eisen, aus tierischen Nahrungsmitteln leichter vom Körper aufgenommen werden als aus Pflanzenkost.

Auch Medikamente können einen Zinkmangel begünstigen. Wenn Sie ACE-Hemmer, »Wassertabletten« (Diuretika) gegen hohen Blutdruck, Medikamente gegen zu viel Magensäure (Antazida), Eisenpräparate, Medikamente gegen einen hohen Cholesterinspiegel oder die Antibabypille nehmen, sollten Sie umso mehr auf eine gute Zinkversorgung Wert legen.

Eine ausreichende Zinkversorgung …

- lässt den Spiegel des aktiven, ungebundenen fT3-Hormons ansteigen,
- senkt die Werte des »Anti-T3-Hormons« rT3,
- erleichtert die Umwandlung von T4 in T3,
- kann einer Kropfbildung entgegenwirken,
- kann die Konzentration von Autoantikörpern senken,
- normalisiert den TSH-Spiegel.

Zinkbedarf

- Mädchen 10–15 Jahre: 7 mg
- Jungen 10–15 Jahre: 9 mg
- Frauen/Mädchen ab 15 Jahre: 7 mg
- Jungen/Männer ab 15 Jahre: 10 mg
- Schwangere: 10 mg
- Stillende: 11 mg

Sonnenvitamin D

Lieben Sie es, in der Sonne zu sitzen, am Strand zu liegen oder bei herrlichem Wetter im Freien Sport zu treiben? Wenn Sie jetzt anfangen zu schwärmen, könnte es um Ihre Vitamin-D-Versorgung ganz gut bestellt sein. Könnte! Doch selbst Sonnenanbeter müssen im Winter eine Vitamin-D-Durststrecke durchstehen. Aber der Reihe nach. Vitamin D nimmt unter den Vitaminen eine Sonderstellung ein. Vitamin D kann zwar auch in geringen Mengen über

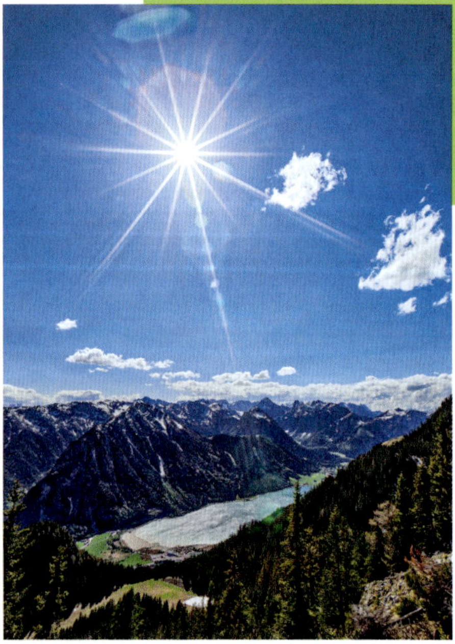

Ohne Sonneneinstrahlung geht nichts bei der Vitamin-D-Versorgung.

die Nahrung aufgenommen werden, aber den größten Teil bildet unser kluger Körper selber – wenn er genug Sonnenlicht bekommt. Deshalb wird dieser Mikronährstoff auch als Hormon bezeichnet. Aber Mitteleuropa ist nicht gerade sonnenverwöhnt und Vitamin D kann nur einige Wochen gespeichert werden, dann sind die Vorräte leer. Vor allem in den Wintermonaten ist ein Vitamin-D-Mangel in unseren Breiten deshalb eher die Regel als die Ausnahme.

Mitarbeiter des Robert Koch-Instituts analysierten 2008 Blutproben von mehr als 4000 Personen zwischen 18 und 79 Jahren und stellten bei rund 60 Prozent der untersuchten Männer und Frauen in allen Altersstufen einen Vitamin-D-Mangel fest. Bei den über 65-jährigen Frauen waren sogar drei von vier Personen unterversorgt. Die Gründe dafür sind vielfältig: Wir halten uns zu selten im Freien auf, fahren lieber Auto als Fahrrad und verwenden – aus dermatologischer Sicht durchaus sinnvoll, für die Vitamin-D-Versorgung aber fatal – regelmäßig Sonnenschutzpräparate und Anti-Aging-Produkte, die das Sonnenlicht von der Haut fernhalten und damit auch die Vitamin-D-Bildung blockieren.

Steuermann des Immunsystems

Ein dauerhafter Vitamin-D-Mangel lässt nicht nur die Knochen brüchig werden. Das Sonnenvitamin gilt als Schlüsselvitamin für unser Immunsystem und stellt einen wichtigen Regulator der Abwehrkräfte dar. Dabei wird das Vitamin gleich an mehreren Stellen benötigt. Es regt die Bildung körpereigener Abwehrstoffe, sogenannter Defensine, an, die wie ein körpereigenes Antibiotikum wirken und Krankheitskeime beseitigen. Außerdem schützt eine gute Versorgung vor schwelenden Entzündungen, die den Körper auf Dauer schwächen und auch die Schilddrüse betreffen können. Vitamin D ist in der Lage, die Bildung entzündungsfördernder Botenstoffe, der »Zytokine«, deutlich zu senken.

Dänische Wissenschaftler haben herausgefunden, dass Immunzellen eine Art Antenne ausfahren können, um im Blut nach Vitamin D zu suchen und dieses dann anzudocken. Erst mit dessen Hilfe können wichtige Abwehrzellen aktiv werden. Gleichzeitig kann Vitamin D die Zahl der TH17-Zellen reduzieren. Wie Sie bereits wissen, werden diese Immunzellen mit der Entstehung von Autoimmunkrankheiten in Verbindung gebracht. Außerdem ist der Nährstoff in der Lage, regulatorische T-Zellen (Treg) zu aktivieren, die bei Autoimmunerkrankungen das Krankheitsgeschehen verlangsamen können.

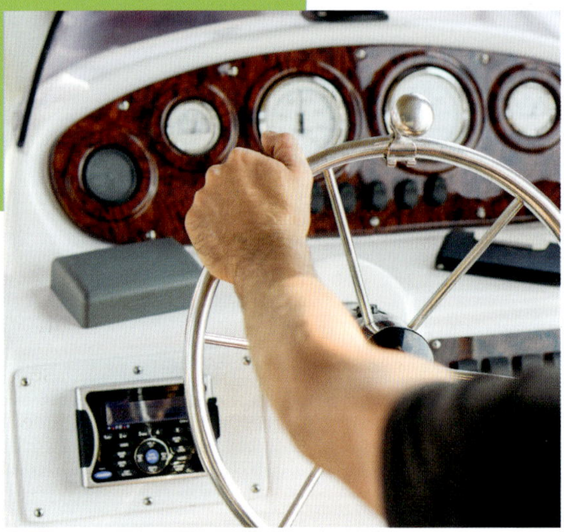

Vitamin D ist ein wichtiger Steuermann der Abwehrkräfte.

Das alles macht Vitamin D zu einem sogenannten Immunmodulator, denn es stärkt das Abwehrsystem nicht nur, sondern wirkt vor allem regulierend auf das gesamte Netzwerk des Immunsystems ein. Wie ein Steuermann lenkt es unsere Abwehrkräfte – in stürmischen Zeiten genauso wie bei Flaute. Es gibt Gas, wenn mehr Immunpower notwendig ist, und bremst, wenn die Gefahr besteht, dass sich Entzündungen zu sehr ausbreiten oder Autoimmunerkrankungen entwickeln. Dadurch bewirkt Vitamin D, dass die Abwehrkräfte immer ein Ziel vor Augen behalten, nämlich dem Körper zu nutzen und keinen Schaden anzurichten.

Vitamin D runter, Schilddrüsenprobleme hoch

Interessant ist deshalb ein Blick auf aktuelle Forschungsergebnisse, die die Verbindung zwischen der Vitamin-D-Versorgung und Schilddrüsenerkrankungen beleuchten.

2011 beschäftigte sich eine größere Studie speziell mit den Zusammenhängen zwischen der Hashimoto-Erkrankung und Vitamin D. Die Wissenschaftler bestimmten bei 161 Patienten, bei denen die Diagnose feststand, den Vitamin-D-Spiegel und stellten Erschreckendes fest: 92 Prozent der Patienten wiesen einen deutlichen Vitamin-D-Mangel auf. Bestand gleichzeitig eine Unterfunktion, dann lagen die Werte sogar bei 98 Prozent. In der Vergleichsgruppe waren »nur« 60 Prozent unterversorgt. Dazu passt auch die Erkenntnis türkischer Wissenschaftler: Ein zu niedriger Vitamin-D-Spiegel erhöht das Risiko für die Hashimoto-Erkrankung fast um das 2,5-Fache.

In einer griechischen Studie ließ sich zudem nachweisen, dass die Hashimoto-Patienten mit zu niedrigen Vitamin-D-Spiegeln deutlich höhere Schilddrüsen-Autoantikörperwerte (anti-TPO) aufwiesen als Patienten, die gut mit dem Vitamin versorgt waren. Nun stellt sich die Frage: Was ist die Henne und was das Ei? Verläuft die Schilddrüsenerkrankung wirklich schwerer, wenn Vitamin D fehlt, oder sind die niedrigen Hormonspiegel nur eine Folge der Schilddrüsenentzündung? Um das zu klären, verabreichte man den 186 Patienten, deren Spiegel zu niedrig lagen, täglich 1200 bis 4000 Einheiten (I. E.) Vitamin D für vier Monate. Danach erreichten alle normale Vitamin-D-Spiegel und – die gute Nachricht – der Blutspiegel der Antikörper, die für die Entzündung und Zerstörung der Schilddrüse verantwortlich sind, sank in dieser Zeit um durchschnittlich 20 Prozent ab.

Zum Morbus Basedow wird nicht ganz so viel geforscht – das liegt wahrscheinlich daran, dass er weitaus seltener auftritt. Doch einige Studien haben sich die Vitamin-D-Spiegel von Basedow-Patienten angeschaut und sind zu ähnlichen Ergebnissen gekommen wie bei Hashimoto: Je geringer die Vitamin-D-Spiegel, desto größer wird das Risiko, an dieser Form der Schilddrüsenstörung zu erkranken, und desto höher liegen die Spiegel der krankheitsverursachenden Antikörper. Also auch in diesem Fall sollte man die Spiegel des Sonnenhormons überprüfen lassen und fehlendes Vitamin D zuführen.

Wie viel Vitamin D benötige ich?

In ihren Empfehlungen bezüglich des Tagesbedarfs unterscheiden sich die verschiedenen Fachgesellschaften etwas.

- Die DGE (Deutsche Gesellschaft für Ernährung) betrachtet eine Menge von 800 Einheiten pro Tag als ausreichend.
- Der Dachverband Osteologie, einer Vereinigung, die sich mit der Gesundheit der Knochen beschäftigt, empfiehlt 800 bis 2000 Vitamin-D-Einheiten.
- US-amerikanische Fachgesellschaften für Endokrinologie, die sich mit Hormonen beschäftigen, raten sogar zur Aufnahme von 1500 bis 2000 I. E. täglich.

Wie viel Vitamin D wirklich benötigt wird, hängt vom individuellen Blutwert ab. Dieser kann vom Hausarzt bestimmt werden. Bei identischen Spiegeln können hier jedoch unterschiedliche Zahlen herauskommen (siehe die Tabelle rechts). Das liegt daran, in welcher Einheit – entweder ng/ml oder nmol/l – das Labor das Ergebnis angibt. Während zum Beispiel ein Wert von 50 Nanogramm pro Milliliter für eine ganz gute Versorgung spricht, besteht bei 50 Nanomol pro Liter ein starker Vitamin-D-Mangel. Vergleichen Sie deshalb bitte Ihren eigenen Wert mit den Angaben in der Tabelle.

Wenn es um die Vitamin-D-Zufuhr in Form von Nahrungsergänzungsmitteln geht, sollte man es wie mit den Winterreifen halten: Von O bis O, also von Oktober bis Ostern. In dieser Zeit ist eine ausreichende Vitamin-D-Produktion durch sonnenverwöhnte Haut nicht gewährleistet. In den übrigen Monaten reicht regelmäßiger Sonnengenuss meistens aus, um die Werte auf einem ausreichenden Level zu halten.

Wenn Sie Vitamin D als Nahrungsergänzungsmittel substituieren möchten, dann sollten Sie Folgendes beachten: Auch der Vitamin-D-Gehalt von Nahrungsergänzungsmitteln oder Nahrungsmitteln kann in zwei unterschiedlichen Einheiten angegeben werden: In »I. U.« und in »µg«. I. U. ist die Abkürzung für »International Units«, was »Internationale Einheiten« bedeutet. Auch die Abkürzung »I. E.«

(anstelle von I. U.) ist geläufig. »µg« bedeutet Mikrogramm und ist ein Millionstel eines Gramms. Wenn man Angaben zum Beispiel von Nahrungsergänzungsmitteln oder Nahrungsmitteln vergleichen möchte, muss man die Werte ineinander umrechnen. 1 I. E. Vitamin D_3 entspricht dabei 0,025 µg Vitamin D_3. Praktischerweise gibt es im Internet Programme, die diese Umrechnung übernehmen. 1000 I. E., ein durchschnittlicher Tagesbedarf, entspricht 25 µg Vitamin D. Aus der Tabelle auf Seite 126 wird ersichtlich, dass das in den Wintermonaten, wenn die Sonne nicht mithilft, alleine durch die Ernähung kaum zu erreichen ist – außer man nimmt täglich fetten Fisch und Fischöl zu sich.

Vitamin-D-Umrechnung

Vitamin D in µg	*entspricht*	*Vitamin D in I. E. (I. U.)*
• 1 µg		40 IE
• 5 µg		200 IE
• 20 µg		800 IE
• 25 µg		1000 IE

1 I. E. Vitamin D_3 ≙ 0,025 µg Vitamin D_3

Vitamin-D-Wert in ng/ml	**Vitamin-D-Wert in nmol/l**	**Was sagt das Ergebnis aus?**
< 20	< 50	Es besteht ein starker Vitamin-D-Mangel.
20–35	50–80	Die Vitamin-D-Versorgung ist immer noch zu niedrig.
35–60	80–150	Gute Normalwerte.
60–90	150–225	Diese Werte sind ziemlich hoch, aber zumindest im unteren Bereich noch unbedenklich.
90–150	225–374	Der Vitamin-D-Spiegel ist zu hoch, es besteht eine Überversorgung
> 150	> 374	Vitamin-D-Vergiftung

Vitamin-D-Gehalt je 100 Gramm

• Fischleberöl	300 µg
• Heringe	20,8 µg
• Lachs	17,0 µg
• Sardinen	6,8 µg
• Avocado	5,0 µg
• Thunfisch	3,2 µg
• Hühnerei	2,4 µg
• Rinderleber	1,7 µg
• Kabeljau	1,2 µg
• Kuhmilch	1,1 µg

Antioxidantien

Viele Fabriken müssen kostspielige Filter in ihre Schornsteine einbauen, damit Schadstoffe, die bei der Verbrennung unweigerlich entstehen, nicht in die Umwelt gelangen. Der Schilddrüse geht es da ähnlich. Wenn sie die Hormonproduktion hochfährt, dann werden als Nebenprodukt regelmäßig größere Mengen freier Radikale gebildet. Dabei handelt es sich um aggressive Moleküle, die ein enormes Schädigungspotenzial haben und mit unserem Körper nicht gerade zimperlich umgehen. Sie reagieren mit Zellmembranen, verändern die Erbsubstanz und lösen Entzündungen aus. Unser Körper muss dann ständig Reparaturen ausführen, um die schlimmsten Schäden zu beseitigen.

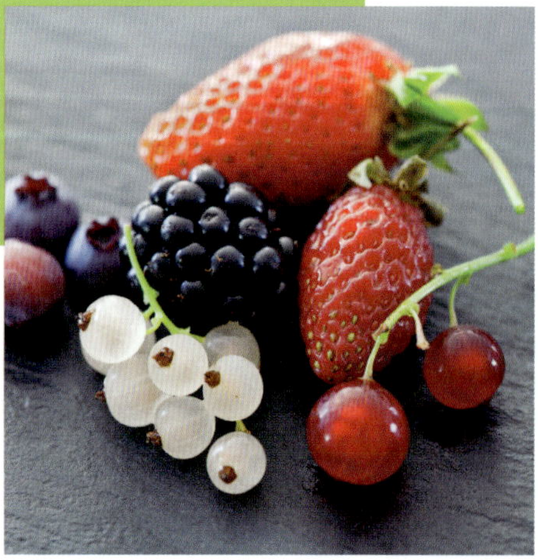

Antioxidantien in Beeren: Gesunder Genuss und wichtige Helfer gegen freie Radikale.

Das versetzt ihn in einen dauerhaften Stresszustand, der, wenn er durch freie Radikale verursacht wird, auch als »oxidativer Stress« bezeichnet wird. Steter Tropfen höhlt ja bekanntlich den Stein, und steter Beschuss mit freien Radikalen macht irgendwann auch die tapferste Schilddrüse mürbe. Doch das kleine Organ weiß sich zu helfen – vorausgesetzt, wir unterstützen es dabei. Denn glücklicherweise besitzt auch die Halsdrüse ein eigenes, gut ausgestattetes Filtersystem, mit dem sie die freien Radikalen einfangen kann, bevor sie größere Schäden verursachen. Sie verfügt über mehrere selenabhängige antioxidative Enzyme, die die Fähigkeit haben, die aggressiven Teilchen abzufangen und zu neutralisieren. Hier können wir die Schilddrüse durch eine ausreichende Selenaufnahme unterstützen und sie dadurch auch weniger anfällig für Schilddrüsenerkrankungen machen. Im »Normalbetrieb« der Hormonproduktion reicht das aus. Bei Autoimmunerkrankungen wie Hashimoto oder Morbus Basedow steht unser Körper aber dauerhaft unter starkem »oxidativem Stress«. Die Bildung freier Radikale steigt enorm an und betrifft dann nicht nur die Schilddrüse, sondern den gesamten Organismus. Um diesem Angriff Paroli bieten zu können, müssen wir die Zufuhr an Radikalfängern, sogenannten Antioxidantien erhöhen. Das geht am besten mit Messer und Gabel: Obst und Gemüse sind wichtige Schutzstofflieferanten. Besonders hoch konzentriert finden wir sie in dunklen Beeren wie Brombeeren, Johannisbeeren und Himbeeren, Kräutern und Gewürzen. Aber auch Rotwein, grüner und schwarzer Tee, dunkle Schokolade und Espresso liefern ganz ordentliche Mengen Antioxidantien.

So wappnen Sie sich gegen freie Radikale

Ob Sie genug von diesen wertvollen Schutzstoffen aufnehmen und damit Ihre Schilddrüse – in guten wie in schlechten Tagen – unterstützen, können Sie selber testen. Denn man kann messen, wie gut die einzelnen Obst- und Gemüsesorten oder die daraus zubereiteten Säfte freien Radikalen die Stirn bieten und wie hoch der Schutzstoffgehalt der einzelnen Nahrungsmittel ist.

Die Schutzwirkung wird mit dem ORAC-Wert (Oxygen Radical Absorption Capacity) angegeben. Je höher der ORAC, desto höher die antioxidative Kapazität des betreffenden Nahrungsmittels, uns gegen Schäden durch Radikalen-Attacken zu verteidigen. Man schätzt, dass unser täglicher Bedarf bei 3500 bis 5000 ORAC-Einheiten liegt. Bei Schilddrüsenerkrankungen darf man durchaus noch mal 2000 Einheiten »drauflegen«. Auf diese Menge kommt man durchaus, wenn man die empfohlenen fünf Portionen Obst und Gemüse zu sich nimmt. Jedoch hängt das Schutzpotenzial davon ab, zu welchen Obst- und Gemüsesorten wir greifen (siehe Tabelle). Bei uns in Mitteleuropa ist auf jeden Fall noch eine Menge Luft nach oben, was unsere Aufnahme von Grünzeug angeht. Rund 80 Prozent der Erwachsenen verzehren täglich nur drei oder weniger Portionen Obst und Gemüse. Mit den bei uns beliebten Obst- und Gemüseklassikern Äpfel, Bananen, Gurken und Tomaten liegt man am Ende des Tages höchstens bei 1000 ORAC-Einheiten – viel zu wenig, um unsere Schilddrüse und den übrigen Organismus wirkungsvoll vor Schäden zu schützen.

Nehmen Sie sich einen Moment Zeit und denken Sie nach, was Sie heute so an Obst und Gemüse gegessen bzw. getrunken haben, und schauen Sie dann in der Tabelle, wie viele Schutzstoffe Sie damit in etwa »erwischt« haben. Je weiter oben auf der Liste ein Nahrungsmittel steht, desto besser hilft es. Am besten nehmen Sie sich vor, demnächst täglich mindestens eine, besser zwei Portionen der Spitzenreiter zu verzehren.

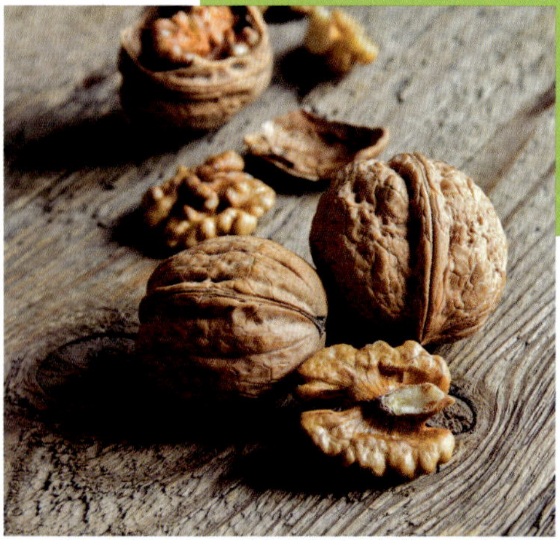

Walnüsse liefern Omega-3-Fettsäuren und zählen gleichzeitig zu den antioxidantienreichsten Nusssorten.

ORAC-Werte pro 100 Gramm von ausgewählten Lebensmitteln

Besonders reich an Antioxidantien sind die grün markierten Nahrungsmittel. Die rot markierten Lebensmittel sind natürlich auch nicht schlecht, liefern aber deutlich weniger Schutzstoffe.

Obst und Gemüse

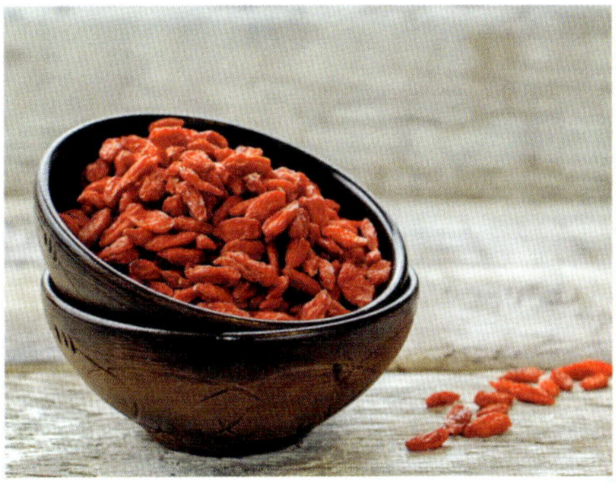

Gojibeeren sind besonders antioxidantienreich.

Nahrungsmittel	ORAC
Gojibeeren	> 10 000
Dunkle Schokolade	10 000
Acaibeeren	6000
Pflaumen	5000
Granatäpfel	2000–3000
Trockenobst (Pflaumen, Rosinen)	2000–5000
Beerenfrüchte (rote und blaue)	2000
Grünkohl	1700
Erdbeeren	1500
Kidneybohnen	900
Spinat	800–1000
Paprika, rot	800

Nahrungsmittel	ORAC
Linsen	700
Peperoni	750
Kartoffeln (blau, lila)	650–1000
Weintrauben, blau	700
Kirschen	500
Pink Grapefruit	450
Orangen	450
Kürbis	300
Kartoffeln (rot, blau marmoriert)	300–500
Erbsen	300–400
Radicchio	300
Blumenkohl	300
Äpfel	250
Bananen	200
Wirsingkohl	200
Chicorée	200
Möhren	200
Tomaten	190
Kopfsalat	200
Kartoffel (weiß)	200
Zucchini	170
Pfirsiche	150
Birnen	100
Eisbergsalat	100
Gurken	60

Gewürze

Nahrungsmittel	ORAC
Gewürznelken	> 30 000
Oregano	> 30 000
Kurkuma	> 20 000
Basilikum	> 20 000
Salbei	14 000
Ingwer	10 000
Knoblauch	1600
Zwiebeln	500

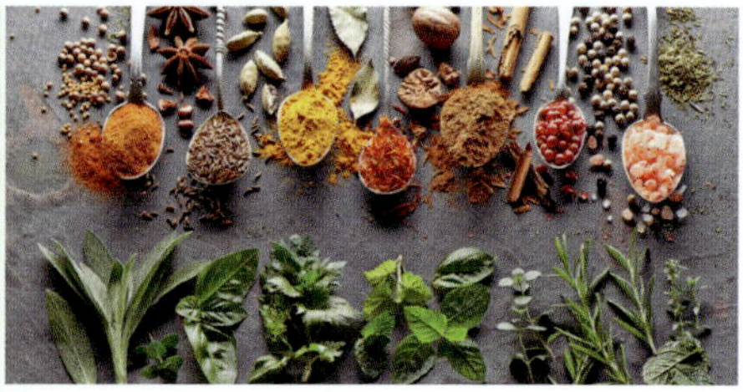

Gewürze geben Gerichten nicht nur ein besonderes Aroma, sie versorgen uns auch mit zahlreichen Schutzstoffen.

Getränke

Nahrungsmittel	ORAC	Nahrungsmittel	ORAC
Holundersaft	5500	Schwarzer Johannisbeernektar	900
Espresso	5000	Roter Johannisbeersaft	900
Granatapfelsaft	3000	Sauerkirschnektar	800
Schwarzer Johannisbeersaft	3200	Rote-Bete-Saft	800
Heidelbeersaft	2400	Apfelwein	400
Cranberrysaft	2400	Roter Traubensaft	400
Cystustee	2400	Multivitaminsaft	300
Sauerkirschsaft	2320	Orangensaft	260
Rotwein (Rioja, Bordeaux)	1500	Pfirsichsaft	200
Erdbeersaft	1400	Weißwein	150
Nonisaft	1200	Tomatensaft	100
Brombeersaft	1200	Karottensaft	100
Moosbeerensaft	1100	Apfelsaft	100
Schwarzer Tee	900	Weißer Traubensaft	50
Grüner Tee	900		

Anmerkung: Die ORAC-Werte können sich in verschiedenen Tabellen etwas unterscheiden. Früchte und Beeren, die erst spät und reif geerntet werden, weisen deutlich höhere Schutzwerte auf als Obst und Gemüse, das unreif gepflückt wird und dann beim Transport nachreift. Wählen Sie deshalb möglichst Früchte aus biologischem Anbau, die in Ihrer Region und in der jeweiligen Jahreszeit wachsen. Diese Unterschiede belegen auch Studien, die zeigen, dass die meisten Menschen im Sommer und Herbst mehr Antioxidantien im Blut haben als im Winter, obwohl sich die Menge des verzehrten Obsts und Gemüses nicht geändert hat.

Omega-3-Fettsäuren

Entzündungen können im Körper viel Schaden anrichten und sie spielen auch bei Autoimmunerkrankungen eine Rolle. Die Produktion von Entzündungsstoffen kann auf vielfältige Weise angeregt werden. Fettzellen sind zum Beispiel eine Quelle. Auch ein überlastetes Immunsystem weiß sich manchmal nicht anders zu helfen, als Entzündungsalarm zu geben. Daneben spielt unsere Ernährung eine wichtige Rolle: Schätzungen zufolge enthält die typische westliche Ernährung heute eine mindestens 30-mal höhere Dosis an entzündungsfördernden Stoffen als noch vor 100 Jahren. Eine Ernährungsumstellung auf entzündungshemmende Nahrungsmittel ist deshalb jedem anzuraten, besonders aber denjenigen, die unter Autoimmunerkrankungen wie Hashimoto oder Basedow leiden.

Inzwischen weiß man, dass sich Entzündungen durch die Art und Zusammensetzung unserer Ernährung sehr gut beeinflussen lassen, denn die Natur liefert reichlich Nahrungsmittel und Gewürze, die entzündungshemmend wirken. Gerade wenn die Schilddrüse ihre Aktivität zurückfährt und das Gewicht langsam steigt, reduzieren viele den Fettanteil der Nahrung. Doch Fett macht nicht automatisch »fett«, sondern kann Entzündungen bremsen und die Schilddrüsenfunktion unterstützen. Wichtig ist, dass Sie das »richtige« Fett auf den Tisch bringen. Fett in Maßen ist also durchaus sinnvoll. Doch wo findet man die »richtigen« Fette? Setzen Sie auf hochwertige einfach und mehrfach ungesättigte Fettsäuren, die wir in Pflanzenölen, Fisch oder Wild finden.

Auf die Balance der Fettsäuren achten

Omega-3- und Omega-6-Fettsäuren sind Bezeichnungen für mehrfach ungesättigte Fettsäuren. Doch ihre Wirkungen sind gegensätzlich. Beide sind wichtig, denn sie können durch ihre unterschiedlichen Fähigkeiten Vorgänge im Körper bremsen oder ankurbeln – je nachdem, was benötigt wird. Omega-3-Fettsäuren bremsen Entzündungen, Omega-6-Fettsäuren fördern sie. Erstere machen das Blut dünnflüssig, Letztere unterstützen die Blutgerinnung. Nur wenn beide in einem ausgewogenen Maß mit der Nahrung zugeführt werden, sind diese Systeme in Balance. Durch unsere moderne Ernährung mit viel Fleisch und Wurst, häufigem Verzehr von Fertigprodukten und einem Mangel an naturbelassenen Nahrungsmitteln stören wir das ausgewogene Fettsäureverhältnis in unserem Körper. Inzwischen ist es in unserer westlichen Ernährung in eine solche Schieflage geraten, dass manche Ernährungsexperten von einer »chronischen Entzündungsepidemie« sprechen. In unserer Ernährung sind nämlich vor allem die entzündungsfördernden Omega-6-Fettsäuren im Überfluss enthalten, während die antientzündlichen Omega-3-Fettsäuren weitgehend fehlen. Bei unseren Vorfahren lag das Verhältnis zwischen den beiden Fettsäuren noch bei 1:1, das heißt, in der Nahrung standen Omega-6- und Omega-3-Fettsäuren – die wir prinzipiell beide benötigen – in einem ausgewogenen Verhältnis zueinander. Auch die traditionelle japanische Ernährung weist noch ein hervorragendes Verhältnis von 2:1 auf. Doch unsere westliche Nahrung weicht teilweise dramatisch von diesem Idealwert ab. Wir nehmen viel zu viele entzündungsfördernde Omega-6-Fettsäuren und viel zu wenige entzündungshemmende Omega-3-Fettsäuren zu uns. In der westlichen Welt beträgt das Verhältnis etwa 15:1. Und das ist gefährlich: Omega-6-Fettsäuren werden im Organismus zu entzündungsfördernden Botenstoffen umgebaut. Die Verschiebung des Quotienten zugunsten der entzündungsfördernden Fettsäuren versetzt den Körper in den Zustand einer chronischen Entzündung.

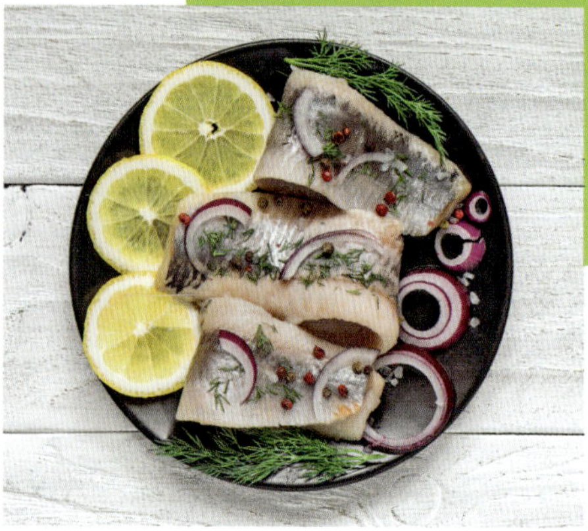

Heringe sind hervorragende Omega-3-Fettsäure-Lieferanten.

Schilddrüse und Omega-3-Fettsäuren

Bei Schilddrüsenerkrankungen, vor allem bei den beiden Autoimmunerkrankungen der Schilddrüse, sollte auf eine ausreichende Zufuhr entzündungshemmender Omega-3-Fettsäuren geachtet werden. Die Verwendung entzündungsfördernder Omega-6-Fettsäuren sollte gleichzeitig auf ein Minimum reduziert werden. Tierversuche und klinische Interventionsstudien mit Patienten zeigten vielfach, dass Omega-3-Fettsäuren tatsächlich messbare entzündungshemmende Eigenschaften haben und daher bei der Behandlung von entzündlichen und Autoimmunerkrankungen nützlich sein könnten. Viele der placebokontrollierten Studien belegen, dass sich durch Fischöl die Krankheitsaktivität verringern lässt und weniger Medikamente benötigt werden.

So wiesen italienische Wissenschaftler nach, dass der Spiegel an Schilddrüsenautoantikörpern bei Schwangeren, die regelmäßig fettreichen Fisch verzehren, deutlich niedriger lag als bei Fischverächtern oder Personen, die fettarme Fischsorten bevorzugten.

Im Tierversuch konnte eine Einschränkung der geistigen Leistungsfähigkeit, die durch eine Schilddrüsenunterfunktion verursacht war, durch die Gabe von Omega-3-Fettsäuren abgemildert und Veränderungen in der Gedächtniszentrale des Gehirns, dem Hippocampus, durch Omega-3-Fettsäuren reduziert werden. In einer brasilianischen Studie erhielten Nager zwei Monate lang entweder mit Fischöl oder mit Sojaöl angereichertes Futter. Nur in der Fischölgruppe entwickelten sich daraufhin mehr Rezeptoren in der Leber, die für die Wirkung der Schilddrüsenhormone notwendig sind.

Machen Sie einen Ölwechsel

Die Hauptursache für eine erhöhte Entzündungsbereitschaft des Körpers ist der übermäßige Verzehr von Fleisch und die Verwendung der »falschen« Pflanzenöle, die reichlich Omega-6-Fettsäuren liefern. So wurden Distel- oder Sonnenblumenöle und die aus diesen Ölen hergestellten Margarinen in der

Vergangenheit für besonders gesund gehalten und der häufige Verzehr empfohlen – so häufig, dass derzeit von der Verwendung wieder abgeraten werden muss. Lassen Sie deshalb die Finger von diesen Pflanzenölen. Vor allem Distel-, Sonnenblumen- und Traubenkernöl enthalten über 100-mal (!) mehr entzündungsfördernde Omega-6-Fettsäuren als entzündungshemmende Omega-3-Fettsäuren (siehe Tabelle).

Andere Öle, vor allem Lein-, Raps- und Hanföl, weisen ein hervorragendes Omega-6- zu Omega-3-Fettsäureverhältnis auf und nehmen deshalb auch ihre Schilddrüse in Schutz. Hier dürfen Sie öfters mal zur Ölflasche greifen. Ebenso liefern fette Fische wie Lachs, Makrele, Thunfisch oder Hering das entzündungshemmende Gegenmittel zu den Omega-6-Fettsäuren.

Unter den Fettsäuren haben die Omega-3-Fettsäuren die stärksten Effekte auf das Immunsystem und die Regulierung und Normalisierung von Abwehrvorgängen. Dabei ist die biologische Wirksamkeit von Omega-3-Fettsäuren aus Fischen und Meeresfrüchten oder aus Fischölen den pflanzlichen Alternativen überlegen. Optimal scheint jedoch die Kombination aus pflanzlichen und tierischen Omega-3-Fettsäure-Quellen zu sein.

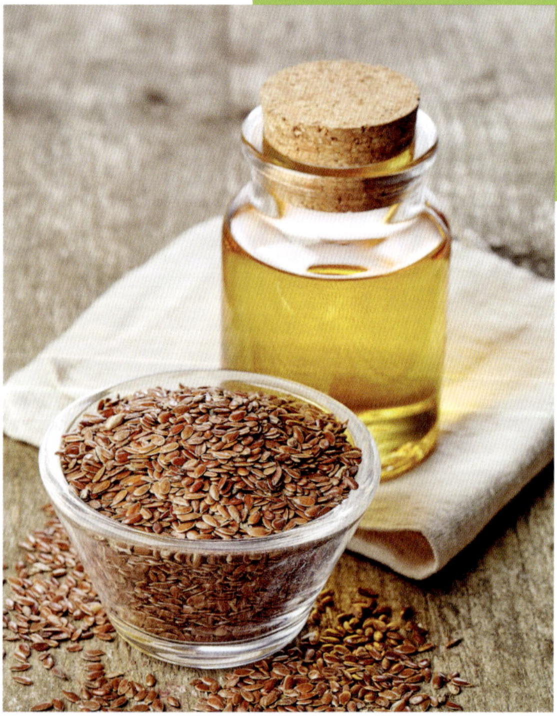

Leinöl und Leinsamen enthalten sehr viel pflanzliche Omega-3-Fettsäuren und sollten regelmäßig auf dem Speiseplan stehen.

Der tägliche Bedarf an Omega-3-Fettsäuren liegt bei 600 bis 1000 Milligramm. Wenn Sie nicht mindestens ein- bis zweimal wöchentlich fettreiche Fische wie Lachs, Makrele oder Hering verzehren wollen oder regelmäßig die richtigen Pflanzenöle und Nüsse verwenden, können Sie Ihren Bedarf an dieser wichtigen Fettsäure auch durch Einnahme von Fischölkapseln decken. Eine gute vegane Alternative zu den Nahrungsergänzungsmitteln ist es, täglich ein bis zwei Esslöffel Leinöl zu verzehren. Diese können Sie einfach pur zu sich nehmen oder in einen Smoothie oder ins Müsli mischen. Allein dadurch ließ sich in Studien bereits ein messbarer Anstieg der Omga-3-Fettsäure-Konzentration im Blut erzielen.

Fettsäuren gegen Entzündungsstress

Fische mit hohem Gehalt an Omega-3-Fettsäuren	
Fisch/100 g	*Omega-3-Fettsäure*
Makrele	2700 mg
Lachs	1800 mg
Hering	1700 mg
Thunfisch	1600 mg
Sardine	1300 mg

Omega-6- und Omega-3-Fettsäuren in Nüssen			
Nüsse/100 g	*Omega-6*	*Omega-3*	*Omega-6 : Omega-3*
Leinsamen	1600 mg	6300 mg	1:4
Walnüsse	10 000 mg	2500 mg	4:1
Macadamianüsse	360 mg	60 mg	6:1
Kastanien	120 mg	15 mg	8:1
Sesam	6000 mg	100 mg	60:1
Kürbiskerne	5800 mg	50 mg	116:1
Sonnenblumenkerne	5400 mg	20 mg	320:1
Erdnüsse	4400 mg	0,8 mg	5500:1
Kokosnüsse	100 mg	–	100:0

Omega-6- und Omega-3-Fettsäuren in Pflanzenölen			
Pflanzenöle/100 ml	*Omega-6*	*Omega-3*	*Omega-6 : Omega-3*
Leinöl	15 100 mg	61 500 mg	1 : 4
Hanföl	60 300 mg	20 200 mg	3 : 1
Rapsöl	20 400 mg	9300 mg	2 : 1
Walnussöl	57 300 mg	10 100 mg	6 : 1
Sojaöl	49 500 mg	7000 mg	7 : 1
Weizenkeimöl	54 200 mg	7100 mg	8 : 1
Olivenöl	8600 mg	800 mg	11 : 1
Erdnussöl	25 800 mg	800 mg	32 : 1
Maiskeimöl	54 300 mg	1000 mg	54 : 1
Sesamöl	41 400 mg	700 mg	59 : 1
Margarine, Linolsäure > 50 %	41 100 mg	500 mg	82 : 1
Sonnenblumenöl	61 000 mg	500 mg	122 : 1
Traubenkernöl	69 200 mg	500 mg	138 : 1
Distelöl	73 900 mg	500 mg	148 : 1

Goitrogene? Da schwillt mir der Hals!

Haben Sie schon mal von »goitrogenen Lebensmitteln« gehört? Dahinter verstecken sich keine genetisch veränderten neuen Pflanzenzüchtungen, sondern Nahrungsmittel, die (manchmal) für eine Schilddrüsenvergrößerung verantwortlich sein können. Der Kropf heißt im Englischen »goiter«, im Deutschen kann man den Begriff »goitrogen« deshalb mit »kropffördernd« übersetzen. Schon Hippokrates von Kos, der berühmteste Arzt des Altertums, empfahl: »Lass Nahrung deine Medizin sein und Medizin deine Nahrung!« Tatsächlich enthalten einige Nahrungsmittel Inhaltsstoffe, die man eher in der Arztpraxis oder im Giftschrank des Apothekers als in Süßkartoffeln oder Rosenkohl vermuten würde. Ihr Zielorgan ist die Schilddrüse, und hier können sie in manchen Fällen tatsächlich zu verschiedenen Störungen führen. Senföle in Kohlgemüse, Brokkoli, Raps, Rettich, Knoblauch, Bärlauch oder Zwiebeln behindern zum Beispiel die Jodaufnahme in die Schilddrüse und können dadurch indirekt zu einem Jodmangel führen, der wiederum die Schilddrüse wachsen lässt. Pflanzenstoffe in Sojabohnen, Erdnüssen, Kirchererbsen, Chashewkernen oder Walnüssen beeinträchtigen Schilddrüsenenzyme und hemmen so die Bildung dieser Hormone.

Sicher ist Ihnen auch die »Blausäure« ein Begriff. Unglaublich, dass Mutter Natur einige essbare Pflanzen mit diesem gefährlichen Gift ausgestattet hat – sie möchte damit verhindern, dass sie gierigen Insekten zum Opfer fallen. Zwar gehören Aprikosen- oder Pfirsichkerne nicht unbedingt zu den gängigen Nahrungsmitteln, aber auch Leinsamen, Süßkartoffeln und Hirse enthalten Blausäure. Aber keine Angst. Die Konzentration des Giftes in Lebensmitteln ist meistens gering und beim Kochen verdampft es zum größten Teil. Eine Vergiftung müssen wir deshalb nicht fürchten, auch wenn Blausäure die Jodaufnahme ins Gewebe blockiert.

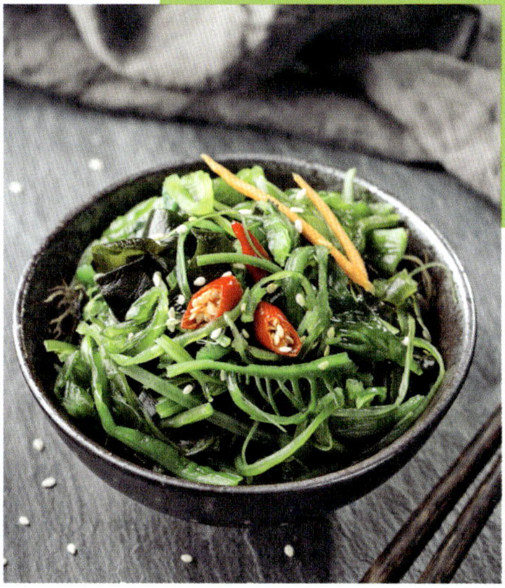

Seegras- oder Sojagericht: Vor allem Veganer könnten Gefahr laufen, zu viele goitrogene Lebensmittel zu sich zu nehmen.

Eine Gefahr, die nur wenige betrifft

Doch was bedeutet diese Erkenntnis für Schilddrüsenpatienten und für alle, die ihre Schilddrüse auf Dauer gesund erhalten möchten? Müssen sie nun lebenslang auf diese leckeren und prinzipiell auch gesunden Nahrungsmittel verzichten? Nicht unbedingt, doch man sollte dieses Thema etwas differenzierter betrachten. Es gibt nur wenige Untersuchungen, die sich mit goitrogenen Lebensmitteln beschäftigt haben und die konkrete Empfehlungen geben können.

Wann es der Schilddrüse zu viel wird, das definiert jede Studie anders. Manche halten monatlich acht Portionen mit schilddrüsenbeeinflussenden Lebensmittel schon als zu viel, andere heben erst bei acht Portionen pro Woche mahnend den Zeigefinger. Zusammenhänge ließen sich tatsächlich feststellen, vor allem bei extremen Ernährungsgewohnheiten wie der teilweise tägliche Kohlkonsum in Japan, der Verzehr großer Mengen Zwiebeln im Libanon oder der tägliche Genuss von Hirse, einem Grundnahrungsmittel im Sudan.
Helen Lightowler, eine britische Wissenschaftlerin der Oxford-Universität, vermutet, dass »goitrogene« Lebensmittel vor allem für Veganer von Bedeutung sein können. Während mit einer normalen Mischkost normalerweise nur geringe Mengen dieser Pflanzenstoffe auf den Teller kommen, sieht das bei Veganern, bei denen regelmäßig Gerichte mit Seegras, Grünkohlsmoothies oder Sojaprodukte auf dem Speiseplan stehen, schon anders aus. Dann können durchaus relevante Mengen erreicht werden. Vor allem in Kombination mit einem Jodmangel kann die Schilddrüse dann zu wachsen beginnen.
Patienten mit Schilddrüsenkrebs sollten ebenfalls mit Goitrogenen sehr vorsichtig sein, denn diese können, vor allem wenn man sie regelmäßig verzehrt, den Erfolg einer Strahlenbehandlung negativ beeinflussen. Die goitrogenen Pflanzenstoffe reduzieren nämlich nicht nur die Aufnahme von Jod in die Schilddrüse. Auch vom therapeutischen Radiojod gelangen dann nur kleine Mengen zum Krankheitsherd.

Gluten – schädlich oder harmlos?

Gluten scheint der neue Feind der Gesundheitsbewussten zu sein und der Markt für glutenfreie Produkte boomt. Gluten ist ein Eiweiß, das natürlicherweise in vielen Getreidesorten wie zum Beispiel Weizen, Hafer, Roggen oder Gerste vorkommt. Der Glutengehalt der modernen Getreidesorten liegt jedoch deutlich höher als bei »alten« ursprünglich verwendeten Pflanzensamen. Gluten wird

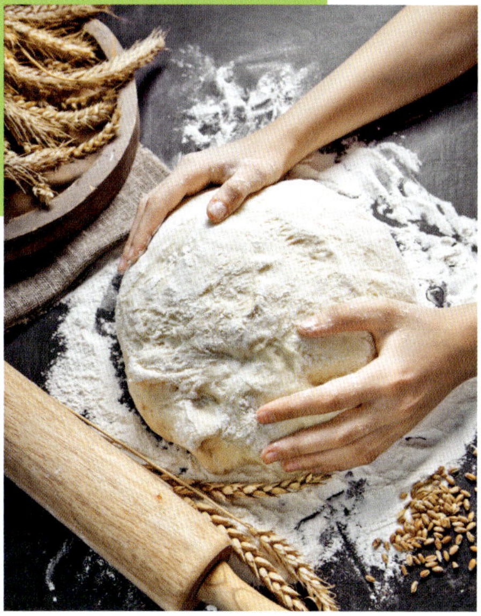

Gluten, das Klebereiweiß, sorgt mit dafür, dass der Teig gut gelingt.

auch als »Klebereiweiß« bezeichnet und ist wichtig für die Backfähigkeit von Mehl. Da das Klebereiweiß, wie der Name vermuten lässt, schön »klebt«, lässt sich daraus ein Teig machen, der gut zusammenhält und sich leicht verarbeiten lässt. Das sind die wirtschaftlichen und pflanzenzüchterischen Gesichtspunkte, die aber die Aspekte »Gesundheit« und »Verträglichkeit« nicht berücksichtigen. Aber macht Gluten wirklich krank? 2014 gaben 9 Prozent der Deutschen in einer Umfrage an, dass sie unter Glutenunverträglichkeit oder Glutenintoleranz leiden, in einer US-amerikanischen von 2012 glaubten sogar 28 Prozent der Befragten, das Getreideeiweiß nicht zu vertragen. Experten gehen jedoch davon aus, dass die Glutenunverträglichkeit in der Bevölkerung deutlich geringer ist und nur etwa 1 Prozent betrifft. Glutenverzehr wird inzwischen für alle möglichen Beschwerden, von Migräne über Gewichtsprobleme bis hin zu neurologischen Erkrankungen, verantwortlich gemacht. Auch Autoimmunerkrankungen sollen durch bestimmte Getreidesorten begünstigt werden. Obwohl es durchaus Gründe gibt, dem allgemeinen Glutenverzicht mit einer gesunden Skepsis zu begegnen, so sollten doch alle, die unter einer Autoimmunerkrankung leiden, versuchsweise auf das Getreideprotein verzichten bzw. dessen Verzehr stark einschränken. Aktuelle Studien empfehlen zwar nicht generell, bei Autoimmunerkrankungen Gluten zu meiden. Allerdings wird bei Hashimoto und Basedow durchaus die Rolle des Getreideeiweißes bei der Entstehung der Autoantikörper und der Förderung von Entzündungen diskutiert.

Mögliche Besserung bei Glutenverzicht

Auffallend ist, dass die Erkrankungen Hashimoto und Zöliakie häufig gemeinsam auftreten. So ist das Risiko, an einer Schilddrüsenstörung zu erkranken, bei Patienten mit einer sogenannten Zöliakie dreimal so hoch wie bei Nichtbetroffenen. Unter Zöliakie versteht man eine chronische Erkrankung des Dünndarms. Diese wird durch eine nicht behandelbare Unverträglichkeit gegenüber Gluten ausgelöst. Wer darunter leidet, muss lebenslang das Klebereiweiß strikt meiden. Unter einer glutenfreien Ernährung besserten sich in einer Studie nicht nur die Darmbeschwerden, auch eine leichte Schilddrüsenunterfunktion war bei den meisten Patienten nach einem Jahr verschwunden, und eine andere Studie konnte einen Rückgang der Autoantikörper unter glutenfreier Ernährung nachweisen. Zudem scheint Gluten im Darm den Botenstoff Zonulin freizusetzen, der wiederum zu einer erhöhten Durchlässigkeit der Darmbarriere führen kann und auf diesem Weg Entzündungen und Autoimmunerkrankungen begünstigt. In Einzelfällen kann demnach der Verzicht auf bestimmte Getreidesorten den Krankheitsverlauf günstig beeinflussen und durchaus einen Versuch wert sein. Aufgrund der aktuellen Datenlage empfehlen Experten, bei allen Patienten mit einer Autoimmunerkrankung der Schilddrüse auf jeden Fall auch eine Zöliakie auszuschließen und umgekehrt.

Glutenreiche Getreidesorten und die daraus zubereiteten Mehle
Weizen, Dinkel, Roggen, Gerste, Grünkern, Couscous, Bulgur, Emmer und die daraus zubereitten Mehle

Glutenarme Getreidesorten, Nüsse und Kerne und die daraus zubereiteten Mehle
Amaranth, Hirse, Mais, Reis, Buchweizen, Hafer (nur spezielle angebaute Sorten, Verpackungshinweise beachten), Quinoa, Kartoffeln, Mandeln und Mandelmehl, Kokos und Kokosmehl, Teff (äthiopisches Getreide), Maniok, Maronen, Sago, Guarkernmehl, Tapioka und Soja

Zugegeben, eine streng glutenfreie Ernährung, wie sie bei Zöliakie unabdingbar ist, ist nicht einfach durchzuhalten, denn dann müssen zum Beispiel auch Bier, die meisten Teigwaren und die klassischen Müslis gemieden werden. Wahrscheinlich reicht es bei Schilddrüsenerkrankungen aus, einfach mal versuchsweise für einige Monate Gluten stark zu reduzieren. Wenn sich dadurch das Befinden und auch die Laborwerte verbessern, muss man zwar nicht völlig auf glutenhaltiges Getreide verzichten, sollte dessen Verzehr aber doch deutlich einschränken.

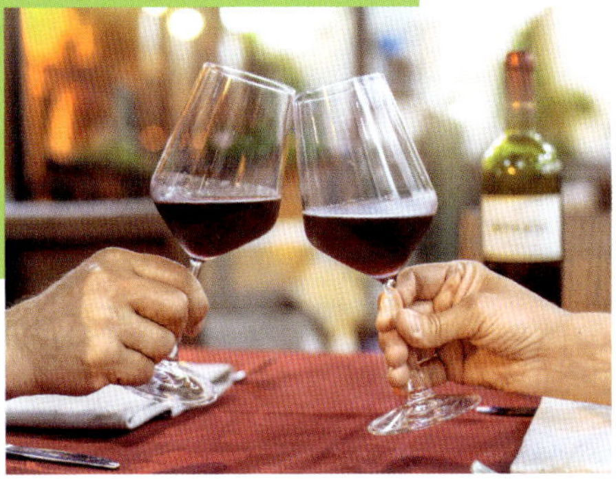

Medizinisch positive Auswirkungen hat Alkohol nur, wenn er nicht oft und nur in geringen Mengen genossen wird.

Prost, Schilddrüse!

Alkohol ist ein zweischneidiges Schwert. Sehr moderat genossen, scheint das eine oder andere Glas Wein oder Bier durchaus gewisse gesundheitlich günstige Effekte zu haben. »Moderat« bedeutet aber in diesem Zusammenhang wirklich nur maximal zwei bis drei Gläschen pro Woche. Sehr schnell kippt nämlich der positive Effekt und erhöht bei regelmäßigem Genuss selbst moderater Mengen das Risiko für zahlreiche Erkrankungen. Offensichtlich profitiert auch die Schilddrüse von einem mäßigen (!) Genuss geistiger Getränke. Zwei bis drei Drinks pro Woche senken offensichtlich die Gefahr für Kropf, Schilddrüsenunterfunktion, Hashimoto-Erkrankung und Morbus Basedow deutlich. Interessanterweise ist sogar das Risiko, an Schilddrüsenkrebs zu erkranken, bei moderaten Bier- oder Weintrinkern niedriger als bei Abstinenzlern.
Wer jedoch deutlich mehr trinkt, schadet damit nicht nur Leber und Gehirn, auch die Schilddrüse wird in Mitleidenschaft gezogen.

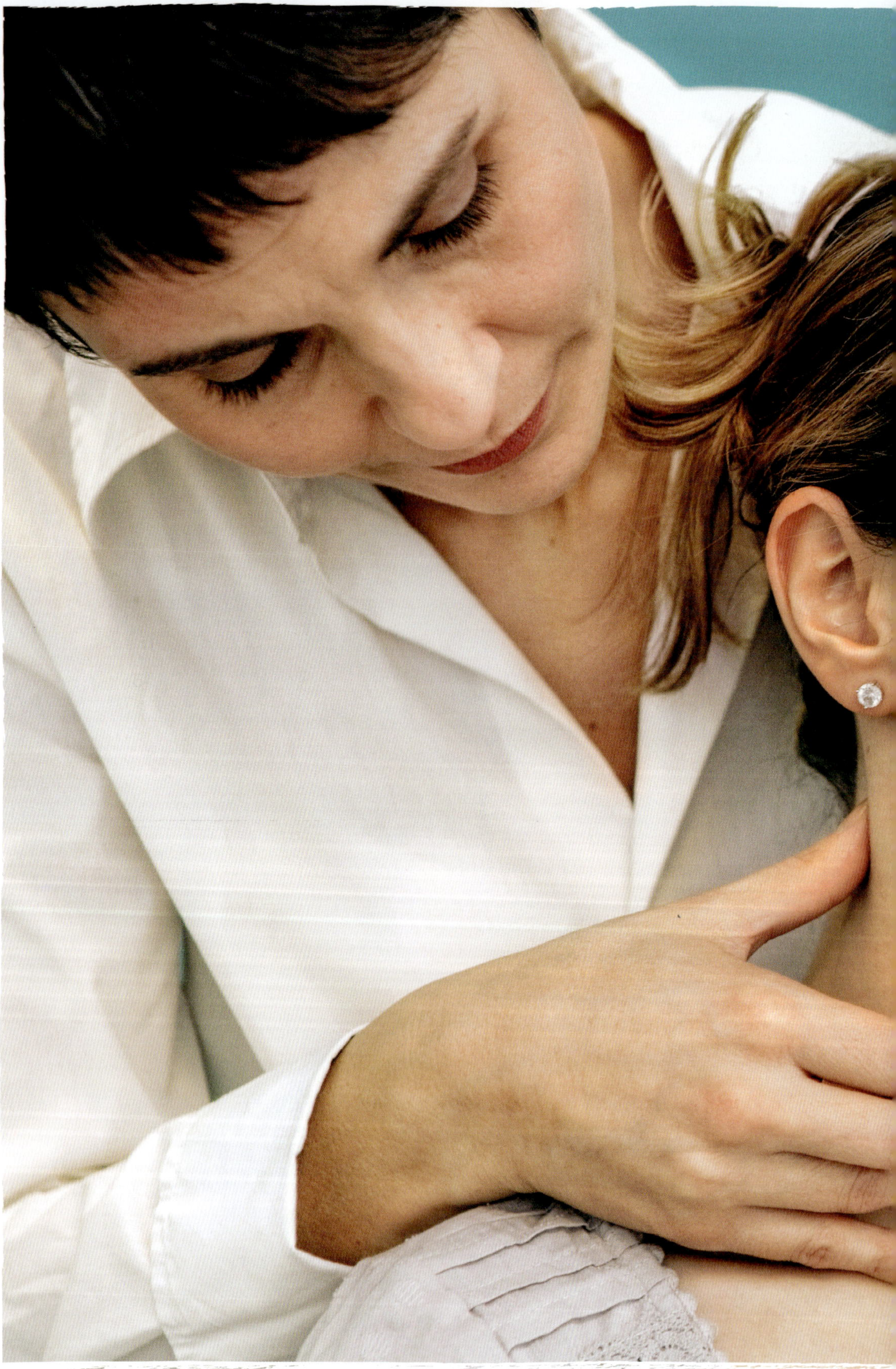

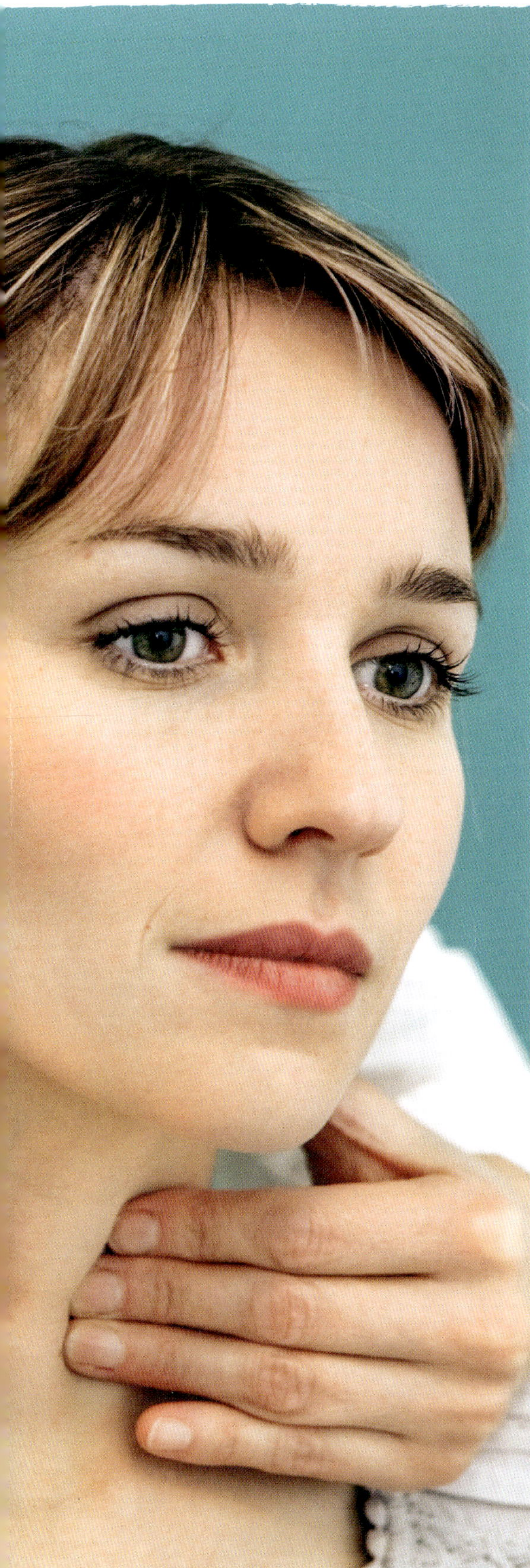

· KAPITEL 7

DIE SCHILDDRÜSE – GENAUER BETRACHTET

Vom bloßen Betrachten und Betasten über die Ultraschalluntersuchung bis hin zur Punktion kann der Arzt Ihre Schilddrüse je nach Erfordernis unter die Lupe nehmen. Und was kommt dann? Wie sind im Bedarfsfall die Hormonpräparate einzunehmen und was bedeuten überhaupt die Befunde?

Der Schilddrüsen-TÜV

Steht die Schilddrüse erst einmal unter Verdacht, schuld an einer Vielzahl von Beschwerden zu sein, muss das kleine Organ von allen Seiten beleuchtet werden, damit nichts übersehen wird. Um einen ersten Eindruck von der Schilddrüse zu bekommen, braucht der Arzt nur seine Augen und seine Hände. In vielen Fällen kann er allein durch Anschauen und Abtasten feststellen, dass etwas nicht stimmt. Die Schilddrüse liegt so prominent am Hals, dass selbst geringe Vergrößerungen dem erfahrenen Mediziner nicht entgehen. Wenn man aber nun herausfinden möchte, was Thyreoidea genau fehlt, geht es nicht ohne Laborwerte und weiterführende Diagnostik.

Tastuntersuchung

Zunächst einmal wird der Arzt Ihren Hals anschauen und mit den Fingern gründlich abtasten. Manchmal springt die Schilddrüsenvergrößerung schon ins Auge, durch das Abtasten lassen sich oft auch kleinere Strumen feststellen. Möglicherweise werden Sie dann aufgefordert, zu schlucken. Ist die Drüse vergrößert, spürt man beim Schlucken, wie sie unter den Fingern nach oben gleitet.

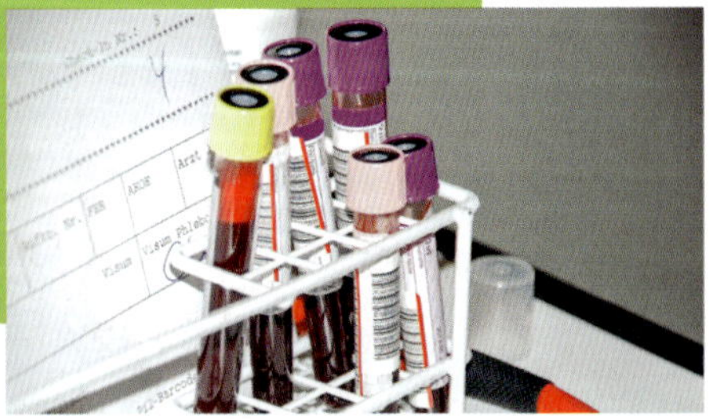

Eine Laboruntersuchung ist wichtig, um mehr Informationen über die Schilddrüsenfunktion zu bekommen.

Laboruntersuchung

Anschließend wird sich der Arzt durch eine Blutuntersuchung darüber informieren, ob die Schilddrüse normal arbeitet oder zu viel oder zu wenig des Guten tut. Besonders wichtig ist hier der TSH-Wert. Ist dieser unauffällig, spricht vieles für eine normale Schilddrüsenfunktion. Ein erhöhtes TSH spricht für eine Schilddrüsenunterfunktion, ein zu niedriges TSH für eine Überfunktion. Die Routine-Schilddrüsendiagnostik umfasst meistens nur die Bestimmung des TSH-Werts. Doch auch wenn der TSH-Wert in Ordnung zu sein scheint, eventuell nur grenzwertig zu hoch oder zu niedrig ist – also noch im Normbereich liegt, aber dicht an der oberen oder unteren Grenze –, sollten Sie sich damit nicht abspeisen lassen. Um sich einen umfassenden Überblick über den Zustand des Organs und seine Funktion zu verschaffen, sollten neben dem TSH-Wert auch das freie (fT3) und gesamte T3, das freie (fT4) und gesamte T4 und eventuell das reverse T3 (rT3) sowie – bei entsprechendem Verdacht – auch die Schilddrüsenautoantikörper überprüft werden. Vor allem die Bestimmung der Antikörper ist notwendig, um ein Autoimmungeschehen auszuschließen. Werden Veränderungen und Beeinträchtigungen gefunden, dann müsste sich eigentlich eine Bestimmung von Jod, Selen, Eisen, Zink und Vitamin D anschließen. Liegt eine Autoimmunerkrankung vor, sollte noch die Darmflora analysiert werden, denn Störungen sind in diesem Zusammenhang häufig und können – mit etwas Geduld – auch behoben werden. Einige dieser Untersuchungen, vor allem die Nährstoffbestimmungen und die Darmfloraanalysen, werden allerdings nur in Ausnahmefällen von der Krankenkasse bezahlt.

Ultraschall

Mithilfe der Ultraschalluntersuchung kann der Arzt in die Schilddrüse hineinschauen, ohne die Haut zu verletzen oder Röntgenstrahlen einzusetzen. Dazu trägt er etwas Gel auf und setzt eine Ultraschallsonde auf den Hals. Mit dieser Methode lassen sich Informationen über Größe und Ausdehnung des Schilddrüsengewebes erhalten und Knoten

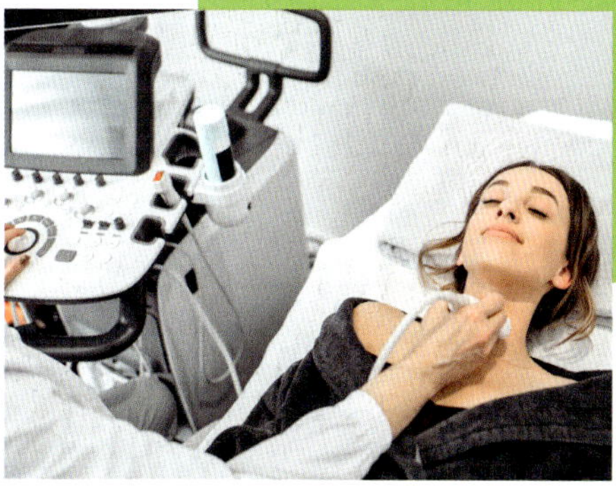

Eine Ultraschalluntersuchung ist schmerzfrei und es besteht keine Strahlenbelastung.

oder Zysten sehen. Beruhigend: Die Untersuchung ist absolut schmerzfrei und es besteht keinerlei Strahlenbelastung für den Patienten. Deshalb kann eine Ultraschalluntersuchung auch ohne Bedenken öfters durchgeführt werden.

Szintigrafie

Während man durch die Ultraschalluntersuchung Informationen über Form und Volumen der Drüse bekommt, ermöglicht die Szintigrafie auch Einblicke in deren Arbeit. Hierfür nutzt man die Tatsache, dass die Schilddrüse wie ein Jod-Staubsauger funktioniert. Man injiziert dazu eine kleine Menge radioaktiv markiertes Jod (oder auch Technetium) in die Armvene. Nun kann man mit einer Spezialkamera sehen, welche Bereiche der Schilddrüse besonders gierig die Spurenelemente anreichern und welche überhaupt kein Jod aufnehmen. Besonders aktiv speichernde Bezirke bezeichnet man als »heiße Knoten«, denn sie erscheinen auf dem Bild in einem feurigen Rotorange. In diesen Bereichen besteht eine Überfunktion. Sie produzieren wie wild Schilddrüsenhormone und benötigen deshalb viele Baumateriealien. Nicht aktive Schilddrüsenteile lagern kein markiertes Jod ein und imponieren deshalb in kühlen Blautönen. Wie Sie wissen, werden diese dann als »kalte Knoten« bezeichnet.
Die Strahlenbelastung bei einer Szintigrafie ist nicht sehr hoch und entspricht in etwa der natürlichen Strahlungsmenge, der jeder von uns innerhalb von vier bis fünf Monaten ausgesetzt ist. Dennoch darf die Untersuchung sicherheitshalber nicht durchgeführt werden, wenn eine Schwangerschaft besteht oder zu vermuten ist.

Schilddrüsenpunktion

Gelegentlich benötigt man auch ein paar Zellen aus der Schilddrüse, vor allem, um zu entscheiden, ob Knoten gutartig oder bösartig sind. Zur Beruhigung sei schon mal vorab gesagt: In der großen Mehrzahl der Fälle sind Schilddrüsenknoten gutartig.

Für die Punktion wird der Knoten mit dem Ultraschallgerät anvisiert, und mit einer sehr dünnen Nadel kann der Arzt dann ein paar Zellen entnehmen, die unter dem Mikroskop untersucht werden. Die Untersuchung ist nicht schmerzhafter als eine Blutentnahme und wird deshalb normalerweise ohne örtliche Betäubung durchgeführt.

Diese Werte sprechen für eine gesunde Schilddrüse

Folgende Hormonkonzentrationen von T3 und T4 sowie TSH im Blut sind bei Erwachsenen normal:

Schilddrüsenwert	*Normalwert (Blutserum)*
• TSH-basal	0,3–4,0 mU/l
• freies T3 (fT3)	3,4–7,2 pmol/l
• Gesamt-T3	0,52–2,05 µg/l
• freies T4 (fT4)	0,73–1,95 ng/dl
• Gesamt-T4	43–111 ng/ml

Die Referenzwerte sind abhängig von der Bestimmungsmethode und können deshalb von Labor zu Labor etwas schwanken. Bitte die laborinternen Normwerte beachten. Bei Kindern gelten altersabhängig andere Normwerte.

Schilddrüsenhormone richtig einnehmen

Wenn die Schilddrüse nicht mehr richtig arbeitet, ist eine Therapie mit Schilddrüsenhormonen oft unumgänglich. Wichtig ist, dass man die Dosisempfehlungen des behandelnden Arztes beachtet, aber dabei auch das eigene Befinden im Auge behält und dem Therapeuten Rückmeldung gibt.

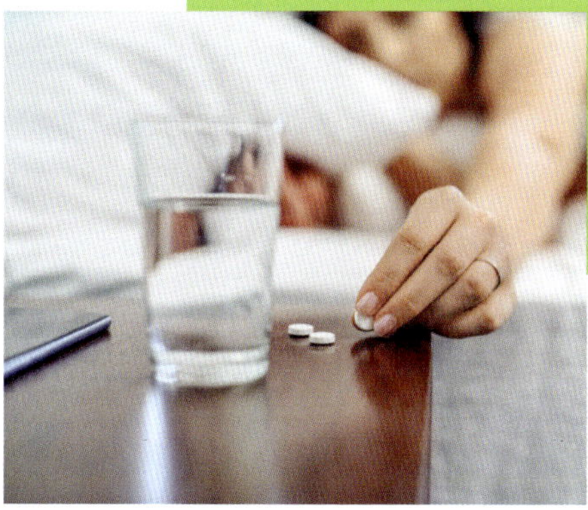

Am besten nehmen Sie Ihr Schilddrüsen-Hormonpräparat morgens mit einem Schluck kalziumarmem Mineralwasser ein.

Damit die Hormone aus der Medikamentenschachtel sicher und in voller Höhe in Ihrem Blut ankommen, ist einiges zu beachten.

- Wenn die Schilddrüse und damit der Organismus durch die Erkrankung schon längere Zeit an niedrige Hormonspiegel gewöhnt ist, sollte man zunächst mit einer eher niedrigen Dosierung einsteigen, um nicht von der Unterfunktion in eine Überfunktion zu rutschen. Die Hormondosis kann allmählich erhöht werden.
- Diese langsame Steigerung der Hormonmenge ist sinnvoll, denn wird zu viel Schilddrüsenhormon eingenommen, kann es zu einer latenten Überfunktion kommen. Symptome wie Gewichtsverlust, Nervosität, Herzrhythmusstörungen, Durchfall, Schlaflosigkeit, Zittern oder Schweißausbrüche weisen darauf hin, dass der Körper überversorgt ist und die Medikamente möglicherweise zu hoch dosiert wurden. Das sollte auf jeden Fall vermieden werden. Eine latente Überfunktion beschleunigt den Knochenabbau (Osteoporose). Im medizinischen Fachmagazin *Circulation* haben niederländische Forscher gewarnt, dass durch die Überbehandlung auch das Risiko für Herzprobleme steigt.
- Die Hormone müssen Sie morgens nüchtern eine halbe Stunde vor der ersten Mahlzeit einnehmen. Hat man es eilig und verkürzt deshalb diese notwendige Spanne, dann werden zu wenige Hormone in den Körper geschleust. Am besten stellen Sie sich den Wecker 30 Minuten früher, legen Sie sich das Tablettendöschen auf den Nachttisch, nehmen die Tablette ein und schlummern dann noch mal gemütlich eine halbe Stunde.
- Da Kalzium die Aufnahme der Schilddüsenhormone im Darm blockiert, dürfen sie diese nicht mit kalziumreichen Getränken wie Milch, Milchprodukten, mit Kalzium angereicherten Frucht- oder Multivitaminsäften herunterspülen. Auch bei Mineralwasser kann der Kalziumgehalt enorm schwanken. Es gibt kalziumreiche Wässer, die 500 Milligramm des Mineralstoffs liefern, und andere, die nur 10 Milligramm enthalten. Prinzipiell

sind die kalziumreichen im Alltag zu bevorzugen, denn sie sorgen für feste Knochen. Doch morgens neben Ihrem Bett sollte ein kalziumarmes Mineralwasser stehen und Sie sollten die Hormone mit einem Schluck dieses Wassers einnehmen. Der Kalziumgehalt Ihres Leitungswassers kann erheblich schwanken. »Hartes« Wasser enthält dabei einen hohen Kalziumgehalt, »weiches« Wasser liefert nur wenige Mineralstoffe.

- Vorsichtig auch mit Milchprodukten. Diese sollten Sie zum Frühstück nur in kleinen Mengen zu sich nehmen, da auch sie viel Kalzium liefern. Der Abstand zur Tablette sollte dann am besten eine Stunde betragen.

Östrogene – wenn Hormone Hormone behindern

Hormone agieren selten alleine, sondern sind eingebunden in unser großes Hormonnetzwerk, das neben dem Nervensystem das wichtigste Kommunikationsinstrument unseres Körpers ist. Normalerweise unterstützen sich die unterschiedlichen Botenstoffe in ihrer Wirkung. Doch wenn es an einer Stelle klemmt, dann kann es an einer anderen ebenfalls haken: Kommt es zu einer Störung bei einem Hormon, dann kann das eine Kaskade von Problemen in anderen hormonabhängigen Bereichen auslösen. Bei einer Schilddrüsenunterfunktion sollte man deshalb auch die weiblichen Geschlechtshormone Östrogen und Progesteron gedanklich mit einbeziehen. Das ist vor allem wichtig, wenn die Beschwerden sich in Zeiten hormoneller Umstellungen wie Pubertät, Schwangerschaft, Stillzeit oder Wechseljahre verändern.

Das weibliche Gelbkörperhormon Progesteron erhöht die Empfindlichkeit der Schilddrüsenzellen gegenüber dem Botenstoff TSH. In der Schwangerschaft, wenn der Progesteronspiegel ansteigt, geht es vielen Patientinnen mit Schilddrüsenunterfunktion deshalb besser. Östrogene hingegen bremsen die Wirkung der Schilddrüsenhormone in den Zellen aus. Dadurch entstehen die typischen Symptome einer Schilddrüsenunterfunktion. Bei der Blutuntersuchung ist oft der Wert des schilddrüsenstimulierenden TSH erhöht, denn die Zellen melden einen Hormonmangel an die Hirnanhangsdrüse, obwohl die Werte für T3 und T4 normal sind. Die Unterscheidung zwischen einer zu geringen Produktion und einer mangelhaften Verwertung ist der Hypophyse bei einer Östrogendominanz nicht möglich. In diesen Fällen ist die Gabe von Schilddrüsenhormonen nicht die optimale Therapie. Vielmehr sollte man versuchen, durch die Gabe des hormonellen Gegenspielers Progesteron die Verwertung der Schilddrüsenhormone in den Körperzellen zu verbessern. Gleichzeitig sollte die Pille abgesetzt oder durch ein anderes Präparat ausgetauscht werden und auch eine Hormonersatztherapie in den Wechseljahren überdacht werden.

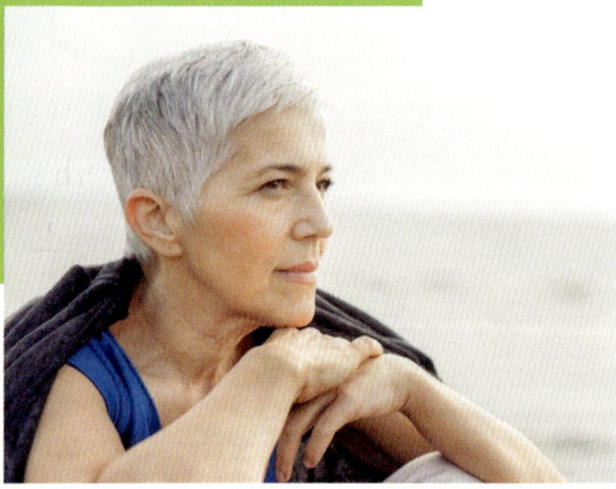

Hormonelle Ausnahmesituationen wie Schwangerschaft, Stillzeit oder auch die Wechseljahre können eine Schilddrüsenunterfunktion begünstigen.

Doch Vorsicht: Werden gleichzeitig Schilddrüsenhormone eingenommen, kann es sein, dass Symptome einer Schilddrüsenüberfunktion auftreten, denn plötzlich können die Hormone ihre Wirkung wieder entfalten. Dann sollte – in Rücksprache mit dem behandelnden Arzt und unter regelmäßiger Kontrolle der Laborwerte – die Dosis der Schilddrüsenhormone gesenkt werden. Manchmal ist Behandlung mit Schilddrüsenhormonen gar nicht mehr notwendig, wenn das Übergewicht der Östrogene ausgeglichen wird.

Was bedeuten meine Befunde?

Die Therapie mit Jod, Schilddrüsenhormonen oder Schilddrüsenblockern benötigt oft eine gewisse Zeit, bis sie anspricht und sich die Werte wieder weitgehend normalisieren. Für den Laien ist es zudem nicht ganz einfach, die eigenen Schilddrüsenhormonwerte richtig einzuordnen. Natürlich ist es zunächst Aufgabe des Arztes, Werte richtig zu lesen und diese dann in die beste Therapie zu übersetzen. Dennoch ist es für alle Patienten gut und sinnvoll, sich mit seiner Erkrankung selber ein bisschen auszukennen, um mit dem Arzt auf Augenhöhe zu sprechen. Hier möchte ich Ihnen einen Überblick über die wichtigsten Konstellationen der Laborwerte sowie häufige Probleme vermitteln – und Ihnen auch ein paar Tipps geben, was Sie zusammen mit Ihrem Arzt machen können, wenn das Ergebnis noch nicht zufriedenstellend ausfällt. Sie müssen nicht unbedingt das ganze Kapitel lesen. Schauen Sie einfach, ob Sie Ihr Problem oder Ihre Laborkonstellation finden.

TSH niedrig, fT3 und fT4 erhöht

Diese Konstellation ist typisch für eine Schilddrüsenüberfunktion. Die erhöhten Schilddrüsenwerte signalisieren der Hirnanhangsdrüse (Hypophyse), dass ausreichend oder zu viele Hormone im Umlauf sind. Deshalb muss die Schilddrüse nicht mehr mithilfe von neuen TSH-Molekülen zur Arbeit angetrieben werden. Die TSH-Werte gehen nach unten. Bei einer gesunden Schilddrüse würden damit auch die Hormonwerte zurückgehen. Hat sich in der Schilddrüse aber ein selbstständig arbeitender Bezirk gebildet, dann muss dieser – wie ein übermotivierter Mitarbeiter – nicht vom Chef zu Mehrarbeit ermahnt werden. Er macht das auch ohne Auftrag und tut dann möglicherweise des Guten zu viel. Auch Antikörper, die die Wirkung von TSH nachahmen – wie bei der

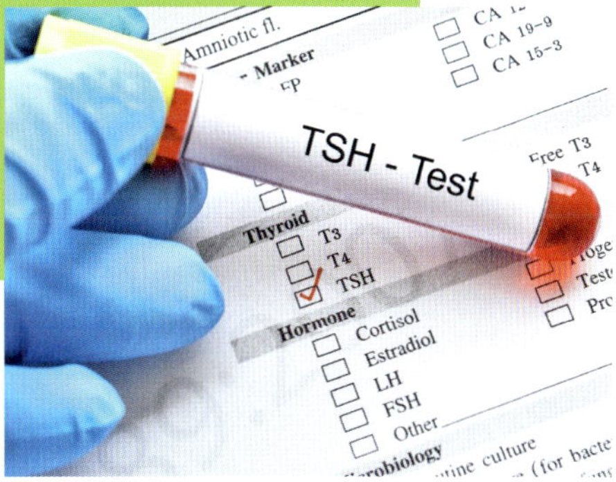

Die Analyse der Konzentration des Botenstoffs Thyreotropin (TSH) gibt Aufschluss über mögliche Störungen.

Basedow'schen Krankheit –, können zu einer Überfunktion führen. Wenn Sie bereits in Behandlung sind und Schilddrüsenhormone einnehmen, kann auch eine zu hohe Medikamentendosis dafür verantwortlich sein.

TSH hoch, fT3 und fT4 niedrig

Diese Konstellation ist typisch für eine Schilddrüsenunterfunktion. Die zu niedrigen Schilddrüsenwerte signalisieren der Hirnanhangsdrüse (Hypophyse), dass zu wenige Hormone im Umlauf sind. Deshalb versucht die Hypophyse, die Schilddrüse mithilfe von neuen TSH-Molekülen zu Mehrarbeit anzutreiben. Die TSH-Werte steigen an. Bei einer gesunden Schilddrüse würden dadurch die Hormonwerte ansteigen. Es kann aber mehrere Gründe geben, warum die Schilddrüse diese Order nicht umsetzen kann: Möglicherweise fehlen Baumaterialien wie Jod oder Tyrosin. Oder es fehlt ihr an ausreichend funktionsfähigem Schilddrüsengewebe, das die Produktion aufnehmen kann. Ursachen dafür können Autoimmunerkrankungen sein, die die Schilddrüse mit der Zeit zerstören, oder auch die operative Entfernung des Organs.

TSH hoch, fT3 und fT4 normal

Liegt der Wert nur geringfügig über dem oberen Normwert, sollte nach zwei Monaten noch einmal Blut abgenommen und der Wert erneut bestimmt werden. Denn TSH kann auch nur vorübergehend erhöht sein. Nach starken körperlichen Anstrengungen, während einer Fastenkur, bei starken Infekten oder der Einnahme hoher Joddosen kann der Wert vorübergehend ansteigen.
Der TSH-Wert sollte immer zur gleichen Zeit, am besten vormittags, bestimmt werden, da er im Laufe des Tages schwankt. Ist TSH mehrfach erhöht, weist das, auch wenn die Schilddrüsenfunktion bzw. die Hormonproduktion noch völlig in Ordnung zu sein scheint, auf eine beginnende Schilddrüsenunterfunktion hin. Dieser Befundkonstellation sollte dann nachgegangen werden. Eine leichte, isolierte TSH-Erhöhung muss nicht sofort mit Schilddrüsenhormonen

behandelt, aber regelmäßig kontrolliert werden. In einer Untersuchung hat man herausgefunden, dass innerhalb von zehn bis 15 Jahren eine solche »latente« Schilddrüsenunterfunktion nur bei einem Drittel in eine manifeste und damit auch behandlungsbedürftige Erkrankung übergeht.
Manchmal liegt dieser Konstellation keine Erkrankung der Schilddrüse an sich, sondern eine sogenannte Östrogendominanz zugrunde, also ein Überangebot an weiblichem Sexualhormon und gleichzeitig ein Mangel des »Gegenspielers« Progesteron. Ein zu hoher Östrogenspiegel behindert die Wirkung der Schilddrüsenhormone in den Zellen. Für den Körper fühlt sich das nach einem Mangel an, obwohl eigentlich genug Hormone im Umlauf sind. In diesem Fall hören die übergeordneten Zentren im Gehirn den Ruf der Zellen nach mehr Hormonen und schütten mehr TSH aus. Bei diesem Befund erscheint eine Kontrolle der weiblichen Geschlechtshormone sinnvoll. Oft reicht dann die Gabe des Gelbkörperhormons Progesteron aus, um die Werte zu normalisieren. Das Beispiel zeigt einmal mehr, wie eng vernetzt das Hormonsystem ist und dass Imbalancen einzelner Botenstoffe oft auch andere Drüsen in Mitleidenschaft ziehen.

Low T3-Syndrom

Bei dieser besonderen Konstellation liegen fast alle Schilddrüsenwerte (TSH, T4, fT3, fT4) im Normbereich, nur T3 ist zu niedrig. Da ausreichend freies T3 zur Verfügung steht, ist auch die Schilddrüsenfunktion meistens in Ordnung. Ursachen sind sehr oft Erkrankungen, die nichts mit der Schilddrüse zu tun haben, den Körper aber stark belasten,

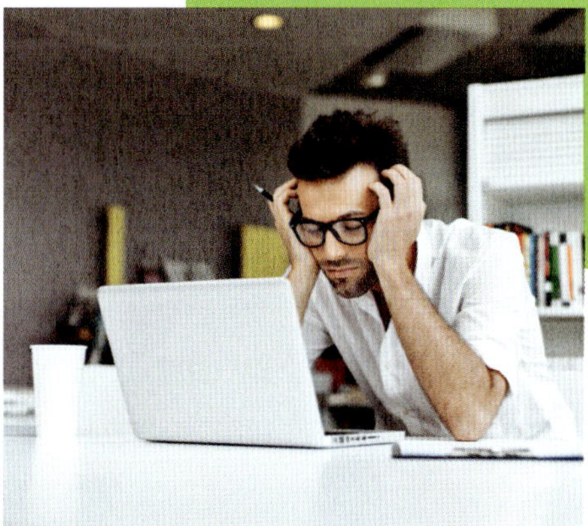

Wenn die Schilddrüse nicht richtig arbeitet, machen auch wir schlapp.

wie schwere Leber- und Nierenerkrankungen. Aber auch chronisch schwelende Entzündungen, die manchmal gar nicht so offen zutage treten, können zu einem Absinken des T3-Wertes führen. Ebenso kann längeres Fasten, vor allem mit einer sogenannten Low-Carb-Diät, also mit wenigen Kohlenhydraten, T3 senken. Medikamente wie Kortison oder Betablocker begünstigen ebenfalls das Low T3-Syndrom.

Die Therapie mit Schilddrüsenhormonen hilft nicht bzw. ich benötige sehr hohe Dosen

Thyroxin (T4) ist das Mittel der Wahl, um bei Schilddrüsenerkrankungen fehlende Hormone zu ersetzen. Um es richtig zu dosieren, müssen verschiedene Faktoren wie Gewicht und Art der Erkrankung berücksichtigt werden. Die Medikamentendosis wird vom Arzt nach und nach dem individuellen Bedarf angepasst. Da kann es durchaus einige Monate dauern, bis man die richtige Dosis gefunden hat.

Doch auch andere Faktoren, die in dieser Kalkulation normalerweise keinen Platz finden, entscheiden mit über den Therapieerfolg. Wirken die verordneten Medikamente nicht, gehen Ärzte oft vorschnell davon aus, dass die Patienten die Medikamente nicht regelmäßig eingenommen haben. Doch es gibt auch andere Gründe, die die Einstellung des Patienten mit Hormonen stören können. Um zu wirken, muss das Medikament zunächst in den Körper aufgenommen werden und anschließend muss das Thyroxin (T4) in Trijodthyronin (T3) umgewandelt werden. Alles, was die Aufnahme und Umwandlung behindert, kann schuld daran sein, wenn die Therapie nicht so richtig anschlägt.

- Sowohl Erkrankungen des Magens als auch des Darms können schuld an einer zu geringen Aufnahme der Hormone sein. Schon 2006 stellte man fest, dass eine chronische Magenschleimhautentzündung, eine Infektion mit dem Magenkeim Helicobacter pylori und auch die Einnahme von »Magentabletten«, vor allem Säureblocker und Antazida den Bedarf an

Schilddrüsenmedikamenten um mindestens 30 Prozent erhöhen. Problematisch ist, dass oft weder Ärzte noch Patienten Magen-Darm-Erkrankungen und die Menge der benötigten Hormone miteinander in Verbindung bringen. Tipp: Den Keim kann man mithilfe eines Atemtests nachweisen. Bei einem positiven Nachweis sollte das Bakterium mit einer Antibiotikatherapie beseitigt werden. Vorsicht: Nach der Behandlung ist oft eine neue Einstellung notwendig, da der Bedarf an Schilddrüsenhormonen sinkt.

- Wichtig ist auch, die Schilddrüsenhormone morgens nüchtern zu nehmen, da bestimmte Nahrungsbestandteile die Aufnahme in den Körper blockieren (mehr dazu auch Seite 147ff. *Schilddrüsenhormone richtig einnehmen*).

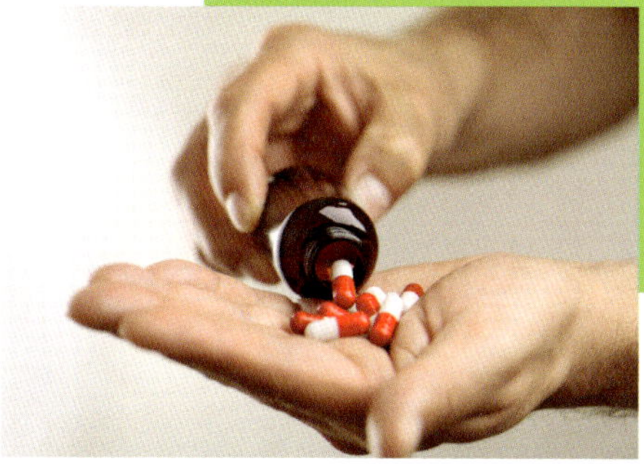

Nehmen Sie Säureblocker oder andere Magentabletten? Das kann die Wirkung der Schilddrüsenhormongabe beeinträchtigen.

Die Werte schwanken scheinbar ohne Grund

Das kann verschiedene Gründe haben. In bestimmten Lebenssituationen steigt der Bedarf an Schilddrüsenhormonen. Unser Körper kann hier über seinen Regelkreis zeitnah die benötigte Dosis an Hormonen anpassen. Durch die Gabe einer einheitlichen täglichen Medikamentendosis kann es aber sein, dass im Blut eine Spur zu viele Hormone kreisen oder etwas zu wenig Botenstoffe zur Verfügung stehen und wir dann Beschwerden bekommen, die entweder für eine Über- oder eine Unterfunktion sprechen können.

- Hat Ihnen Ihr Arzt ein Hormonpräparat eines anderen Herstellers verordnet? Generika sind Medikamente von unterschiedlichen Herstellern, die die gleichen Inhaltsstoffe – in diesem Fall zum Beispiel Thyroxin – in einer identischen Menge enthalten. Dennoch handelt es sich dabei nicht um

»eineiige Zwillinge«. Denn obwohl sich der Hauptwirkstoff der einzelnen Präparate nicht unterscheidet, ist die Wirkung nicht automatisch dieselbe. Möglicherweise verwendet der Hersteller andere Kapseln oder Zusatzstoffe, die die Aufnahme in den Körper beschleunigen oder verzögern. In einer Studie hat man die Aufnahme mehrerer gängiger Schilddrüsenhormonpräparate in gleicher Dosierung verglichen und konnte feststellen, dass sich die fT4- und die TSH-Spiegel schon nach der ersten Tablette deutlich unterschieden. Fragen Sie Ihren Arzt, ob er Ihnen wieder das vorherige Medikament verordnen kann, oder lassen Sie sich auf das neue Medikament mit etwas höheren oder niedrigeren Dosen neu einstellen.

- Möglicherweise liegt es aber auch an jahreszeitlichen Schwankungen. Schilddrüsenhormone braucht der Körper unter anderem, um Energie und Wärme zu produzieren. Eine aktuelle Untersuchung fand jetzt heraus, dass viele Personen, die im Sommer und Herbst eine ausgeglichene Schilddrüsenfunktion (Euthyreose) haben, im Winter und in den ersten Frühjahrswochen Anzeichen einer leichten Unterfunktion zeigen, die sich zum Sommer hin wieder weitgehend normalisiert. Diese leichte Schilddrüsenunterfunktion im Winter geht mit Müdigkeit, Gewichtszunahme und einem etwas zu hohen TSH-Wert einher. Tipp: Bei einer sogenannten subklinischen Schilddrüsenunterfunktion ist es sinnvoll, die Blutwerte zu unterschiedlichen Zeitpunkten bestimmen zu lassen.
- Schilddrüsenerkrankungen können sich verschlechtern oder – durch eine Änderung des Lebensstils – auch wieder verbessern bzw. zum Stillstand kommen. Auch dadurch kann es passieren, dass der Hormonbedarf nicht jahrelang unverändert ist, sondern Anpassungen notwendig macht.
- In Phasen hormoneller Umstellung wie Pubertät, Schwangerschaft oder Wechseljahre ändert sich der Hormonbedarf des Körpers und vor allem die Hormonbindung. Weibliche Hormone (Östrogene) führen dazu, dass sich der Bedarf verändert. Die Menge der zur Verfügung stehenden

Bindungseiweiße steigt mit dem Östrogenspiegel an und fällt ab, wenn weniger weibliche Hormone im Umlauf sind. Wie ihr Name schon vermuten lässt, binden die Eiweiße etwas. In diesem Fall sind es – Sie werden es schon vermuten – die Schilddrüsenhormone, die dann ihre Wirkung verlieren. Eine Kontrolle der Östrogen- und Progesteronspiegel ist in diesem Fall sinnvoll.

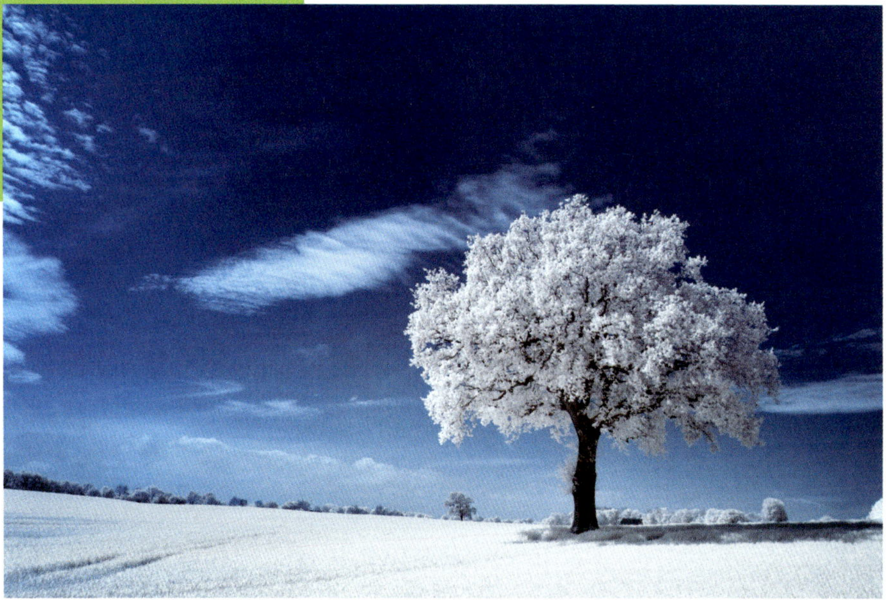

Im Jahresverlauf können die Schilddrüsenhormone schwanken, ohne medizinisch bedenklich abzuweichen (subklinische Unter- oder Überfunktion).

Hohe fT4- und niedrige fT3-Werte und die Therapie scheint nicht anzusprechen

Wenn Sie trotz hoher Dosen Schilddrüsenhormone auch nach längerer Behandlung keine Besserung verspüren, sollten Sie Ihren Selenspiegel kontrollieren lassen. Bei einem Selenmangel ist unser Körper nicht in der Lage, ausreichend T4 in die stoffwechselaktive Form T3 umzuwandeln, denn das Enzym Dejodase kann ohne Selen nicht arbeiten. Obwohl die Schilddrüse weiterhin eifrig Hormone produziert, besteht eine scheinbare oder tatsächliche Schilddrüsenunterfunktion.

Bei der Therapie mit Schilddrüsenhormonen verabreicht man meistens die Speicherform, also T4 (Thyroxin). Auch dann sind Sie darauf angewiesen, dass Ihre Dejodase auf Zack ist und T4 zu T3 umbauen kann.

Typisch für einen Selenmangel sind relativ hohe fT4-Spiegel im Blut bei gleichzeitig niedrigen fT3-Spiegeln, das heißt, die Speicher sind voll, aber der Körper kann sich daraus kein wirkungsvolles T3 basteln.

- Erhöhen Sie – nach Rücksprache mit Ihrem Arzt – für einige Wochen die Dosis und führen Sie zusätzlich 150 bis 200 Mikrogramm des Spurenelements über Nahrungsergänzungsmittel zu.
- Steigen Sie eventuell auf ein Kombinationspräparat um, das T4 UND T3 enthält.

fT3 und TSH normal, aber fT4 zu hoch

Nehmen Sie ein reines Thyroxin- (T4-)Präparat? Wenn ja, überlegen Sie, wie viel Zeit zwischen der Einnahme und der Blutentnahme lag. Kurz nach der Medikamenteneinnahme steigen die Werte im Blut rasch an. Mediziner der Universität Pisa haben festgestellt, dass bereits 30 Minuten nach Einnahme der Arznei die T3- wie auch die T4-Werte ansteigen und nach drei Stunden den höchsten Spiegel erreichen. Das Gleiche gilt für TSH. Hier werden die niedrigsten Werte nach fünf Stunden gemessen.

- Sprechen Sie mit Ihrem Arzt über den besten Abstand zwischen Medikamenteneinnahme und Blutentnahme. Da die Blutproben meistens morgens vom Labor abgeholt werden, möchten die meisten Praxen, dass Sie morgens zur Blutentnahme kommen. In diesem Fall sollten Sie die Hormontabletten erst nach dem Arztbesuch einnehmen
- Möglich ist aber auch eine Blutentnahme am Nachmittag oder Abend, denn die Konzentration der freien Schilddrüsenhormone im Blutröhrchen ist über sieben Tage stabil. Deshalb ist es unproblematisch, wenn die Blutprobe erst am nächsten Tag ins Labor geschickt wird.

Die Antikörperspiegel sind noch hoch

Sowohl bei Hashimoto als auch beim Morbus Basedow konnten Studien durch die Gabe von Selen oder Vitamin D die Krankheitsaktivität bremsen und die Antikörperspiegel senken.

- Welche Nährstoffe Sie überprüfen lassen sollten und welche Vitamine und Spurenelemente Sie bei den beiden Autoimmunerkrankungen benötigen, können Sie in der Checkliste auf den Seiten 165 bis 169 noch mal genauer nachlesen.

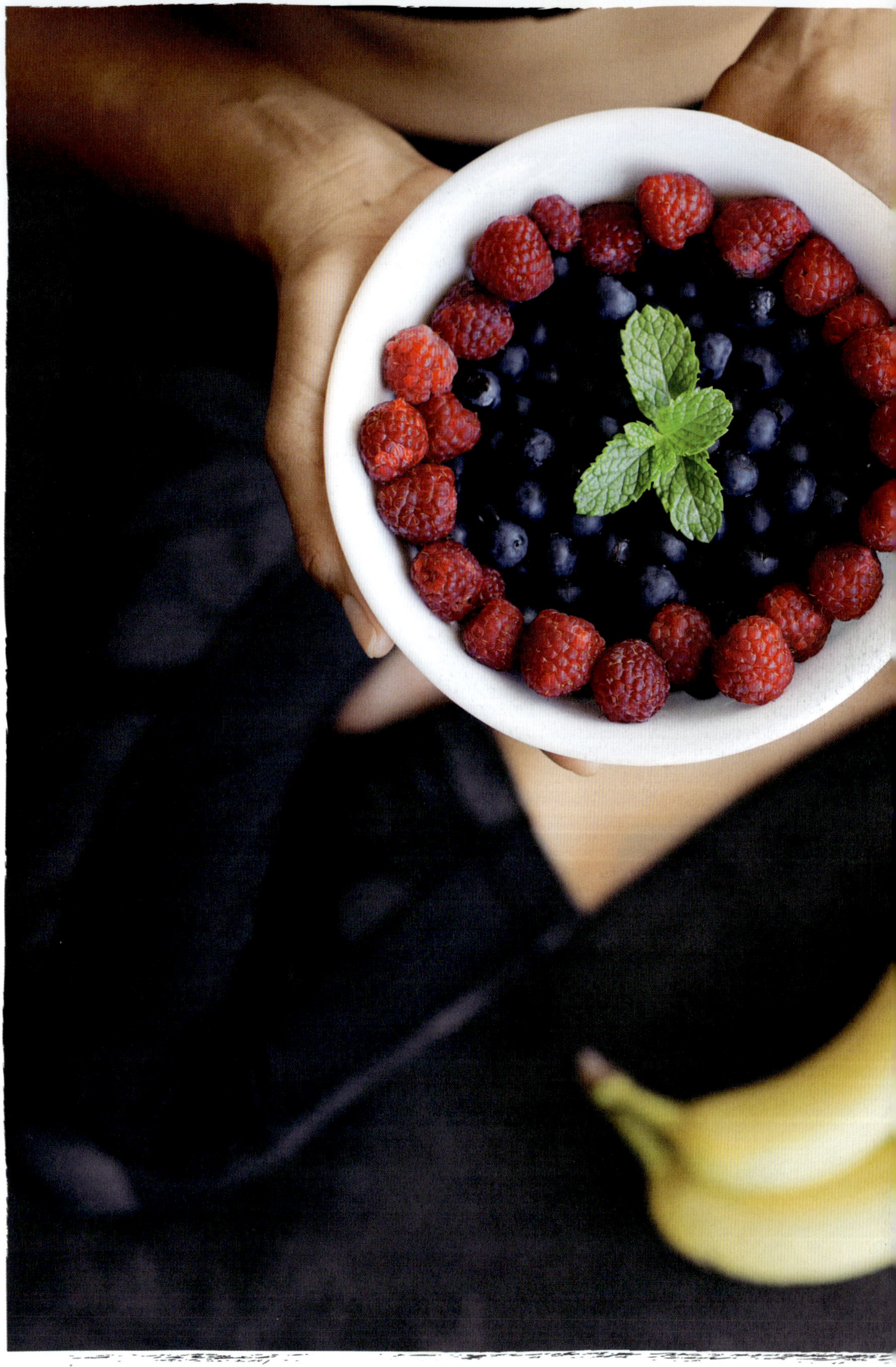

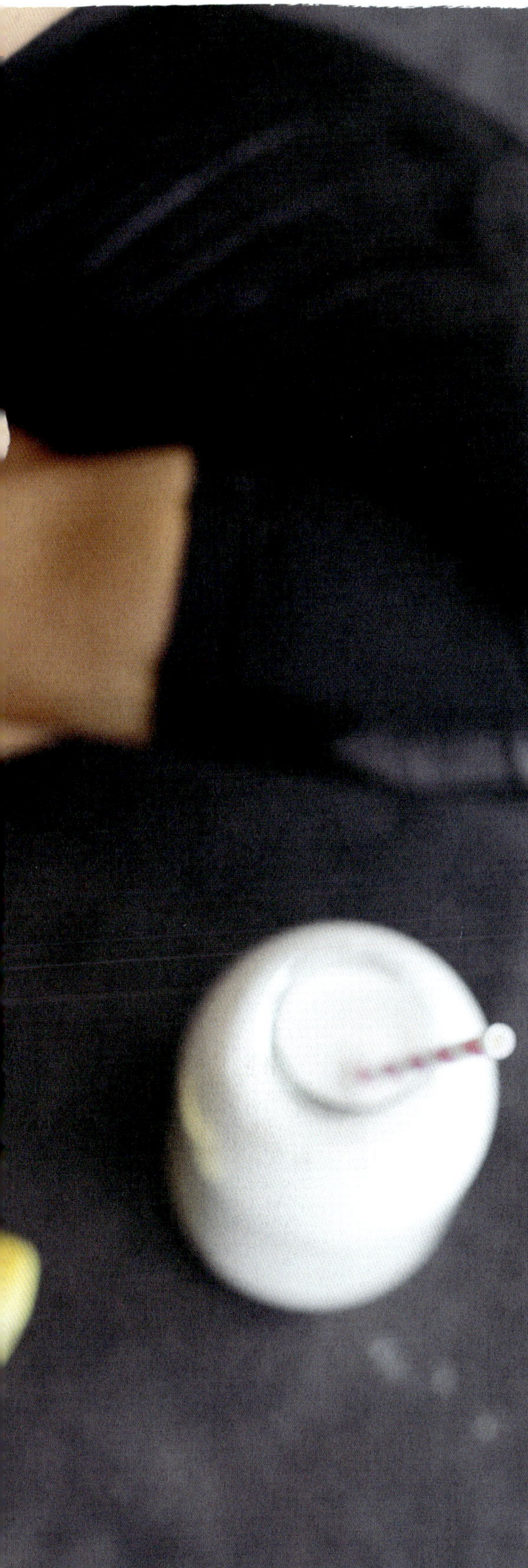

KAPITEL 8

IHR SCHILD-DRÜSEN-PROGRAMM

In diesem Kapitel finden Sie noch mal in zwei Checklisten alles Wichtige zusammengefasst, was Sie tun können, um eine gesunde Schilddrüse gesund zu erhalten, und welche Anpassungen des Lebensstils bei Autoimmunerkrankungen den Krankheitsverlauf bremsen und das Wohlbefinden verbessern können.

Checkliste für die gesunde Schilddrüse

Schilddrüsenerkrankungen nehmen, auch bedingt durch unseren Lebensstil, zu. Hier ein paar Tipps, die Ihnen helfen, die Schilddrüse langfristig fit und leistungsfähig zu erhalten. Das ist auch wichtig für alle Angehörigen von »Schilddrüsenpatienten«.

1. Jodversorgung sicherstellen: Ohne Jod läuft in der Schilddrüse nichts. Eine ausreichende Jodversorgung ist deshalb unerlässlich, um die gesunde Schilddrüse gesund zu erhalten. Wenn Sie zweimal wöchentlich Seefisch oder Meeresfrüchte essen und in der Küche noch Jodsalz verwenden, sollte Ihr Bedarf damit gedeckt sein.

2. Vorsicht mit Jodtabletten: Hier kann man des Guten schnell zu viel tun. Vor allem im mittleren und höheren Alter ist es riskant, die Jodzufuhr plötzlich zu steigern oder auf Jodtabletten umzusteigen. Häufig haben sich in diesem Alter unbemerkt Knoten oder eine Vergrößerung der Schilddrüse entwickelt. Bei einem normalen Jodangebot ist die Funktion oft noch normal, Beschwerden bestehen nicht. Wird aber nun plötzlich zu viel Jod aufgenommen, kann sich daraus eine Schilddrüsenüberfunktion entwickeln. Auch eine Hashimoto-Erkrankung wird möglicherweise durch ein Überangebot an Jod begünstigt.

3. Auf eine ausreichende Mikronährstoffversorgung achten: Neben Jod sind auch Zink, Selen und Eisen wichtige Spurenelemente. Wer regelmäßig Fisch und Meeresfrüchte verzehrt und auch ab und zu Fleisch isst, kann damit seine Grundversorgung meistens sicherstellen. Für Vegetarier und Veganer ist das etwas schwieriger, sie müssen gezielt die entsprechenden Nahrungsmittel essen, um ausreichend Selen (Paranüsse, Kokosnüsse, Sonnenblumenkerne), Zink (Kürbiskerne, Sonnenblumenkerne, Pinienkerne, Emmentaler Käse) und Eisen (Kürbiskerne, Samen [Sesam, Mohn, Chia], grünes Blattgemüse und Vollkorngetreide) aufzunehmen.

4. Sonnenbaden mit Vernunft: Autoimmunerkrankungen, vor allem auch die der Schilddrüse, treten häufiger in sonnenarmen Regionen auf und sind fast immer eng mit einem Vitamin-D-Mangel verbunden. Gehen Sie deshalb vernünftig mit der Sonne um. Eine übertriebene Angst ist genauso falsch wie exzessives Sonnenbaden. Lassen Sie Ihren Vitamin-D-Spiegel am besten im Dezember oder Januar checken, um zu sehen, wie es mit Ihrer winterlichen Vitamin-D-Versorgung steht. Von O bis O, von Oktober bis Ostern, sollten Sie dann künftig, falls Ihr Vitamin-D-Spiegel zu niedrig sind, ein Vitamin-D-Präparat einnehmen. Wenn Sie sich auch im Sommer lieber im Haus aufhalten, kann auch eine Substitution während des gesamten Jahres sinnvoll sein. Bitte mit dem Arzt und nach der Vitamin-D-Spiegel-Kontrolle absprechen.

5. Auf Omega-3-Fettsäuren und Antioxidantien achten: Beide sind nicht nur für eine gesunde Schilddrüse, sondern für ganzheitliche Fitness und Wohlbefinden notwendig und wirken entzündungshemmend. Omega-3-Fettsäuren finden Sie in fettem Fisch (Lachs, Makrele, Hering, Thunfisch) und Pflanzenölen (Lein- und Rapsöl). Antioxidantien liefern vor allem dunkel, intensiv gefärbte Früchte, Beeren und Gemüse (Holunder-, Johannis- oder Heidelbeeren, Grünkohl, dunkle Trauben etc.), aber auch dunkle Schokolade, grüner Tee und Kräuter und Gewürze wie Oregano, Basilikum, Kurkuma und andere.

6. In der Schwangerschaft die Schilddrüse im Blick behalten: Eine Schwangerschaft stellt eine besondere Belastungssituation für unsere kleine Drüse dar, denn in dieser Zeit muss sie sich nicht nur um die Mutter, sondern auch um das Baby kümmern. Frauen, die schilddrüsengesund sind, sollten trotzdem einen Blick auf ihre Jodversorgung werfen. Die Deutsche Gesellschaft für Innere Medizin empfiehlt Schwangeren und Stillenden, täglich 150 bis 200 Mikrogramm Jod als Nahrungsergänzung einzunehmen und sich zusätzlich jodreich zu ernähren, da der Jodbedarf in dieser Zeit deutlich ansteigt. Wer bereits unter einer Schilddrüsenerkrankung leidet, sollte möglichst schon vor der Schwangerschaft auf eine gute Einstellung der Werte achten, denn die Schilddrüsenhormone sind enorm wichtig für die Gehirnentwicklung des Nachwuchses. Mangelt es während der Schwangerschaft an Botenstoffen, kann das lebenslange Auswirkungen für das Kind haben.

7. Darmflora pflegen: Die Gesundheit der Darmflora ist für unsere Gesamtgesundheit enorm wichtig. Auch oder ganz besonders für die Schilddrüse. Deshalb sollten Sie nach jeder Antibiotikatherapie – egal ob Darmbeschwerden aufgetreten sind oder nicht – die Darmflora durch eine darmfreundliche Ernährung sowie die mindestens vierwöchige Einnahme eines Nahrungsergänzungsmittels mit Prä- und Probiotika wieder aufbauen. Auch ohne Antibiotikaeinnahme ist eine darmfreundliche Ernährung mit vielen Prä- und Probiotika zu empfehlen.

8. Schilddrüse im Blick behalten: Wenn unklare Beschwerden auftreten, in Ihrer Familie Schilddrüsenerkrankungen vorkommen oder Sie den Eindruck haben, dass Sie Beschwerden beim Schlucken haben, der Kragen an Hemd oder Bluse sich plötzlich eng anfühlt oder Ihre Stimme rau erscheint, sollten Sie Ihre Schilddrüse überprüfen lassen.

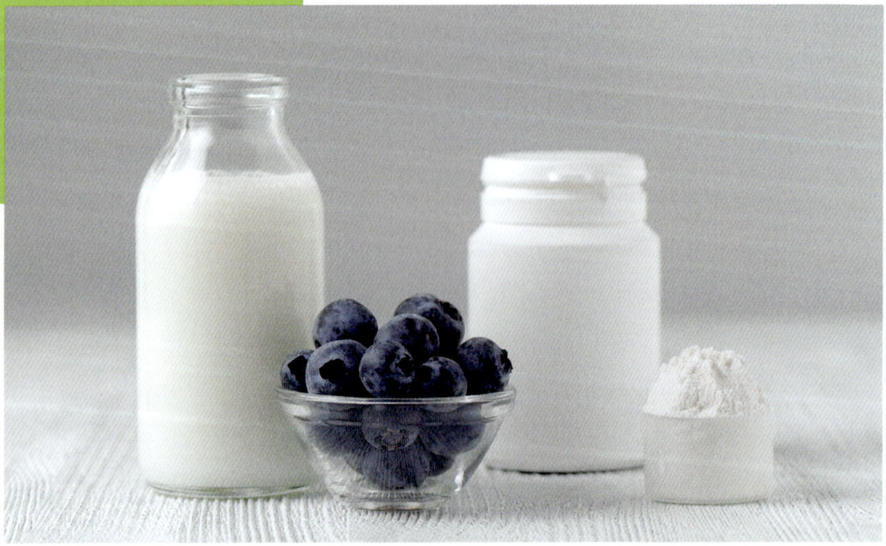

Eine ausgewogene Ernährung hält auch die Schilddrüse gesund.

Checkliste bei Hashimoto-Thyreoiditis und Morbus Basedow

Wenn bei Ihnen eine Hashimoto- oder Basedow-Erkrankung festgestellt wurde, sollten Sie – zusätzlich zur schulmedizinischen Behandlung – folgendermaßen vorgehen:

1. Mikronährstoffe checken: Lassen Sie die Vitamin-D-, Selen-, Zink- und Eisenspiegel überprüfen und gleichen Sie diese bei einem Mangel aus. Die Antikörper-Levels lassen sich – das ist in Studien gut belegt – durch Vitamine und Spurenelemente senken. Eine gute Mikronährstoffversorgung ist deshalb enorm wichtig und kann sogar die Krankheitsaktivität bremsen. Oft reicht eine einfache Umstellung der Ernährung nicht aus, sondern Sie sollten für einige Monate entsprechende Nahrungsergänzungsmittel einnehmen. Bitte halten Sie hierzu Rücksprache mit Ihrem behandelnden Arzt.

2. Mikronährstoffmangel ausgleichen: Die unten genannten Dosierungen wurden in Studien bei einem entsprechenden Mangel verabreicht. Da diese therapeutischen Dosierungen teilweise deutlich über den empfohlenen Tagesdosen der DGE liegen, sollten Sie diese nicht selbstständig, sondern nur in enger Absprache mit Ihrem Therapeuten sowie unter regelmäßiger Kontrolle der Werte einnehmen. Wichtig: Da sich die Spurenelemente gegenseitig bei der Aufnahme in den Körper behindern, empfiehlt es sich, diese möglichst zeitlich getrennt einzunehmen.

- Selen: 150 bis 200 Mikrogramm über 3 bis 6 Monate.
- Vitamin D: 2000 bis 3000 Einheiten (I. E.) täglich oder 20 000 Einheiten pro Woche so lange, bis hochnormale Werte erreicht werden (50 bis 60 Mikrogramm pro Milliliter bzw. 120 bis 150 Nanomol pro Liter).
- Zink: 30 Milligramm Zink pro Tag. Da Spurenelemente sich gegenseitig beeinflussen, sollte zusätzlich zur Zinkgabe immer auch Kupfer und Eisen verabreicht werden.

- Kupfer: 2 Milligramm pro Tag (falls Zink eingenommen wird).
- Eisen: der Eisenbedarf liegt bei 10 bis 15 Milligramm pro Tag, Schwangere und Stillende benötigen die doppelte Menge. Möchte man rasch eine Mangel ausgleichen, werden häufig auch vorübergehend höhere Dosierungen (zum Beispiel 50 Milligramm) verabreicht. Diese Dosierungen sollten aber nur bei einem nachgewiesenen Eisenmangel eingenommen werden und nur so lange, bis der Eisenspeicher (Ferritinwert) wieder gut gefüllt ist. Achtung: Wird mehr Eisen zugeführt, als benötigt wird, kommt es zu einer stärkeren Bildung freier Radikale, die wiederum Entzündungen fördern können. Deshalb: Niemals Eisenpräparate ohne nachgewiesenen Eisenmangel einnehmen!

3. Omega-3-Fettsäure-Zufuhr erhöhen: Omega-3-Fettsäuren haben entzündungshemmende Wirkungen. Deshalb sollte man bei allen Autoimmunerkrankungen auf eine ausreichende Zufuhr dieser Fettsäure achten. Da aber gleichzeitig die Jodaufnahme sowohl bei Hashimoto als auch bei Morbus Basedow nicht zu hoch sein darf, sollten Sie anstelle von Seefisch lieber zu fetthaltigen Flussfischen wie Lachs greifen oder pflanzliche Alternativen wie Leinöl bevorzugen. Natürlich können Omega-3-Fettsäuren auch in Form von Fischölkapseln eingenommen werden und es gibt auch Kapseln mit pflanzlichen Omega-3-Fettsäuren.

4. Jod reduzieren: Nehmen Sie keine Nahrungsergänzungsmittel oder Vitaminpräparate mit Jod ein. Wenn Sie ein kombiniertes Mikronährstoffpräparat verwenden, sollten Sie darauf achten, dass dieses jodfrei ist. Verzichten Sie möglichst auch auf die Verwendung von Jodsalz. Der normale Jodgehalt üblicher Nahrungsmittel hat wahrscheinlich keine negativen Effekte auf die Schilddrüse.

5. Andere Autoimmunerkrankungen ausschließen: Um weitere Autoimmunerkrankungen wie Diabetes Typ 1, eine Nebennieren- oder Darmerkrankung auszuschließen bzw. frühzeitig zu erkennen, sollten Sie bei einer Hashimoto-Erkrankung den Blutzuckerspiegel und den Cortisolwert (am besten aus dem Speichel) überprüfen lassen. Lassen Sie eine Zöliakie ausschließen. Zöliakie ist eine Darmerkrankung, die mit einer nicht therapieren Glutenunverträglichkeit einhergeht. Zöliakie und Hashimoto treten ebenfalls sehr häufig gemeinsam auf. Zur Diagnose werden Gliadin-Antikörper und Endomysium-Antikörper bestimmt.

6. Eventuell Gluten reduzieren: Den Hype um eine grundsätzlich glutenfreie und auch weitgehend getreidefreie Ernährung teile ich nicht. Getreide, vor allem Vollkorngetreide, liefert wichtige Mineralstoffe, Spurenelemente, Ballaststoffe und sekundäre Pflanzenstoffe. Dennoch scheint es bei einigen Personen einen Zusammenhang zwischen einem reichlichen Glutenverzehr und der Entstehung einer Autoimmunerkrankung zu geben. Möglicherweise ist Gluten dann der berühmte Tropfen, der das Fass zum Überlaufen bringt. Inzwischen ist auch bekannt, dass Bestandteile des Glutens die Darmbarriere schwächen können, was wiederum Entzündungen und Autoimmunerkrankungen begünstigen kann. Vor allem bei Morbus Basedow und Hashimoto-Thyreoiditis ist ein drei- oder viermonatiger Versuch mit glutenarmer Ernährung empfehlenswert. Einfach mal ausprobieren und davor und danach Antikörper und Entzündungsaktivität testen lassen.

7. Darmflora untersuchen lassen: Sowohl bei Morbus Basedow als auch bei der Hashimoto-Thyreoiditis konnten in Studien Störungen der Darmflora nachgewiesen werden. Überprüfen Sie, ob eine Dysbiose, also eine Störung der Darmflora, besteht. Dazu wird eine Stuhlprobe in ein mikrobiologisches Labor geschickt. Neben einer Darmfloraanalyse sollte auch eine Untersuchung der Darmbarriere erfolgen. Dazu werden die Marker Zonulin und alpha-1-Antitrypsin im Stuhl bestimmt. Falls eine Dysbiose bzw. eine Darmbarrierestörung nachgewiesen wurde, kann eine Umstellung auf eine »darmfreundliche« Ernährung sowie die gezielte Einnahme von Prä- und Probiotika hilfreich sein.

8. Darmflora bei Morbus Basedow optimieren: Bei Morbus Basedow besteht häufig ein Mangel an Bifidokeimen und Milchsäurebakterien. Dieser lässt sich relativ einfach durch ein hoch dosiertes Präparat ausgleichen, das eine

Mischung dieser beiden Keime und möglichst auch präbiotische Ballaststoffe enthält.

- Die Tagesdosis sollte mindestens 10 bis 15 Milliarden Bakterien enthalten.
- Es sollten mindestens fünf, besser zehn oder mehr verschiedene Keimstämme enthalten sein.
- Das Produkt sollte ein Gemisch aus mehreren präbiotischen Ballaststoffen enthalten, zum Beispiel Inulin, resistente Stärke, Galaktooligosaccharide oder Pektin.

9. Darmflora bei Hashimoto optimieren: Optimieren Sie die Darmflora durch Ihre Ernährung bzw. durch die Einnahme eines Synbiotikums. Studien haben gezeigt, dass bei Hashimoto vor allem Prevotella-Keime und das Faecalibacterium prausnitzii fehlen. Beide sind nicht (!) in Form von Nahrungsergänzungsmitteln erhältlich, können aber durch präbiotische Ballaststoffe in ihrem Wachstum gefördert werden. Vor allem resistente Stärke und Inulin sind hier wichtig (siehe die Liste auf Seite 85). Außerdem scheint auch die Zufuhr von Bifidobakterien und Laktobazillen (Milchsäurebakterien) die Vermehrung der Schutzkeime zu fördern. In dem von mir entwickelten Produkt Madena Darmkur sind sowohl die notwendigen präbiotischen Ballaststoffe als auch Bifido- und Milchsäurebakterien erhalten. Allerdings haben wir dazu bislang keine Studien durchgeführt, die speziell die Effekte auf Schilddrüsenerkrankungen untersucht haben.

10. Goitrogene Substanzen überprüfen: Goitrogene Substanzen in Kohlgemüse, Leinsamen, Sojabohnen, Zwiebeln, Hirse und anderen Lebensmitteln sind natürliche Schilddrüsenblocker. Patienten mit Hashimoto-Thyreoiditis sollten diese nicht allzu häufig verzehren, um die Schilddrüsenfunktion nicht weiter einzuschränken. Bei Personen mit einem Morbus Basedow ist es in manchen Fällen möglich, diese Nahrungsmittel zusätzlich als natürliche Schilddrüsenblocker einzusetzen. Bitte hierbei aber immer Rücksprache mit dem behandelnden Therapeuten nehmen.

11. Mäßiger (!) Alkoholkonsum möglich: Etwas Alkohol (zwei bis drei Gläser Wein oder Bier pro Woche) scheint keine negativen, tendenziell sogar eher positive Auswirkungen auf den Verlauf von Hashimoto-Thyreoiditis und Basedow'scher Erkrankung zu haben.

12. Symptome im Auge behalten: Achtung: Der Hormon- bzw. Medikamentenbedarf kann zum Beispiel nach dem Ausgleich eines Selenmangels, nach der Beseitigung einer Östrogendominanz oder anderer Änderungen des Lebensstils zurückgehen. Achten Sie auf Anzeichen, die darauf hindeuten, und lassen Sie im Zweifelsfall Ihre Werte erneut kontrollieren.

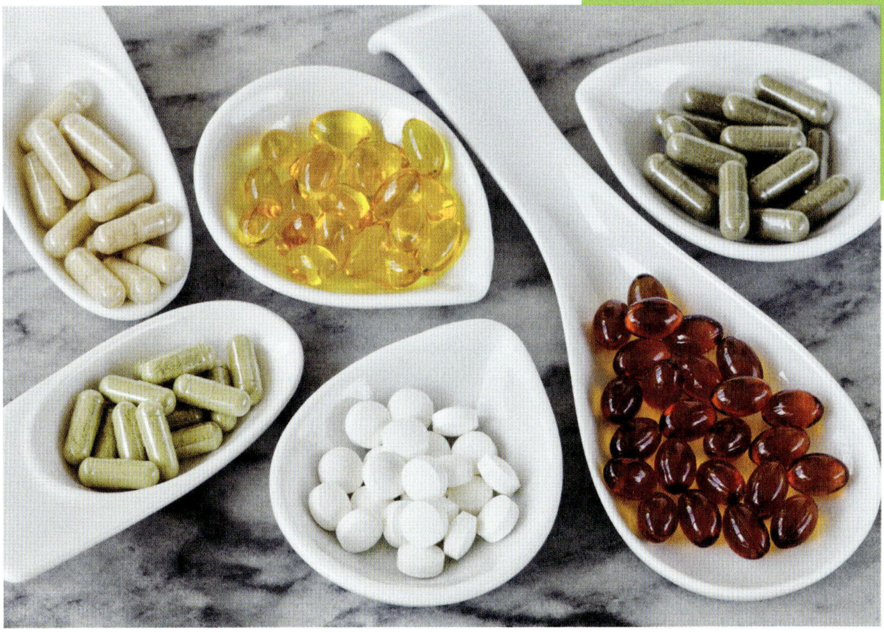

Manchmal müssen fehlende Mikronährstoffe durch Nahrungsergänzungsmittel zugeführt werden, die eine gesunde Ernährung aber nicht ersetzen, sondern ergänzen können.

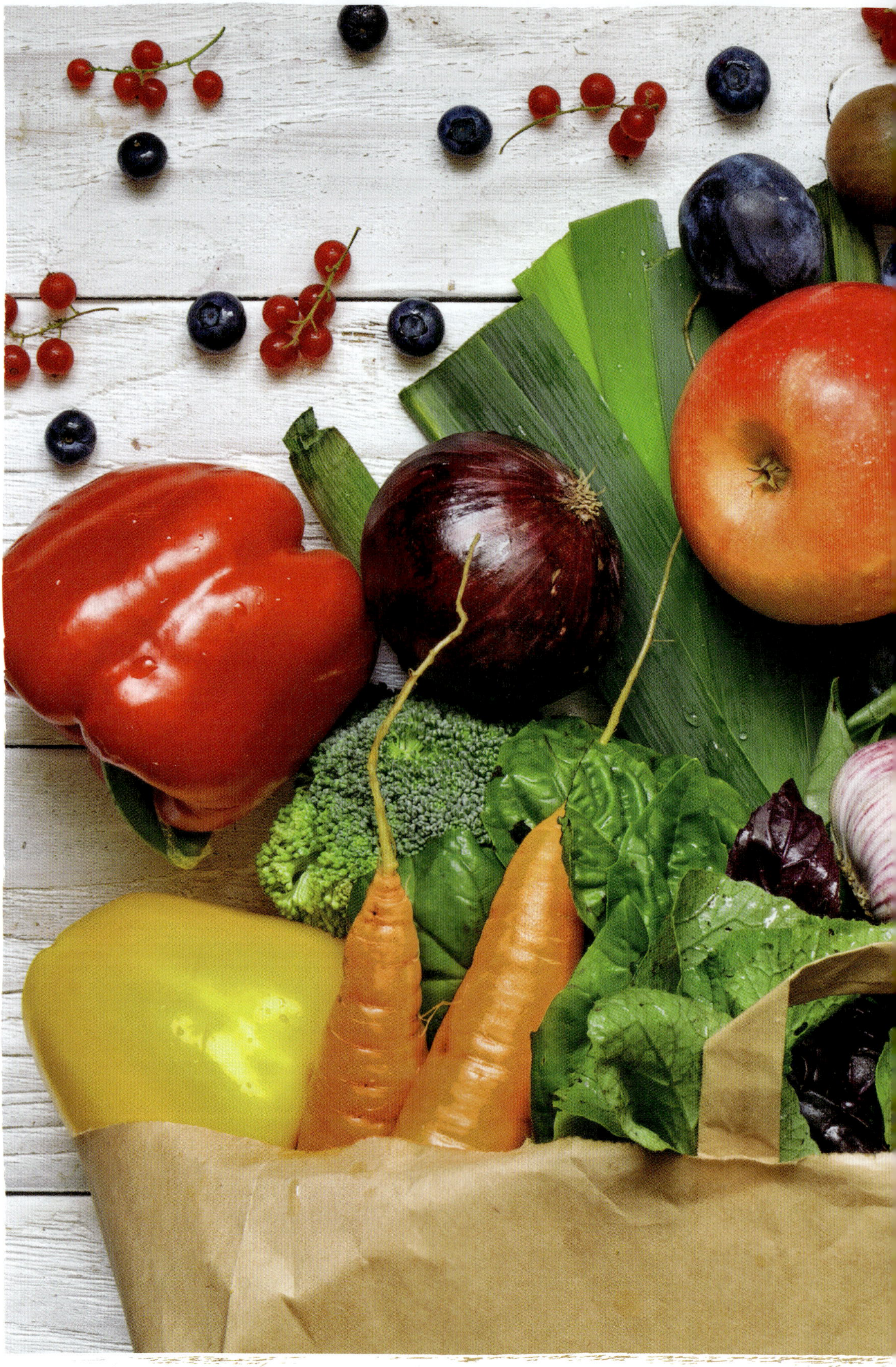

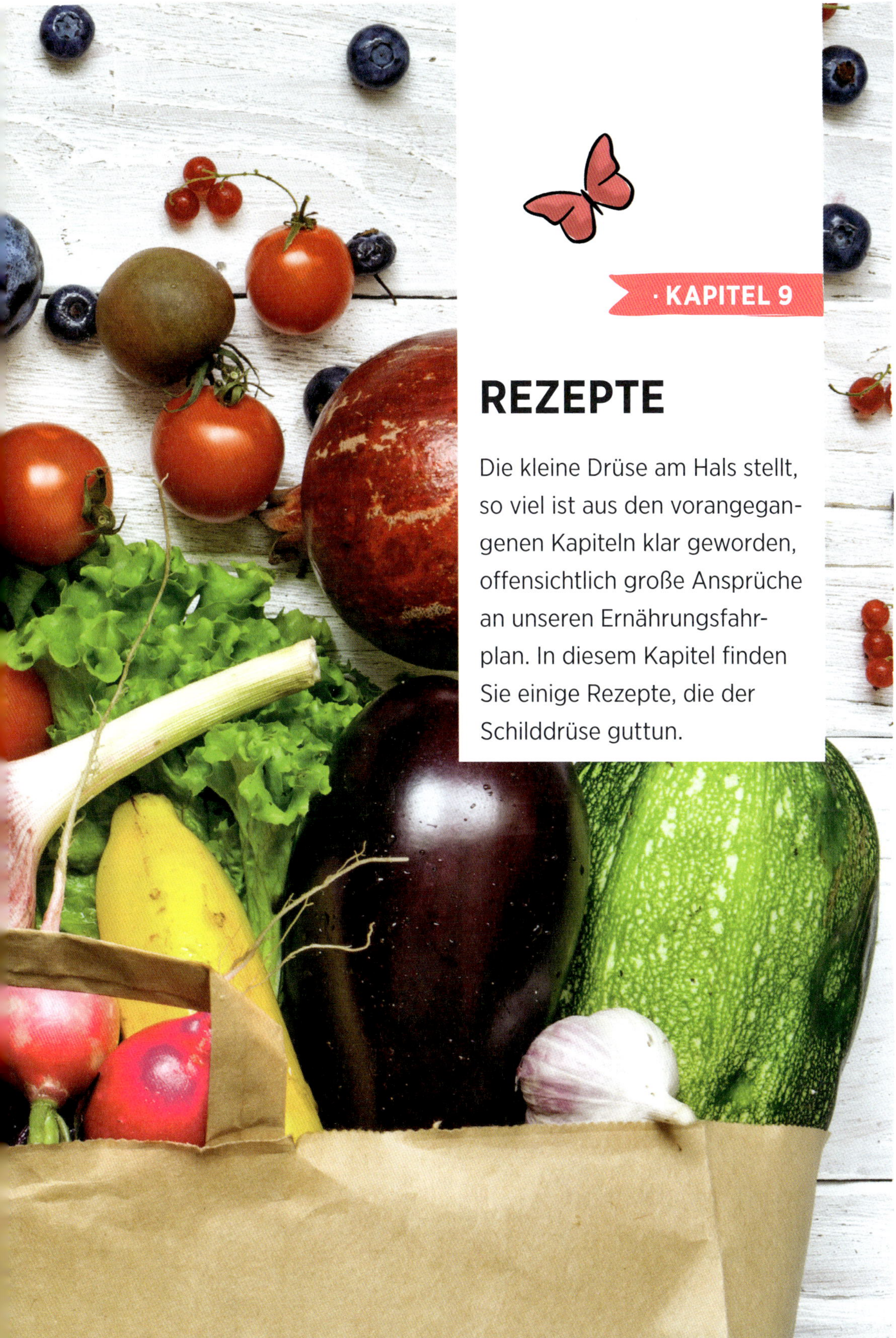

· KAPITEL 9

REZEPTE

Die kleine Drüse am Hals stellt, so viel ist aus den vorangegangenen Kapiteln klar geworden, offensichtlich große Ansprüche an unseren Ernährungsfahrplan. In diesem Kapitel finden Sie einige Rezepte, die der Schilddrüse guttun.

Jodreiche und jodarme Gerichte

Unsere Schilddrüse ist auf eine regelmäßige Versorgung mit Spurenelementen und Eiweiß angewiesen. Für eine gesunde Darmflora sind zudem präbiotische Ballaststoffe unerlässlich. Um Entzündungen einzudämmen, sollten regelmäßig auch Omega-3-Fettsäuren und pflanzliche Schutzstoffe, sogenannte Antioxidantien, auf den Teller kommen. Hingegen ist der Getreidebestandteil »Gluten« inzwischen ins Gespräch gekommen. Bei Autoimmunerkrankungen kann es hilfreich sein, Gluten zu reduzieren.

Die folgenden Rezepte …

- sind reich an wichtigen Schilddrüsennährstoffen,
- enthalten kein Gluten,
- enthalten teilweise präbiotische Ballaststoffe für eine gesunde Darmflora,
- sind reich an entzündungshemmenden Omega-3-Fettsäuren,
- sind aufgeteilt in jodreiche und jodarme Gerichte. Da eine jodreiche Ernährung bei einigen Schilddrüsenproblemen sinnvoll, bei anderen aber kontraproduktiv ist, haben wir sowohl Gerichte mit viel Jod und solche mit wenig Jod zusammengestellt.
- lassen sich gut variieren: Wenn Sie zum Beispiel Fisch gegen Hühnchen und Jodsalz gegen jodarmes Bergsalz austauschen, dann können Sie die jodreichen Gerichte auch jodärmer gestalten und umgekehrt.

Zunächst finden Sie hier die Backanleitung für ein glutenfreies Nussbrot, danach eine Rezeptauswahl für jodreiche Gerichte zum Frühstück und als Hauptspeise, an die sich Rezepte für jodarme Gerichte anschließen.
Sämtliche Rezepte lassen sich einfach und schnell zubereiten, die angegebenen Mengen gelten für jeweils zwei Portionen. Frau Rautenberg und ich wünschen Ihnen und Ihrer Schilddrüse viel Spaß beim Kochen und guten Appetit!

Glutenfreies Nussbrot

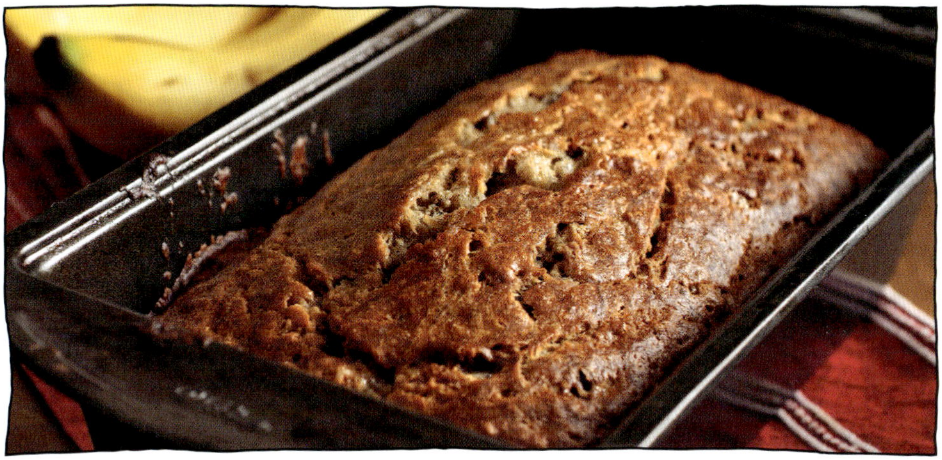

Pro Scheibe
140 kcal, 4 g Eiweiß, 4 g Fett, 20 g Kohlenhydrate, 1 µg Jod, 1 mg Zink, 1 mg Eisen

Zutaten für 1 Kastenform (30 cm lang, ergibt etwa 20 Scheiben)

- 350 g glutenfreie Mehlmischung
- 150 g Quinoamehl
- 50 g Chiasamen
- 1 TL Salz (je nach Bedarf jodreich oder jodarm)
- 50 g Paranusskerne
- 50 g Kürbiskerne
- 1 Würfel frische Hefe
- 450 ml lauwarmes Wasser
- 2 EL Obstessig

Zubereitung

1. Mehle, Chiasamen und Salz in einer Schüssel mischen. Die Paranüsse und die Kürbiskerne fein hacken und unter das Mehl mischen. Die Hefe in dem lauwarmen Wasser unter Rühren auflösen. Die Hefemischung und den Essig zu der Mehl-Nuss-Mischung geben und gut unterkneten.
2. Den Teig sofort (ohne Gehzeit) in die gefettete Kastenform füllen und auf die mittlere Schiene des kalten Backofens schieben. Die Temperatur auf 200 °C einschalten und das Brot etwa 1 Stunde backen.
3. Die Temperatur auf 180 °C herunterschalten und das Brot 10 Minuten weiterbacken. Herausnehmen und auf einem Kuchengitter auskühlen lassen.

JODREICHES FRÜHSTÜCK

Kräuterrührei mit Champignons und Räucherlachs

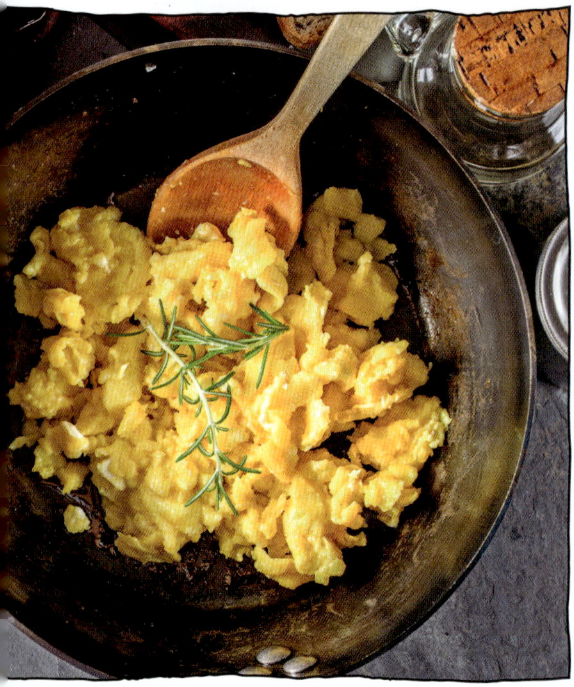

Zutaten

- 250 g Champignons
- 1 Paprikaschote
- 20 g Löwenzahn
- 4 Scheiben Räucherlachs (à 20 g)
- 4 Eier
- 2 EL Milch
- 1 EL gehackte Petersilie
- Jodsalz
- Pfeffer
- 10 g Butter
- 2 Scheiben glutenfreies Körnerbrot (à 40 g)

Pro Portion
410 kcal, 28 g Eiweiß, 22 g Fett, 22 g Kohlenhydrate, 33 µg Jod, 3 mg Zink, 5 mg Eisen

Zubereitung

1. Die Champignons putzen und in Scheiben schneiden. Die Paprika putzen, waschen und in Streifen schneiden. Den Löwenzahn waschen und trocken tupfen. Den Lachs in breite Streifen schneiden.

2. Eier, Milch, Petersilie, Salz und Pfeffer verquirlen. Die Butter in einer beschichteten Pfanne erhitzen und die Champignons darin 3 Minuten braten. Die Eiermasse hineingeben und ein Rührei zubereiten. Dafür die Masse immer wieder zusammenschieben, sobald sie gestockt ist.

3. Das Rührei mit dem Löwenzahn bestreuen. Den Lachs darauf anrichten. Die Paprika und das Brot dazu essen.

Mozzarella-Avocado-Carpaccio

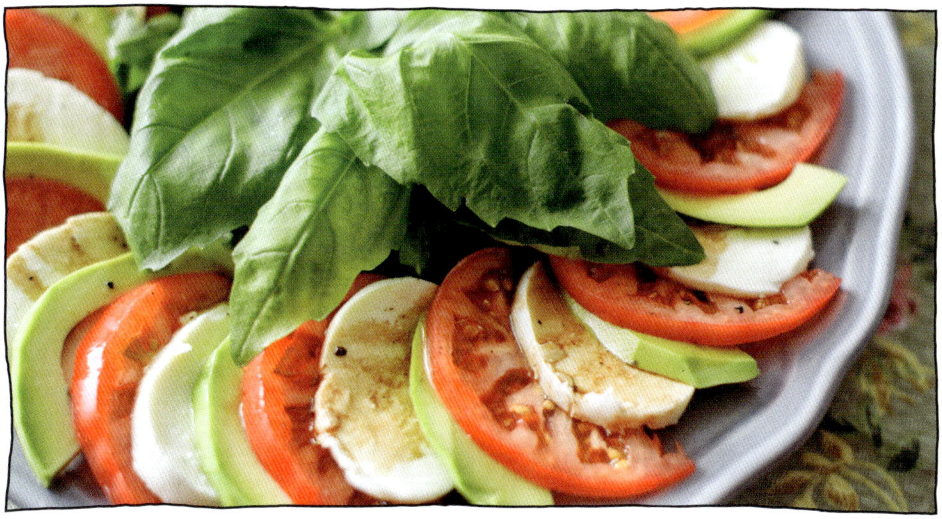

Zutaten

- 1 reife Avocado
- 1 EL Limettensaft
- 250 g Kirschtomaten
- 1 Kugel Mozzarella (125 g Abtropfgewicht)
- 1–2 EL Aceto balsamico
- Jodsalz
- Pfeffer
- 2 EL Olivenöl
- einige Basilikumblättchen
- 30 g Sonnenblumenkerne

Pro Portion
480 kcal, 17 g Eiweiß, 39 g Fett, 13 g Kohlenhydrate, 100 µg Jod, 3 mg Zink, 2 mg Eisen

Zubereitung

1. Die Avocado halbieren, den Kern entfernen, die Hälften schälen und in Spalten schneiden. Mit dem Limettensaft beträufeln. Die Tomaten waschen und in Scheiben schneiden. Den Mozzarella gut abtropfen lassen und in Scheiben schneiden. Alle vorbereiteten Zutaten kreisförmig anrichten.
2. Aceto balsamico, Salz, Pfeffer und Öl verrühren. Abschmecken. Über dem Carpaccio verteilen. Mit dem Basilikum und den Sonnenblumenkernen bestreuen.

Käse-Spinat-Omelett

Zutaten

- 50 g Mozzarella
- 1 Tomate
- 100 g Babyspinat
- 4 Eier
- Jodsalz
- Pfeffer
- 2 TL Rapsöl
- 20 g Paranusskerne
- 2 Scheiben glutenfreies Nussbrot (siehe Seite 173) oder anderes glutenfreies Brot

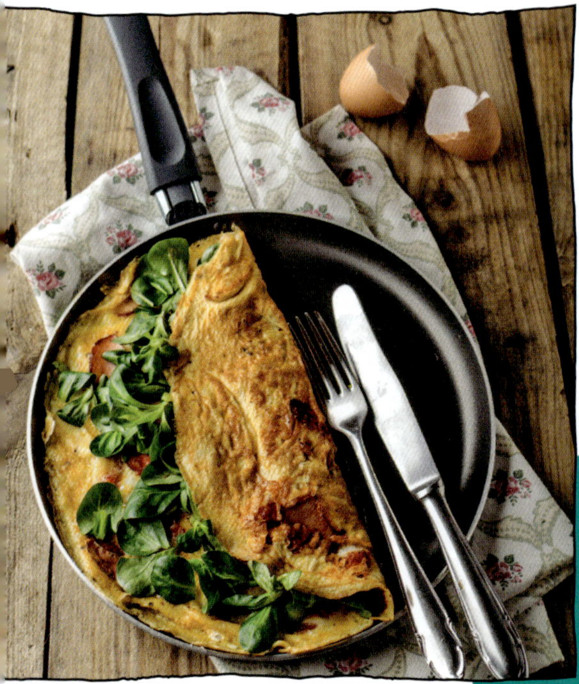

Zubereitung

1. Den Mozzarella in dünne Scheiben schneiden. Die Tomate waschen und in Scheiben schneiden, dabei den Stielansatz entfernen. Den Spinat verlesen, waschen und gut trocken tupfen. Den Spinat grob hacken, einige Blätter zum Anrichten beiseitelegen.
2. Eier, Salz und Pfeffer verquirlen. 1 TL Öl in einer beschichteten Pfanne erhitzen und nacheinander 2 Omeletts backen. Dafür die Hälfte der Eimasse hineingeben und stocken lassen.
3. Die Hälfte des Mozzarellas, der Tomaten und des Spinats daraufgeben und die gestockte Masse zur Mitte hin darüberklappen. Dann das Omelett vorsichtig aus der Pfanne gleiten lassen. Auf die gleiche Art das zweite Omelett zubereiten. Die Paranüsse grob hacken und zusammen mit den übrigen Spinatblättern auf den Omeletts verteilen. Dazu das Brot essen.

Pro Portion
480 kcal, 25 g Eiweiß, 31 g Fett, 24 g Kohlenhydrate, 55 µg Jod, 4 mg Zink, 5 mg Eisen

Kokospuffer mit marinierten Beeren

Zutaten

- 250 g Erdbeeren
- 250 g Himbeeren
- 4 EL Orangensaft
- 1 TL gehackte Zitronenmelisse
- 20 g Gojibeeren
- 4 Eier
- ⅛ l Milch
- 1 Prise Jodsalz
- ½ TL gemahlener Zimt
- Evtl. etwas flüssiges Stevia
- 60 g Kokosmehl
- 30 g Butter
- 20 g Kokosraspeln
- 1–2 EL Agavendicksaft

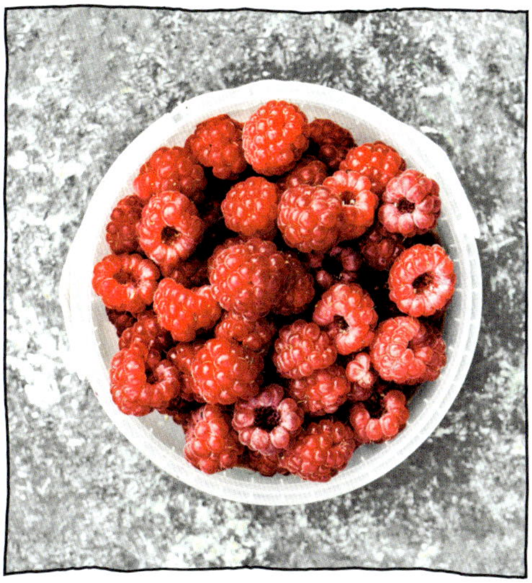

Pro Portion
670 kcal, 26 g Eiweiß, 35 g Fett, 48 g Kohlenhydrate, 26 µg Jod, 3 mg Zink, 4 mg Eisen

Zubereitung

1. Die Erdbeeren waschen, putzen und je nach Größe halbieren oder vierteln. Die Himbeeren verlesen und zu den Erdbeeren geben. Orangensaft, Zitronenmelisse und Gojibeeren untermischen.

2. Die Eier trennen. Das Eiweiß steif schlagen. Eigelb, Milch, Salz, Zimt und eventuell Stevia verrühren. Das Kokosmehl dazugeben und unterrühren. Den Eischnee unterheben. Aus dem Teig mit den Händen vorsichtig kleine Puffer formen, etwas flach drücken und portionsweise in der heißen Butter in einer beschichteten Pfanne etwa 8 Minuten goldbraun backen. Oder den Teig mit einem Esslöffel in die Pfanne geben und etwas flach drücken.

3. Die Puffer mit Kokosraspeln bestreuen, den Ahornsirup darüberträufeln und mit den Beeren servieren.

JODREICHE HAUPTGERICHTE

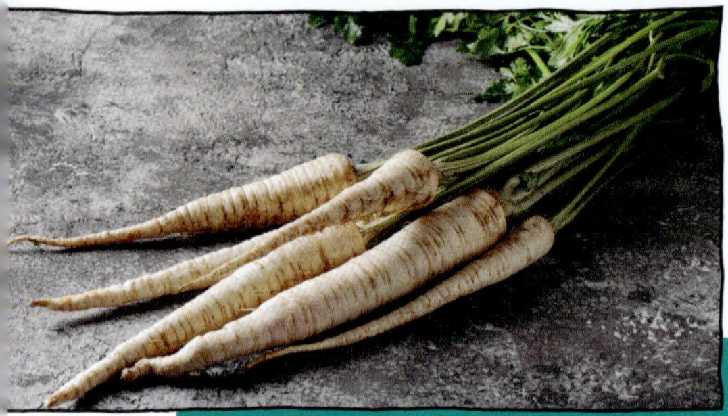

Überbackene Putenmedaillons mit Pastinakenpüree

Pro Portion
670 kcal, 63 g Eiweiß, 29 g Fett, 35 g Kohlenhydrate, 71 µg Jod, 7 mg Zink, 5 mg Eisen

Zutaten

Für das Püree:

- 250 g mehligkochende Kartoffeln
- 250 g Pastinaken
- Jodsalz
- 5 EL heiße Milch
- 20 g Butter
- Pfeffer
- 1 EL Zitronensaft
- 2 EL gehackte Petersilie
- 30 g Sonnenblumenkerne

Für die Schnitzel:

- 2 Putenschnitzel (à 200 g)
- Jodsalz
- Pfeffer
- 1 EL Olivenöl
- 1 Tomate
- 75 g Mozzarella
- 4 Basilikumblättchen

Zubereitung

1. Für das Püree die Kartoffeln schälen, waschen und die Pastinaken schälen. Beides in Stücke schneiden und in gesalzenem Wasser etwa 20 Minuten kochen.
2. Für die Schnitzel das Fleisch waschen, trocken tupfen und mit Salz und Pfeffer würzen. Das Öl in einer beschichteten Pfanne erhitzen und die Schnitzel darin auf jeder Seite 3 bis 4 Minuten braten. Die Tomate waschen und in Scheiben schneiden, dabei den Stielansatz entfernen. Den Mozzarella ebenfalls in Scheiben schneiden. Die Schnitzel mit Tomaten, Basilikum und Mozzarella belegen und zugedeckt etwa 4 Minuten schmelzen lassen.
3. Die Kartoffel-Pastinaken-Mischung abgießen, das Kochwasser auffangen und die Masse grob zerdrücken. Die heiße Milch und etwas Kochwasser untermischen, bis die gewünschte Konsistenz erreicht ist. Die Butter unterrühren und das Püree mit Pfeffer, Salz und Zitronensaft abschmecken. Mit der Petersilie und den Sonnenblumenkernen bestreuen.

Garnelen-Quinoa-Pfanne mit Fenchel

Zutaten

- 300 g tiefgefrorene Garnelen (gekocht, ohne Schale)
- 100 g Quinoa
- Jodsalz
- 1 große Fenchelknolle
- 2 Paprikaschoten
- 2 Lauchzwiebeln
- 2 EL Rapsöl
- Pfeffer
- ½ TL Curry
- 100 ml Brühe
- ½ Bund Petersilie
- abgeriebene Schale von ½ unbehandelten Zitrone
- 20 g Pinienkerne

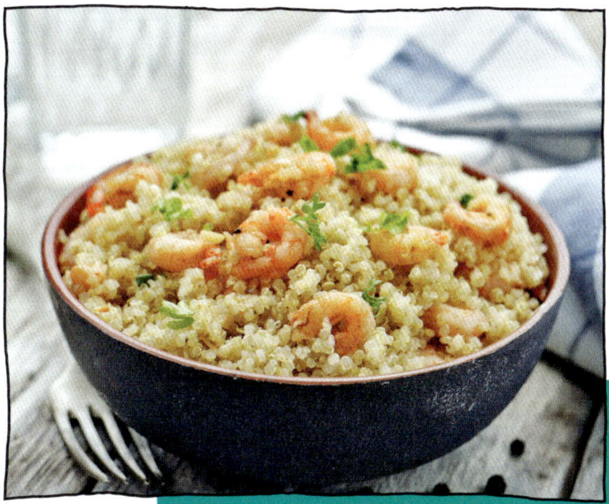

Pro Portion
580 kcal, 41 g Eiweiß, 22 g Fett, 46 g Kohlenhydrate, 147 µg Jod, 6 mg Zink, 5 mg Eisen

Zubereitung

1. Die Garnelen nach Packungsanweisung auftauen lassen. Mit kaltem Wasser abspülen, trocken tupfen. Die Garnelen auf der Rückenseite einschneiden und den Darm entfernen.
2. Die Quinoa in gesalzenem Wasser nach Packungsanweisung garen.
3. Die Fenchelknolle putzen, waschen und in feine Streifen schneiden. Die Paprikaschoten putzen, waschen und in dünne Streifen schneiden. Die Lauchzwiebeln putzen, waschen und in feine Ringe schneiden.
4. In einer beschichteten Pfanne 1 EL Öl erhitzen und die Garnelen darin etwa 3 Minuten braten. Herausnehmen. Das restliche Öl in die Pfanne geben, den Fenchel und die Paprika dazugeben, andünsten. Mit Salz, Pfeffer und Curry würzen. Die Lauchzwiebeln zufügen und kurz mitdünsten. Mit der Brühe ablöschen und etwa 10 Minuten garen.
5. Die Petersilie waschen, trocken tupfen und grob hacken. Die Zitronenschale dazugeben. Die Garnelen unter das Gemüse mischen und kurz erwärmen. Quinoa untermischen, abschmecken. Mit der Petersilienmischung und den Pinienkernen bestreuen.

Spargel-Radicchio-Salat mit Ei

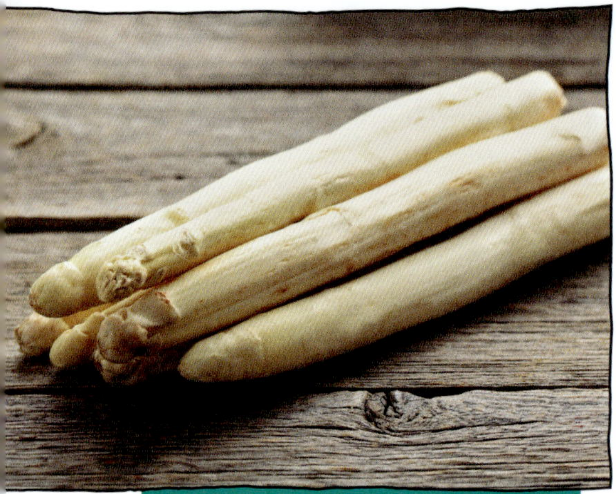

Pro Portion
490 kcal, 26 g Eiweiß, 37 g Fett, 10 g Kohlenhydrate, 37 µg Jod, 4 mg Zink, 5 mg Eisen

Zutaten

- 500 g weißer Spargel
- Jodsalz
- 100 g Zuckerschoten
- 4 Eier
- 75 g Radicchio
- 30 g getrocknete Tomaten
- 3 EL Weißweinessig
- 2 EL Gemüsebrühe
- 2 EL gehacktes Basilikum
- Pfeffer
- 2 EL Rapsöl
- 30 g gehobelter Parmesankäse
- 20 g Paranusskerne
- 20 g gehackte Mandeln

Zubereitung

1. Den Spargel waschen, schälen und die Enden abschneiden. In Stücke schneiden und in gesalzenem Wasser 8 bis 10 Minuten kochen.
2. Die Zuckerschoten putzen, waschen und je nach Größe halbieren. In gesalzenem Wasser etwa 5 Minuten garen. Die Eier hart kochen. Den Radicchio putzen, waschen und in Streifen schneiden. Die Tomaten ebenfalls in Streifen schneiden.
3. Den Spargel und die Zuckerschoten abgießen, gut abtropfen lassen und in eine Schüssel geben. Die Tomaten dazugeben. Essig, Brühe, Basilikum, Salz, Pfeffer und Öl verrühren. Über den Salat geben. Den Radicchio untermischen.
4. Die Eier pellen und vierteln. Den Salat mit Parmesankäse, Nüssen und Mandeln bestreuen und die Eier darauf anrichten.

Thunfischsalat mit roten Linsen

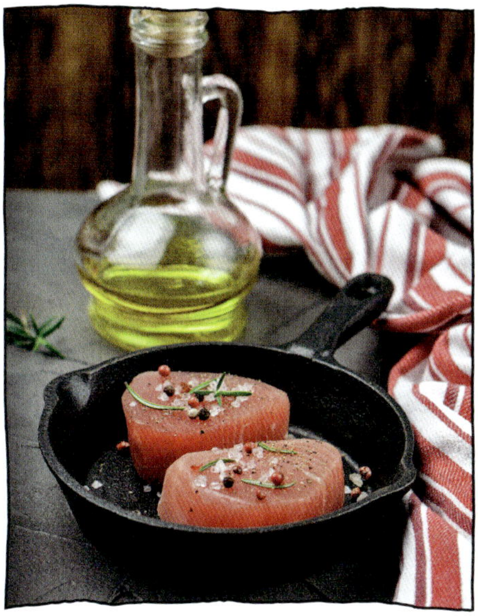

Zutaten

- 75 g rote Linsen
- Jodsalz
- 1 Paprikaschote
- 2 Lauchzwiebeln
- 200 g Staudensellerie
- 1 TL Kapern
- 30 g grüne entsteinte Oliven
- ½ Bund Basilikum
- 2 EL Brühe
- 2 EL Weißweinessig
- Pfeffer
- 1 TL Senf
- 3 EL Olivenöl
- 30 g Sonnenblumenkerne
- 300 g Thunfischfilet

Zubereitung

1. Die Linsen in gesalzenem Wasser nach Packungsanweisung kochen.
2. Die Paprikaschote und die Lauchzwiebeln putzen, waschen und in kleine Stücke schneiden. Den Staudensellerie putzen, waschen und in dünne Scheiben schneiden. Alle vorbereiteten Zutaten mischen. Die Kapern und die Oliven dazugeben.
3. Das Basilikum waschen, trocken tupfen und grob hacken. Basilikum, Brühe, Essig, Salz, Pfeffer, Senf und 2 EL Öl mit einem Stabmixer fein pürieren. Abschmecken. Das Dressing und das Basilikum über den Salat geben und untermischen. Mit den Sonnenblumenkernen bestreuen.
4. Das Thunfischfilet waschen, trocken tupfen und in 2 gleich große Stücke schneiden. Das restliche Öl erhitzen und den Thunfisch darin 1–2 Minuten braten. Mit Salz und Pfeffer würzen. Auf dem Salat anrichten.

Pro Portion

760 kcal, 49 g Eiweiß, 46 g Fett, 33 g Kohlenhydrate, 79 µg Jod, 2 mg Zink, 4 mg Eisen

Gebratene Schollenfilets mit Spinat und Quinoapuffer

Pro Portion
630 kcal, 59 g Eiweiß, 29 g Fett, 28 g Kohlenhydrate, 200 µg Jod, 5 mg Zink, 11 mg Eisen

Zutaten

Für die Quinoapuffer:

- 75 g Quinoa
- Jodsalz
- 1 Knoblauchzehe
- 1 Ei
- 2 TL geriebener Parmesankäse
- Pfeffer
- 1 EL Rapsöl

Für den Fisch:

- 4 Schollenfilets (à ca. 100 g)
- Jodsalz
- 1 EL Zitronensaft
- Pfeffer
- 1 EL Rapsöl
- 100 g Nordseekrabbenfleisch
- 1 EL gehackter Dill

Für den Spinat:

- 400 g Blattspinat
- 1 Knoblauchzehe
- 10 g Butter
- 2 EL Sahne
- Jodsalz
- Pfeffer
- frisch geriebene Muskatnuss

Zubereitung

1. Die Quinoa in gesalzenem Wasser nach Packungsanweisung garen. In eine Schüssel geben und auskühlen lassen.
2. Die Knoblauchzehe schälen und auspressen. Das Ei und den Parmesankäse zufügen und alles gut vermischen. Mit Salz und Pfeffer abschmecken.
3. Die Schollenfilets waschen, trocken tupfen und mit Salz und Pfeffer würzen. Mit Zitronensaft beträufeln.
4. Den Spinat verlesen, putzen, waschen und abtropfen lassen. Den Knoblauch schälen, fein würfeln und in der heißen Butter andünsten. Den Spinat dazugeben und etwa 3 Minuten dünsten. Die Sahne unter den Spinat mischen. Mit Salz, Pfeffer und Muskat abschmecken.
5. Für die Puffer das Öl in einer beschichteten Pfanne erhitzen. Die Quinoa-Masse vorsichtig portionsweise mit einem Esslöffel in das heiße Fett geben, etwas flach drücken und von einer Seite etwa 4 Minuten braten. Wenden und bei geringer Hitze weitere 3 Minuten braten.
6. Die Schollenfilets im heißen Öl etwa 5 Minuten braten. Die Krabben mit dem Dill mischen und zum Servieren auf die Fischfilets geben. Alles anrichten.

Schellfisch mit Petersiliensauce

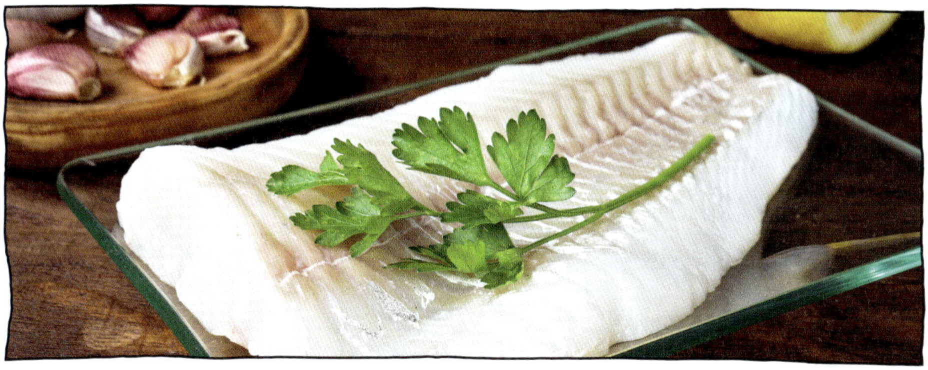

Zutaten

- 750 g Schellfisch am Stück
- 400 ml Fischfond oder Wasser
- 100 ml Weißwein
- 1 Lorbeerblatt
- 1 TL schwarze Pfefferkörner
- Jodsalz
- 1 Bund Petersilie
- 1 Becher Vollmilchjoghurt (150 g)
- 1 EL abgeriebene unbehandelte Zitronenschale
- Pfeffer
- 500 g Porree
- 20 g Butter
- 2–3 EL Brühe
- Muskatnuss

Pro Portion
350 kcal, 47 g Eiweiß, 13 g Fett, 9 g Kohlenhydrate, 330 µg Jod, 1 mg Zink, 3 mg Eisen

Zubereitung

1. Den Schellfisch waschen, trocken tupfen und die Flossen abschneiden. Fischfond oder Wasser, Wein, Lorbeerblatt, Pfefferkörner und Salz aufkochen. Den Fisch hineingeben und bei geringer Hitze etwa 20 Minuten gar ziehen lassen.

2. Die Petersilie waschen, trocken tupfen und die Blättchen fein hacken. Joghurt, Petersilie und Zitronenschale verrühren. Mit Salz und Pfeffer abschmecken.

3. Den Porree putzen, waschen und in Ringe schneiden. Die Butter erhitzen, den Porree dazugeben und etwa 8 Minuten dünsten. Zwischendurch die Brühe dazugeben. Mit Salz und Muskatnuss abschmecken.

4. Den Fisch herausnehmen, abtropfen lassen und auf eine Platte geben. Die Petersiliensauce und den Porree dazu reichen.

Kartoffel-Pilz-Tortilla

Pro Portion
550 kcal, 29 g Eiweiß, 28 g Fett, 38 g Kohlenhydrate, 90 µg Jod, 5 mg Zink, 6 mg Eisen

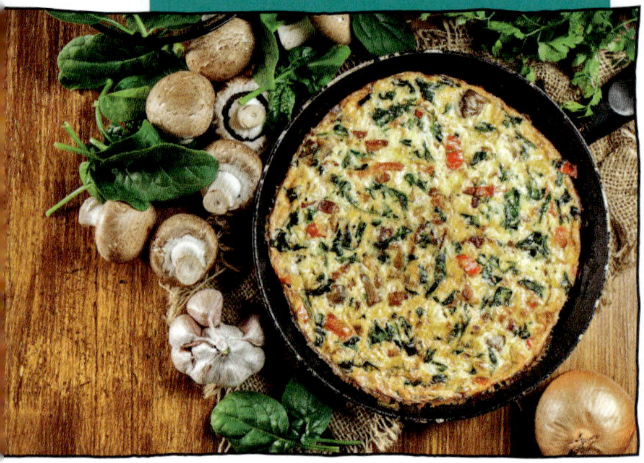

Zutaten

- 10 g getrocknete Steinpilze
- 500 g vorwiegend festkochende Kartoffeln
- 2 EL Rapsöl
- Jodsalz
- Pfeffer
- 250 g Champignons
- 2 Lauchzwiebeln
- 1 Knoblauchzehe
- 75 g Mozzarella
- 4 Eier
- 1 EL gehackter Thymian
- 1 Tomate
- 30 g Radicchio oder Babyspinat

Zubereitung

1. Die Steinpilze in 4 EL heißem Wasser einweichen. Die Kartoffeln schälen, waschen und in Würfel schneiden. 1 EL Öl in einer beschichteten Pfanne erhitzen und die Kartoffeln darin unter wenden etwa 15 Minuten gar braten. Mit Salz und Pfeffer würzen.

2. Die Champignons putzen und in Scheiben schneiden. Die Lauchzwiebeln putzen, waschen und in Ringe schneiden. Die Knoblauchzehe schälen und hacken. Den Mozzarella fein würfeln. Eier, Thymian, Salz und Pfeffer verquirlen. Abschmecken.

3. Die Kartoffeln auf einen Teller geben. Die Steinpilze abtropfen lassen und eventuell kleiner hacken. Das restliche Öl in der Pfanne erhitzen. Champignons, Lauchzwiebeln und Steinpilze darin 3 Minuten braten. Die Einweichflüssigkeit zufügen und verdampfen lassen. Die Kartoffeln untermischen. Die Eiermasse und den Käse darüber verteilen und bei geringer Hitze zugedeckt 10 bis 15 Minuten stocken lassen.

4. Die Tomate waschen und würfeln. Den Radicchio oder Spinat putzen, waschen und in feine Streifen schneiden. Die Tortilla auf eine Platte stürzen und mit Tomate und Radicchio bestreuen.

Würziges Garnelencurry mit Sprossen

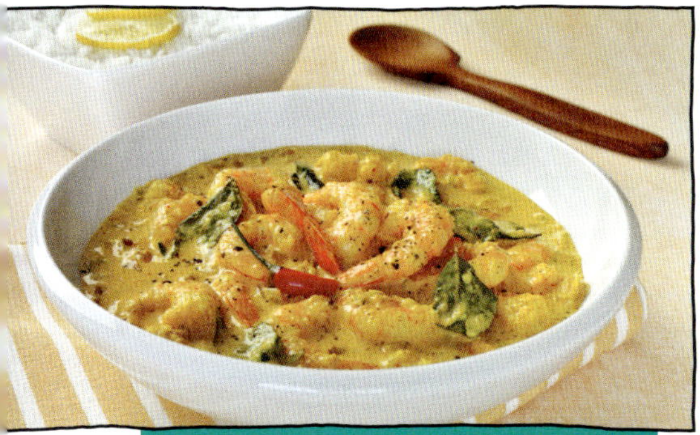

Pro Portion
680 kcal, 38 g Eiweiß, 33 g Fett, 54 g Kohlenhydrate, 153 µg Jod, 12 mg Zink, 4 mg Eisen

Zutaten

- 300 g tiefgefrorene Garnelen (gekocht, ohne Schale)
- 100 g Mungobohnensprossen
- 250 g Möhren
- 1 Paprikaschote
- 1 Stange Porree
- 1 Stück Ingwer (20 g)
- 1 Chilischote
- 100 g Wildreismischung
- Jodsalz
- 2 EL Rapsöl
- 1 TL Currypaste
- Pfeffer
- 1 TL gemahlener Kurkuma
- 200 ml ungesüßte Kokosmilch
- 100 ml Brühe
- ½ Bund Koriander oder Petersilie

Zubereitung

1. Die Garnelen nach Packungsanweisung auftauen lassen. Mit kaltem Wasser abspülen, trocken tupfen, auf der Rückenseite einschneiden und den Darm entfernen.
2. Die Sprossen waschen und abtropfen lassen. Möhren putzen, schälen und in Scheiben schneiden. Die Paprikaschote putzen, waschen und in Streifen schneiden. Den Porree putzen, waschen und in Ringe schneiden. Ingwer schälen und fein würfeln. Die Chilischote längs halbieren, nach Wunsch entkernen, waschen und hacken.
3. Die Wildreismischung nach Packungsanweisung in gesalzenem Wasser zubereiten.
4. In einer beschichteten Pfanne 1 EL Öl erhitzen und die Garnelen darin etwa 3 Minuten braten. Herausnehmen. Das restliche Öl in die Pfanne geben, Chili, Ingwer und Currypaste darin kurz andünsten. Möhren, Paprika und Porree dazugeben. Mit Kurkuma, Salz und Pfeffer würzen. Mit Kokosmilch und der Brühe ablöschen und etwa 8 Minuten garen.
5. Die Sprossen untermischen und weitere 5 Minuten garen. Die Garnelen dazugeben und erhitzen. Das Curry mit Salz und Pfeffer abschmecken. Den Koriander oder die Petersilie waschen, trocken tupfen und die Blättchen über das Curry streuen. Den Reis dazu servieren.

JODARMES FRÜHSTÜCK

Apfel-Amaranth-Porridge

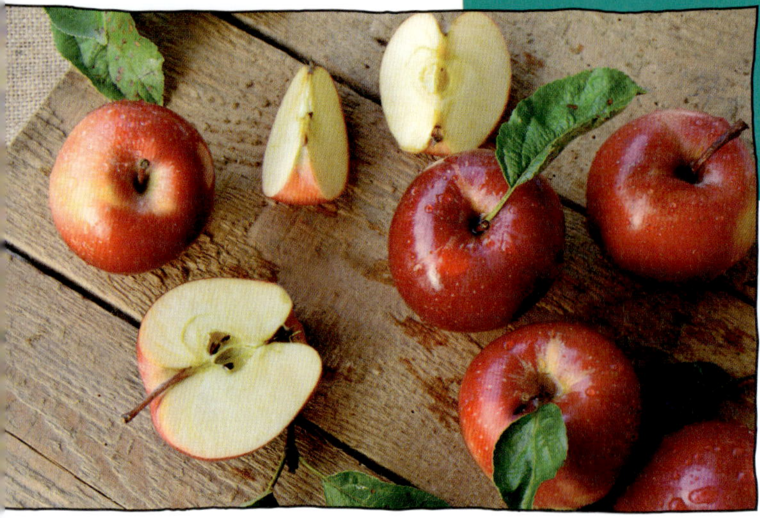

Pro Portion
610 kcal, 13 g Eiweiß, 27 g Fett, 71 g Kohlenhydrate, 3 µg Jod, 3 mg Zink, 6 mg Eisen

Tipp
Wer es gerne cremiger mag, gibt als Topping noch Vollmilchjoghurt darauf.

Zutaten

- 125 g Amaranth
- ⅛ l Wasser
- ⅛ l Kokosmilch
- 1 großer Apfel
- 30 g Rosinen
- 20 g gehackte Mandeln
- ½ TL Bourbonvanille-Pulver
- 1 Prise Zimt
- 30 g Kokosraspeln

Zubereitung

1. Amaranth, Wasser und Kokosmilch in einem Topf aufkochen und bei geringer Hitze etwa 20 Minuten ausquellen lassen. In eine Schüssel füllen.
2. Den Apfel waschen, vierteln, entkernen und würfeln. Apfel, Rosinen und Mandeln unter den Amaranth mischen. Mit Vanillepulver und Zimt abschmecken.
3. Die Kokosraspeln in einer beschichteten Pfanne goldbraun rösten. Das Porridge damit bestreuen.

Zimtquark mit Beeren und Kokos

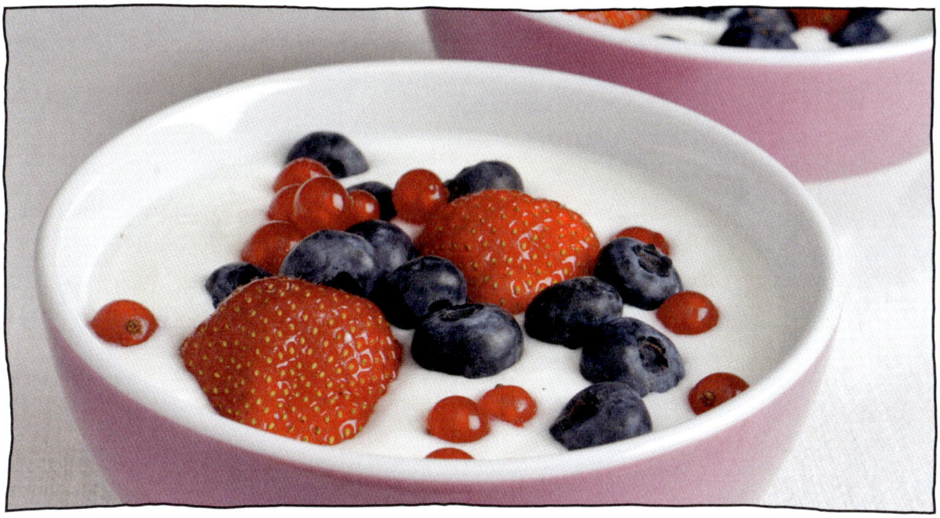

Zutaten

- 125 g rote Johannisbeeren
- 125 g Heidelbeeren
- 250 g Erdbeeren
- 40 g getrocknete Gojibeeren
- 300 g Speisequark
- 150 g Vollmilchjoghurt
- 2 EL Cranberrysaft
- 1 TL gemahlener Zimt
- Nach Wunsch 1–2 TL Honig
- 20 g Kokosraspeln
- 20 g Mandelblättchen
- 30 g Zartbitter-Schokolade (80 % Kakao)

Pro Portion
560 kcal, 29 g Eiweiß, 24 g Fett, 44 g Kohlenhydrate, 23 µg Jod, 2 mg Zink, 5 mg Eisen

Zubereitung

1. Die Johannisbeeren waschen und die Beeren von den Rispen abstreifen. Die Heidelbeeren verlesen, waschen, die Erdbeeren waschen, putzen und je nach Größe halbieren oder vierteln. Beides mischen. Die Gojibeeren dazugeben.
2. Quark, Joghurt, Cranbeerysaft und Zimt verrühren. Die Beeren unterheben. Nach Wunsch mit Honig abschmecken.
3. Die Kokosraspeln und Mandelblättchen in einer beschichteten Pfanne goldbraun rösten. Herausnehmen und abkühlen lassen. Die Schokolade raspeln. Die Quarkspeise mit der Kokosmischung und Schokolade bestreuen.

Exotischer Obstsalat mit Amaranth

Zutaten

- 1 Papaya
- 1 leicht unreife Banane
- 1 reife Mango
- 20 g Rosinen
- 300 g griechischer Joghurt
- 2 EL Pink-Grapefruit-Saft
- 1 TL gehackte Zitronenmelisse
- 1 TL Ahornsirup
- 30 g Paranusskerne
- 20 g gepuffter Amaranth

Pro Portion

540 kcal, 11 g Eiweiß, 27 g Fett, 57 g Kohlenhydrate, 17 µg Jod, 2 mg Zink, 3 mg Eisen

Zubereitung

1. Die Papaya halbieren, entkernen, schälen und in Würfel schneiden. Die Banane pellen und in Scheiben schneiden. Die Mango aufrecht stellen und das Fruchtfleisch an beiden Seiten vom Kern abschneiden. Schälen und ebenfalls in Würfel schneiden. Alle Früchte und Rosinen mischen.
2. Joghurt, Grapefruitsaft und Ahornsirup verrühren und über das Obst geben. Paranüsse grob hacken und mit dem Amaranth über dem Salat verteilen.

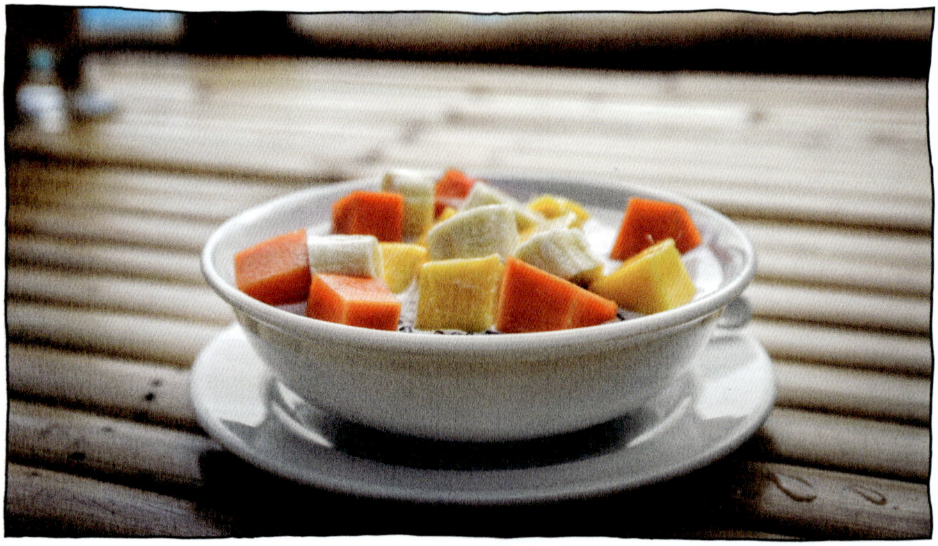

Putenbrustsandwich mit Frischkäse

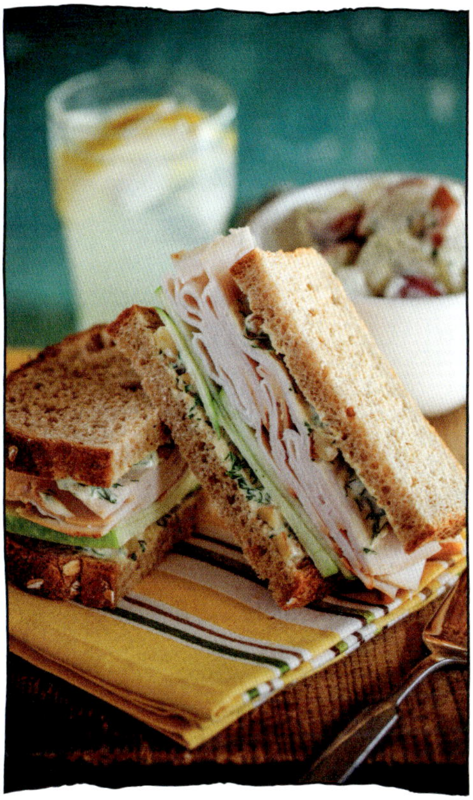

Zutaten

- 2 getrocknete Tomaten
- 60 g Frischkäse (45 % Fett i. Tr.)
- 1 Bund Radieschen
- 250 g Salatgurke
- 2 Blätter Endiviensalat
- 4 Scheiben glutenfreies Nussbrot (siehe Seite 173) oder anderes glutenfreies Brot
- 4 Scheiben geräucherte Putenbrust (à 30 g)
- Pfeffer

Pro Portion
430 kcal, 27 g Eiweiß, 12 g Fett, 45 g Kohlenhydrate, 12 µg Jod, 2 mg Zink, 3 mg Eisen

Zubereitung

1. Die Tomaten in feine Würfel schneiden und unter den Frischkäse rühren. Die Radieschen putzen, waschen und in Scheiben schneiden. Die Gurke schälen und ebenfalls in Scheiben schneiden. Die Salatblätter waschen und trocken tupfen.
2. Die Brotscheiben mit dem Frischkäse bestreichen. Auf 2 Scheiben jeweils 1 Salatblatt, Putenbrust, einige Radieschen- und Gurkenscheiben legen. Mit Pfeffer würzen. Eine Brotscheibe daraufgeben und etwas andrücken. Das restliche Gemüse dazu essen.

JODARME HAUPTGERICHTE

Couscoussalat mit Tomaten und Avocado

Zutaten

- 125 g Couscous
- Salz
- 400 g Tomaten
- 1 Avocado (ca. 250 g)
- 50 g Endiviensalat
- 2–3 EL Zitronensaft
- 1 EL Brühe
- Pfeffer
- 2 EL Rapsöl
- 2 EL gehackte Petersilie
- 30 g Paranusskerne

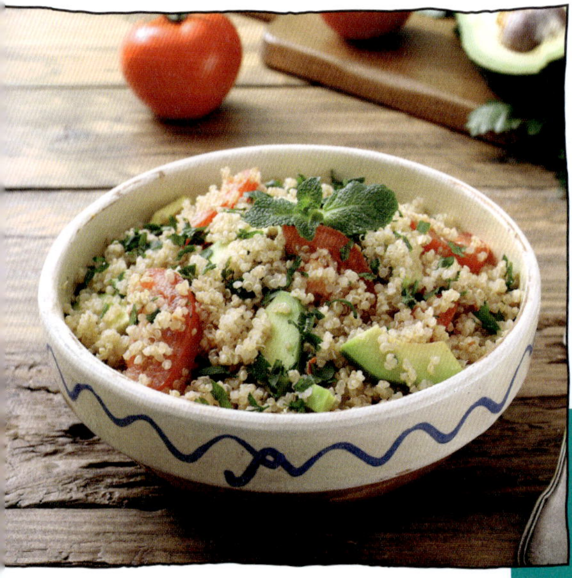

Zubereitung

1. Den Couscous in gesalzenem Wasser nach Packungsanweisung quellen lassen. In eine Schüssel geben, mit einer Gabel auflockern und abkühlen lassen.

2. Die Tomaten waschen und in Würfel schneiden, dabei die Stielansätze entfernen. Die Avocado schälen, halbieren, den Kern entfernen und würfeln. Den Endiviensalat waschen, trocken tupfen und in Streifen schneiden. Die vorbereiteten Zutaten zu dem Couscous geben.

3. Zitronensaft, Brühe, Salz, Pfeffer und Öl verrühren und über den Salat geben. Die Petersilie zufügen und alles gut vermischen. Abschmecken. Den Salat etwa 30 Minuten durchziehen lassen. Die Paranüsse grob hacken und darüberstreuen.

Pro Portion
600 kcal, 14 g Eiweiß, 34 g Fett, 53 g Kohlenhydrate, 9 µg Jod, 3 mg Zink, 4 mg Eisen

Lachsfilet auf mediterrane Art

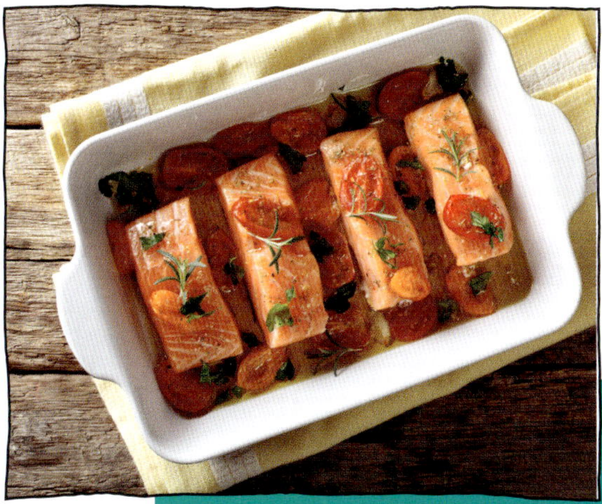

Zutaten

- 400 g Lachsfilet ohne Haut
- Salz
- Pfeffer
- 1 EL Orangensaft
- 500 g Kirschtomaten
- 2 Knoblauchzehen
- 2 TL kleine Kapern
- 30 g schwarze Oliven in Scheiben
- 1 EL Olivenöl
- 125 g Vollkornreis
- 50 g Rucola
- 20 g Sonnenblumenkerne

Pro Portion
770 kcal, 51 g Eiweiß, 30 g Fett, 59 g Kohlenhydrate, 17 µg Jod, 2 mg Zink, 5 mg Eisen

Zubereitung

1. Den Backofen auf 200 °C vorheizen. Das Lachsfilet waschen, trocken tupfen und in 4 Stücke schneiden. Mit Salz und Pfeffer würzen und mit dem Orangensaft beträufeln.

2. Die Tomaten waschen und je nach Größe halbieren oder vierteln. Die Knoblauchzehen schälen und in Scheiben schneiden. Tomaten, Kapern, Knoblauch und Oliven in einer Auflaufform mischen. Mit Salz und Pfeffer würzen. Den Lachs darauflegen. Das Olivenöl darüber verteilen. Im Backofen etwa 15 Minuten garen.

3. Den Reis in gesalzenem Wasser nach Packungsanweisung garen.

4. Den Rucola verlesen, waschen, trocken tupfen und grob hacken. Den Lachs aus dem Ofen nehmen und mit dem Rucola und den Sonnenblumenkernen bestreuen. Den Reis dazu reichen.

Hähnchenbrustfilet mit Linsen-Möhren-Gemüse

Zutaten

- 2 Hähnchenbrustfilets (à 200 g)
- 1 Chilischote
- abgeriebene Schale und Saft von ½ unbehandelten Limette
- 2 EL Rapsöl (zum Beispiel gewürzt mit Knoblauch)
- Salz
- Pfeffer
- 150 g rote Linsen
- 200 g Möhren
- 1 Stange Porree
- 1 Schalotte
- ⅛ l Brühe
- 20 g Paranusskerne
- 1 EL gehackte Petersilie
- 1 EL Aceto balsamico

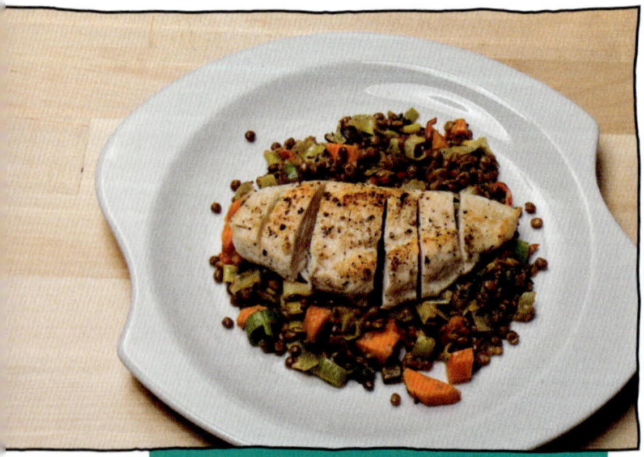

Pro Portion
700 kcal, 71 g Eiweiß, 22 g Fett, 50 g Kohlenhydrate, 8 µg Jod, 3 mg Zink, 3 mg Eisen

Zubereitung

1. Das Hähnchenbrustfilet waschen, trocken tupfen und in eine Schale legen. Die Chilischote längs halbieren, nach Wunsch entkernen, waschen und fein schneiden. Chili, Limettenschale und -saft, 1 EL Öl, Salz und Pfeffer verrühren und über das Fleisch geben. Abgedeckt etwa 30 Minuten marinieren.
2. Die roten Linsen in gesalzenem Wasser nach Packungsanweisung garen. Abgießen und abtropfen lassen.
3. Die Hähnchenbrustfilets aus der Marinade nehmen, abtropfen lassen und in einer Grillpfanne etwa 10 Minuten braten.
4. Die Möhren putzen, waschen und in kleine Stücke schneiden. Den Porree putzen, waschen und in dünne Ringe schneiden. Die Zwiebel schälen, fein würfeln und im restlichen heißen Öl andünsten. Das Gemüse dazugeben und andünsten. Mit der Brühe ablöschen und etwa 5 Minuten dünsten.
5. Die Paranüsse grob hacken. Die Linsen unter das Gemüse mischen und erhitzen. Die Petersilie und die Nüsse untermischen. Mit Aceto balsamico, Salz und Pfeffer abschmecken. Die Hähnchenbrust darauf anrichten.

Tofu mit Nusskruste und Kräuterbohnen

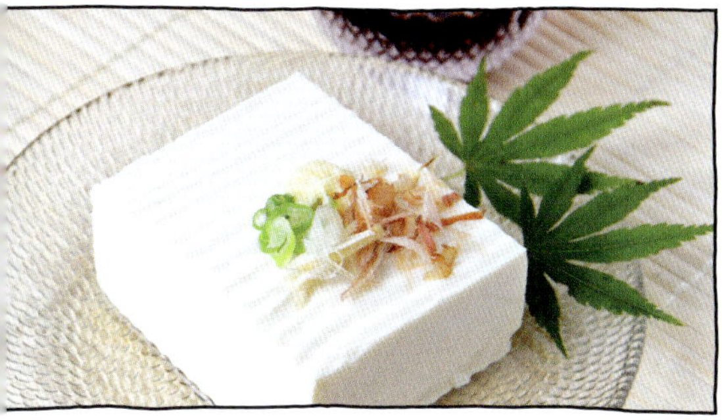

Zutaten

- 300 g Tofu
- 1 Knoblauchzehe
- 2 EL Olivenöl
- 2 EL Limettensaft
- getrockneter Majoran
- 250 g grüne Bohnen
- Salz
- 1 kleine Dose weiße Bohnen (240 g Abtropfgewicht)
- 4 getrocknete Tomaten
- 1 rote Zwiebel
- 4 EL passierte Tomaten
- 2 EL Gemüsebrühe
- Pfeffer
- 2 EL gehackte Petersilie
- 20 g Paranüsse
- 20 g gehackte Mandeln

Pro Portion
550 kcal, 36 g Eiweiß, 32 g Fett, 26 g Kohlenhydrate, 16 µg Jod, 4 mg Zink, 8 mg Eisen

Zubereitung

1. Den Tofu in Scheiben schneiden. Die Knoblauchzehe schälen und hacken. 1 EL Öl, den Limettensaft, ½ TL Majoran und Knoblauch verrühren, über den Tofu geben und abgedeckt etwa 45 Minuten marinieren.

2. Die grünen Bohnen putzen, waschen und in gesalzenem Wasser etwa 15 Minuten kochen. Die weißen Bohnen in ein Sieb geben, mit kaltem Wasser abspülen und gut abtropfen lassen.

3. Die getrockneten Tomaten in Streifen schneiden. Die Zwiebel schälen, fein würfeln und im restlichen heißen Öl andünsten. Die Tomaten dazugeben und kurz mitdünsten. Passierte Tomaten, Brühe und weiße Bohnen zugeben und erhitzen. Die grünen Bohnen abgießen, abtropfen lassen und untermischen. Mit Salz, Pfeffer und Majoran abschmecken. Die Petersilie unterheben.

4. Den Tofu aus der Marinade nehmen und in einer beschichteten Pfanne etwa 4 Minuten braten. Die Paranüsse hacken, mit den Mandeln mischen und den Tofu damit bestreuen. Mit dem Gemüse anrichten.

Feldsalat mit Rote Bete und Knuspertopping

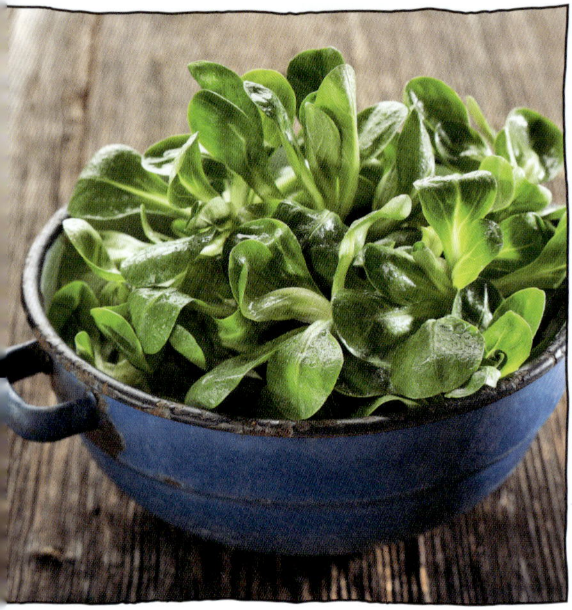

Zutaten

- 250 g festkochende Kartoffeln
- 500 g gegarte Rote Bete (vakuumverpackt)
- 1 Schalotte
- 1 Knoblauchzehe
- 2 EL Zitronensaft
- Salz
- Pfeffer
- 2 EL Rapsöl
- 75 g Feldsalat
- 1 kleiner Apfel
- 1–2 TL Aecto Balsamico
- 30 g Sonnenblumenkerne
- 200 g geräucherte Forellenfilets

Zubereitung

1. Die Kartoffeln waschen und mit Schale etwa 20 Minuten kochen. Abgießen, abdämpfen lassen und pellen. Abkühlen lassen.
2. Die Rote Bete in dünne Scheiben schneiden. Die Schalotte und die Knoblauchzehe schälen, fein würfeln und zur Roten Bete geben. Zitronensaft, Salz, Pfeffer und 1 EL Öl verrühren, darübergeben und etwa 2 Stunden durchziehen lassen.
3. Den Feldsalat verlesen, waschen und abtropfen lassen. Den Apfel waschen, vierteln, entkernen und in dünne Spalten schneiden. Den Feldsalat und den Apfel unter die Rote Bete mischen. Mit Aecto Balsamico, Salz und Pfeffer abschmecken.
4. Die Kartoffeln in Würfel schneiden und im restlichen heißen Öl etwa 5 Minuten goldbraun braten. Mit Salz und Pfeffer würzen. Die Sonnenblumenkerne dazugeben und kurz rösten. Herausnehmen und auf dem Salat verteilen. Die Forellenfilets dazu essen.

Pro Portion

510 kcal, 31 g Eiweiß, 17 g Fett, 51 g Kohlenhydrate, 24 µg Jod, 3 mg Zink, 5 mg Eisen

Artischockensalat mit Putenbrust

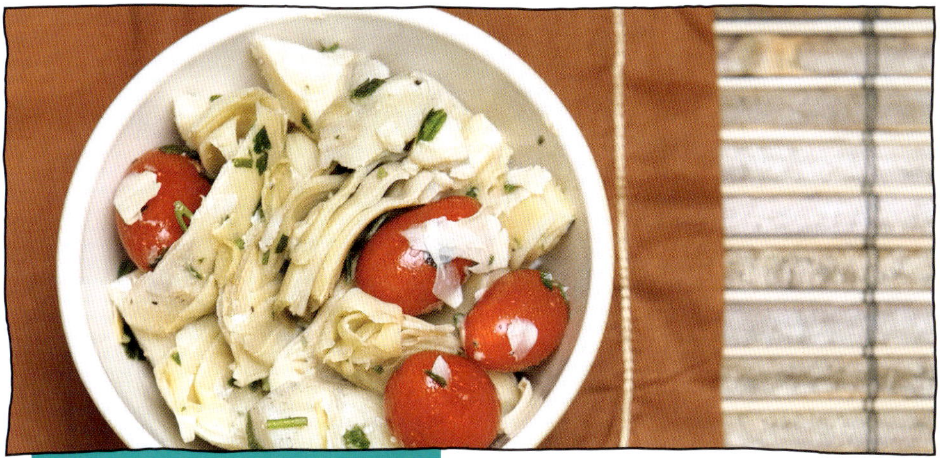

Pro Portion
620 kcal, 43 g Eiweiß, 30 g Fett, 34 g Kohlenhydrate, 9 µg Jod, 5 mg Zink, 6 mg Eisen

Zutaten

- 75 g Amaranth
- Salz
- 250 g Putenbrustfilet
- Pfeffer
- Chiliflocken
- 3 EL Rapsöl
- 1 Dose Artischockenherzen (240 g Abtropfgewicht)
- 250 g Kirschtomaten
- 1 Fenchelknolle
- ½ Bund Petersilie
- 2 EL Weißweinessig
- 1–2 EL Brühe
- 30 g Paranusskerne

Zubereitung

1. Amaranth in gesalzenem Wasser nach Packungsanweisung garen. Abkühlen lassen.
2. Das Putenbrustfilet waschen, trocken tupfen und würfeln. Mit Salz, Pfeffer und Chili würzen. In 1 EL heißem Öl 3–4 Minuten braten. Herausnehmen.
3. Die Artischocken abtropfen lassen und in Stücke schneiden. Die Tomaten waschen und halbieren. Den Fenchel putzen, waschen und in feine Streifen schneiden. Alle vorbereiteten Zutaten mischen. Die Petersilie waschen, trocken tupfen und grob hacken. Essig, Brühe, Salz, Pfeffer und restliches Öl verrühren. Abschmecken. Das Dressing und die Petersilie über den Salat geben und vermischen. Mit den Paranüssen bestreuen.

Lammfilet mit Auberginen-Zucchini-Gemüse

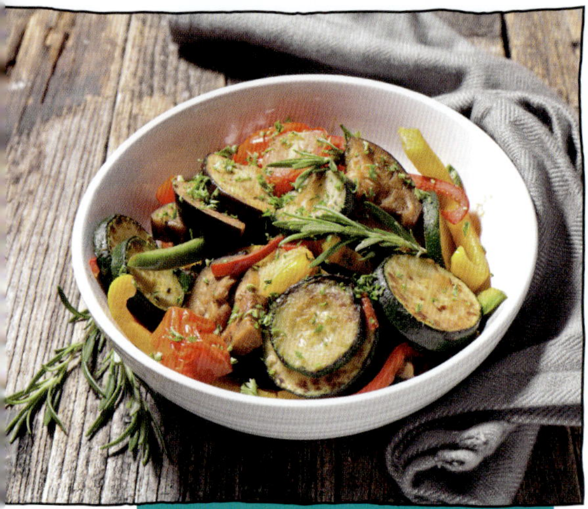

Pro Portion
510 kcal, 40 g Eiweiß, 30 g Fett, 14 g Kohlenhydrate, 27 µg Jod, 7 mg Zink, 6 mg Eisen

Zutaten

- 1 Aubergine
- 2 Zucchini
- 1 Paprikaschote
- 1 Schalotte
- 1 Knoblauchzehe
- 3 EL Olivenöl
- Salz
- Pfeffer
- 3 EL passierte Tomaten
- 30 g schwarze entsteinte Oliven
- 4 Lammfilets (à ca. 75 g)
- 1 kleiner Zweig Rosmarin
- 2 EL gehacktes Basilikum
- 1–2 TL Aceto balsamico
- 50 g Schafskäse

Zubereitung

1. Die Aubergine, die Zucchini und die Paprika putzen, waschen und in Stücke schneiden. Die Schalotte und den Knoblauch schälen und fein würfeln.
2. Das Gemüse in einer beschichteten Pfanne in 2 EL heißem Öl etwa 3 Minuten anbraten. Mit Salz und Pfeffer würzen. Die Schalotte und den Knoblauch dazugeben und kurz mitbraten. Die passierten Tomaten und die Oliven zufügen und das Gemüse etwa 10 Minuten dünsten.
3. Das Lammfilet mit Salz und Pfeffer würzen und im restlichen heißen Öl etwa 6 Minuten braten. Den Rosmarin mitbraten.
4. Das Basilikum unter das Gemüse mischen und mit Salz, Pfeffer und Aecto balsamico abschmecken. Den Schafskäse in kleinen Stückchen darübergeben und mit den Lammfilets anrichten.

Gemüsecurry mit gebratenem Tofu

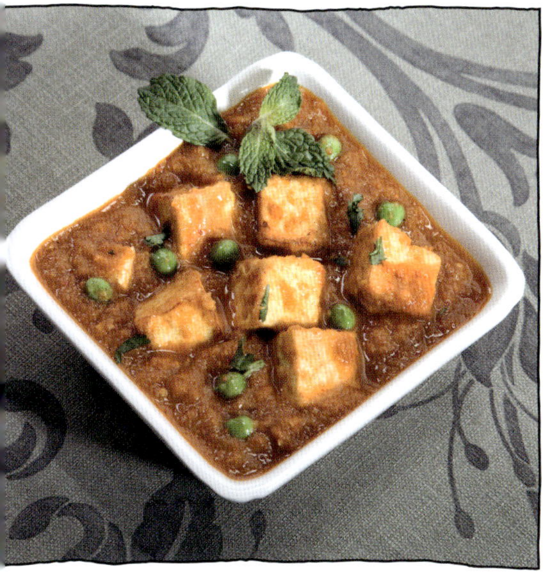

Zutaten

- 400 g festkochende Kartoffeln
- 300 g Möhren
- 1 kleiner Kohlrabi
- 1 Knoblauchzehe
- 1 Chilischote
- 2 EL Rapsöl
- 1 TL Currypulver
- 200 ml ungesüßte Kokosmilch
- 100 ml Brühe
- 75 g tiefgefrorene Erbsen
- 200 g geräucherter Tofu
- Salz
- 10 g Chiasamen
- 10 g Kokosraspeln

Zubereitung

1. Die Kartoffeln schälen, waschen und in Würfel schneiden. Die Möhren und den Kohlrabi putzen, schälen und in Scheiben bzw. Würfel schneiden. Den Knoblauch schälen und fein hacken. Die Chilischote längs halbieren, nach Wunsch entkernen, waschen und fein hacken.
2. Den Knoblauch und die Chilischote in 1 EL heißem Öl andünsten. Die Kartoffeln hinzufügen, andünsten und das Currypulver darüberstreuen. Mit der Kokosmilch und der Brühe ablöschen. Etwa 10 Minuten köcheln lassen.
3. Möhren, Kohlrabi und Erbsen zu den Kartoffeln geben und weitere 6 Minuten garen. Den Tofu in Würfel schneiden und im restlichen heißen Öl etwa 5 Minuten braten. Dann zu dem Gemüsecurry geben und mit Salz abschmecken. Mit den Chiasamen und den Kokosraspeln bestreuen.

Pro Portion
520 kcal, 25 g Eiweiß, 23 g Fett, 45 g Kohlenhydrate, 18 µg Jod, 3 mg Zink, 6 mg Eisen

ANHANG

Hier finden Sie einige Adressen von Selbsthilfegruppen, Fachorganisationen oder Zentren, die sich mit Schilddrüsenerkrankungen befassen. Es handelt sich nur um eine kleine Auswahl als Orientierungshilfe ohne Anspruch auf Vollständigkeit.

Forum Schilddrüse e. V.
Potsdamer Straße 8 | D-10785 Berlin
Telefon: 069 63 80 37 27 | www.forum-schilddruese.de

Schilddrüsen-Liga Deutschland e. V.
Waldstraße 73 | 53177 Bonn
Telefon: 0228 386 90 60 | www.schilddruesenliga.de

Die Schmetterlinge e. V.
Schilddrüsenbundesverband, Selbsthilfegruppe für Schilddrüsenerkrankte
Postfach 10 08 11 | 45008 Essen
Telefon: 0201 332 82 72 | Internet: www.sd-bv.de | E-Mail: info@sd-bv.de

Bundesverband Schilddrüsenkrebs – Ohne Schilddrüse leben e. V.
Rungestraße 12 | 10179 Berlin
Telefon: 01805 64 63 73 | www.sd-krebs.de

Deutsches Schilddrüsenzentrum GmbH
Stolberger Str. 114 a | 50933 Köln
Allgemeine Fragen zum Deutschen Schilddrüsenzentrum (keine medizinischen Auskünfte): 0221 577 77 36 | e-mail: info@deutsches-schilddruesenzentrum.de | www.deutsches-schilddruesenzentrum.de

Deutsche Gesellschaft für Endokrinologie e. V.
c/o EndoScience Endokrinologie Service GmbH
Hopfengartenweg 19 | 90518 Altdorf
Tel.: 09187 / 97 424 11 | E-Mail: dge@endokrinologie.net | www.endokrinologie.net

Laboradressen

Hier finden Sie einige Adressen mikrobiologischer Labore, die entsprechende Stuhltestungen durchführen. Es handelt sich nur um eine kleine Auswahl als Orientierungshilfe. Bitte setzen Sie sich vorab mit dem Labor in Verbindung, um Kosten und Versandbedingungen zu erfragen. Auch Ihr Arzt kann eine Stuhlprobe an ein Labor einsenden. Das ist sogar besser, als die Stuhlprobe selber einzusenden, denn nur, wenn ein Arzt dazwischen geschaltet ist, darf das Labor konkrete Empfehlungen geben.

Labor Dres. Hauss
Kieler Straße 71 | 24340 Eckernförde
E-Mail: info@hauss.de | www.hauss.de

biovis Diagnostik MVZ GmbH
Justus-Staudt-Straße 2 | 65555 Limburg-Offheim
E-Mail: info@biovis.de | www.biovis-diagnostik.eu/de/

Ganzimmun Diagnostics AG
Hans-Böckler-Straße 109 | D-55128 Mainz
E-Mail: info@ganzimmun.de | www.ganzimmun.de

LITERATUR

Abd Allah E. S., Gomaa A. M., Sayed M. M. (2014), The effect of omega-3 on cognition in hypothyroid adult male rats. Acta Physiol. Hung. 101 (3): 362–376

Akhter S., Nahar Z. U., Parvin S. et al. (2013), Thyroid Status in Patients with Low Serum Ferritin Level. Bangladesh Journal of Medical Biochemistry 5 (1): 5–11

Arbeitskreis Jodmangel e. V. (2015), Marktanteile des Jodsalzes am Gesamteinkauf an Salz in Großgebinden und in Kleinabpackungen als Haushaltssalz. Bericht 32–33

Ates I., Yilmaz F. M., Altay M. et al. (2015), The relationship between oxidative stress and autoimmunity in Hashimoto's thyroiditis. Eur. J. Endocrinol. 173 (6): 791–799

Axt-Gadermann M., Lorenz V. (2018), Einfluss eines Synbiotikums auf den Gewichtsverlauf. Studie zur Modulation der Bacteroidetes-Firmicutes-Ratio. Ernährung & Medizin 33 (01): 29–34

Axt-Gadermann M., Axt P. (2017), Skin Food. Herbig Verlag, München

Bath S. C., Button S., Rayman M. P. (2012), Iodine concentration of organic and conventional milk: implications for iodine intake. Br J Nutr 107: 935–940

Bäurle A. (2016), Die gute Mär vom schlechten Gluten. Ärzte Zeitung, 18.10.2016

Benvenga S., Vigo M. T., Metro D. et al. (2016), Type of fish consumed and thyroid autoimmunity in pregnancy and postpartum. Endocrine 52 (1):120–129

BMEL (2015), Jodversorgung in Deutschland: Ergebnisse des Jodmonitorings. Bundesministerium für Ernährung und Landwirtschaft. URL: www.bmel.de/DE/Ernaehrung/GesundeErnaehrung/_Texte/DEGS_JodStudie.html

Burgerstein U. P., Schurgast H., Zimmermann M. B. (2012), Handbuch Nährstoffe: Vorbeugen und heilen durch ausgewogene Ernährung. Trias Verlag

Carlé A., Pedersen I. B., Knudsen N. et al. (2012), Moderate alcohol consumption may protect against overt autoimmune hypothyroidism. A population-based case-control study. European journal of endocrinology, 167 (4), 483–490

Carlé A., Bülow Pedersen I., Knudsen N. et al. (2013), Graves' hyperthyroidism and moderate alcohol consumption: evidence for disease prevention. Clin. Endocrinol. (Oxf) 79 (1):111–119

Carpi A., Toni M. G., De Gaudio C. (1992), Effect of a single oral dose of L-thyroxine (150 micrograms) on serum thyroid hormone and TSH concentrations in clinically euthyroid goitrous patients. Thyroidology 4 (2): 69–73

Centanni M., Gargano L., Canettieri G. et al. (2006), Thyroxine in Goiter, Helicobacter pylori Infection, and Chronic Gastritis. N. Engl. J. Med., 17 (354): 1787–1795

Chaudhary S., Dutta D., Kumar M. et al. (2016), Vitamin D supplementation reduces thyroid peroxidase antibody levels in patients with autoimmune thyroid disease: an open-labeled randomized controlled trial. Indian J. Endocrinol. Metab. 20: 391–398

Cereijido M., Contreras R. G., Flores-Benítez D. et al. (2007), New diseases derived or associated with the tight junction. Archives of Medical Research 38: 465–478

DACH (2015), Referenzwerte für die Nährstoffzufuhr, Deutsche Gesellschaft für Ernährung, Österreichische Gesellschaft für Ernährung, Schweizerische Gesellschaft für Ernährungsforschung, Schweizerische Vereinigung für Ernährung. 2. Aufl., 1. Ausg., Umschau Braus GmbH Verlagsgesellschaft, Frankfurt am Main 179–184

Dabbaghmanesh M. H. et al. (2008), The role of iron deficiency in persistent goiter; Arch Iran Med. 11 (2): 157–161

De Farias C. R., Cardoso B. R., de Oliveira G. M. B. et al. (2015), A randomized-controlled, doubleblind study of the impact of selenium supplementation on thyroid autoimmunity and inflammation with focus on the GPx1 genotypes. Journal of endocrinological investigation, 38 (10): 1065–1074

DGE: Jodbedarf nach Lebensalter. URL: www.dge.de/wissenschaft/referenzwerte/jod/

DGE: Selenbedarf nach Lebensalter. URL: www.dge.de/wissenschaft/referenzwerte/selen/

Drago S., El Asmar R., Di Pierro M. et al. (2005), Gliadin, zonulin and gut permeability: Effects on celiac and non-celiac intestinal mucosa and intestinal cell lines. Scandinavian Journal of Gastroenterology 41 (4): 408–419

Effraimidis G., Tijssen J. G., Brosschot J. F., Wiersinga W. M. (2012), Involvement of stress in the pathogenesis of autoimmune thyroid disease: a prospective study. Psychoneuroendocrinology 37 (8): 1191–1198

Endocrine Surgeon (2018), Anatomy of the Thyroid Gland. URL: www.endocrinesurgeon.co.uk/index.php/anatomy-of-the-thyroid-gland

Ertek S., Cicero A. F., Caglar O., Erdogan G. (2010), Relationship between serum zinc levels, thyroid hormones and thyroid volume following successful iodine supplementation; Hormones (Athenes) 9 (3): 263–268

Evliyaoğlu O., Acar M., Özcabı B. et al. (2015), Vitamin D Deficiency and Hashimoto's Thyroiditis in Children and Adolescents: a Critical Vitamin D Level for This Association? J. Clin. Res. Pediatr. Endocrinol. 7 (2): 128–133

Figueroa-Vega N., Alfonso-Perez M., Benedicto I. et al. (2010), Increased circulating pro-inflammatory cytokines and TH17 lymphocytes in hashimoto's thyroiditis. J. Clin. Endocrinol. Metab. 95: 953–962

Franceschi F., Satta M. A., Mentella M. C. et al. (2004), Helicobacter pylori infection in patients with Hashimoto's thyroiditis. Helicobacter 9: 369

Führer D., Bockisch A., Schmid K. (2012), Euthyreote Struma mit und ohne Knoten – Diagnostik und Therapie. Dtsch. Ärztebl. Int. 109 (29–30): 506–516

Gärtner R. (2015), Jodstoffwechsel und Einflüsse auf Erkrankungen der Schilddrüse. Ernährungs-Umschau 62: M694–M702

Garmendia Madariaga A., Santos Palacios S., Guillén-Grima F. & Galofré, J. C. (2014), The incidence and prevalence of thyroid dysfunction in Europe. A meta-analysis. The Journal of clinical endocrinology and metabolism, 99 (3): 923–931. URL: https://doi.org/10.1210/jc.2013-2409

Gröber U. (2008), Orthomolekulare Medizin. Stuttgart

Hadithi M., de Boer H., Meijer J. W. et al. (2007), Coeliac disease in Dutch patients with Hashimoto's thyroiditis and vice versa. World J. Gastroenterol. 13: 1715–1722.

Ipek Ö., Kaçmaz E., Bozaykut A. et al. (2011), The effect of iron deficiency anemia on plasma thyroid hormone levels in childhood. Türk Pediatri Arşivi, 46 (2): 129–132

Ittermann T., Völzke H., Baumeister S. E. et al. (2015), Diagnosed thyroid disorders are associated with depression and anxiety. Soc. Psychiatry Psychiatr. Epidemiol. 50 (9): 1417–1425

Johner S. A., von Nida K., Jahreis G. et al. (2012), Zeitliche Trends und saisonale Effekte des Jodgehaltes deutscher Kuhmilch – Untersuchungen aus Nordrhein-Westfalen. Berl. Münch. Tierärztl. Wochenschr 125: 76–82

Kammal M., Abdrabo A. A. (2014), Assessment of Thyroid Hormone Levels in Sudanese Females with Iron Deficiency. Sudan Medical Journal 50 (2): 98–102

KBV (2016): Gesundheitszustand – Verbreitung ausgewählter chronischer Krankheiten in Deutschland 2016. Hg. v. Statista GmbH. URL: https://de.statista.com/statistik/daten/studie/707635/umfrage/verbreitung-ausgewaehlter-chronischer-krankheiten-in-deutschland/

Kim T. H., Kim K. W., Ahn H. Y. et al. (2013), Effect of Seasonal Changes on the Transition Between Subclinical Hypothyroid and Euthyroid Status. J. Clin. Endocrinol. Metabol. 98 (8): 3420–3429

Kleinewietfeld M., Manzel A., Titze J. et al. (2013), Sodium chloride drives autoimmune disease by the induction of pathogenic TH17 cells. Nature 496: 518–522

Krehan A., Dittmar M., Hoppen A. et al. (2002), Randomisierte, doppelblinde Crossover-Studie zur Bioverfügbarkeit von Levothyroxin. Med. Klin. 9 (97): 522–527

Lahner E., Virili C., Santaguida M. G. et al. (2014), Helicobacter pylori infection and drugs malabsorption. World J. Gastroenterol. 20 (30): 10331–10337

Lei Z., Xinli L., Ayaz A. et al. (2014), Gut Microbe Analysis Between Hyperthyroid and Healthy Individuals. Current Microbiology 69 (5): 675–680

Lerner A., Jeremias P., Matthias T. (2017), Gut-thyroid axis and celiac disease. Endocr. Connect. 6 (4): R52–R58

Lerner A., Matthias T. (2015), Changes in intestinal tight junction permeability associated with industrial food additives explain the rising incidence of autoimmune disease. Autoimmunity Reviews. 14: 479–489

Li D., Cai W., Gu R. et al. (2013), TH17 cell plays a role in the pathogenesis of hashimoto's thyroiditis in patients. Clin. Immunol. 149: 411–420

Lightowler H. J. (2009), Assessment of Iodine Intake and Iodine Status in Vegans. In: Comprehensive Handbook of Iodine – Nutritional, Biochemical, Pathological and Therapeutic Aspects. 429–436

Liontiris M. I., Mazokopakis E. E. (2017), A concise review of Hashimoto thyroiditis (HT) and the importance of iodine, selenium, vitamin D and gluten on the autoimmunity and dietary management of HT patients. Points that need more investigation. Hell. J. Nucl. Med. 20 (1): 51–56

Liu Y., Tang, X., Tian J. et al. (2014), TH17/Treg Cells Imbalance and GITRL Profile in Patients with Hashimoto's Thyroiditis. Int. J. Mol. Sci. 15 (12): 21674–21686

Mansournia N., Mansournia M.A., Saeedi S. et al. (2014), The association between serum 25OHD levels and hypothyroid Hashimoto's thyroiditis. J. Endocrinol. Invest. 37: 473–476

Mazokopakis E.E., Papadomanolaki M.G., Tsekouras K. C. et al. (2015), Is vitamin D related to pathogenesis and treatment of Hashimoto's thyroiditis? Hell. J. Nucl. Med. 18 (3): 222–227

Meinhold C. L., Park Y., Stolzenberg-Solomon R. Z. et al. (2009), Alcohol intake and risk of thyroid cancer in the NIH-AARP Diet and Health Study. Br. J. Cancer 101: 1630–1634

Nanchen D., Gussekloo J., Westendorp R. G., et al. (2012), Subclinical thyroid dysfunction and the risk of heart failure in older persons at high cardiovascular risk. J. Clin. Endocrinol. Metab. 97 (3): 852–861

N.N. (1923), The influence of intestinal bacteria upon the thyreid gland. Br. Med. J. 1: 834

O'Keefe S. J., Li J. V., Lahti L. et al. (2015), Fat, fibre and cancer risk in African Americans and rural Africans. Nat. Commun. 6: 6342

Panzer M., Sitte S., Wirth S. et al. (2012), Rapid In Vivo Conversion of Effector T Cells into TH2 Cells during Helminth Infection. J. Immunol. 188 (2) 615–623

Pfizer (2007), Behandlungsdiagnosen: Stichtagsprävalenz in Hausarztpraxen | Statistik. Hg. v. Statista GmbH. URL: https://de.statista.com/statistik/daten/studie/76309/umfrage/behandlungsdiagnosen-stichtagspraevalenz-in-hausarztpraxen/ 5, 198 (2): 590–595

Pharmacon Davos (2011), Schilddrüse: Iod, Selen und Hashimoto. Pharmazeutische Zeitung online. URL: www.pharmazeutische-zeitung.de/index.php?id=36869

Quadbeck B., Roggenbuck U., Janssen O. E. et al. (2006), Impact of smoking on the course of Graves' disease after withdrawal of antithyroid drugs. Exp. Clin. Endocrinol. Diabetes 114 (8): 406–411

Rasic-Milutinovic Z., Jovanovic D., Bogdanovic, G. (2017), Potential Influence of Selenium, Copper, Zinc and Cadmium on L-Thyroxine Substitution in Patients with Hashimoto Thyroiditis and Hypothyroidism. Exp. Clin. Endocrinol. Diabetes 125: 79–85

Reiter A., Rudolf-Müller E. (2017), Schilddrüsenwerte. Netdoktor.de URL: www.netdoktor.de/laborwerte/schilddruesenwerte/

Resch U., Helsel G., Tatzber F., Sinzinger H. (2002), Antioxidant status in thyroid dysfunction. Clin. Chem. Lab. Med. 40 (11): 1132–1134

Rode von Essen M., Kongsbak M., Geisler C. et al. (2010), Vitamin D controls T cell antigen receptor signaling and activation of human T cells. Nature Immunology. 11: 344–349

Roy A., Laszkowska M., Sundström J. et al. (2016), Prevalence of celiac disease in patients with autoimmune thyroid disease: a meta-analysis. Thyroid 26: 880–890

Ruchała M., Szczepanek-Parulska E., Zybek A. (2012), The influence of lactose intolerance and other gastro-intestinal tract disorders on L-thyroxine absorption. Endokrynol. Pol. 63: 318–323

Schuchart, S. (2017), Medizingeschichte: Berühmte Entdecker von Krankheiten – Hakaru Hashimoto war seiner Zeit weit voraus. Dtsch. Ärztebl. 114 (3): 128

Schulte-Übbing C. (2012), Hashimoto Thyreoiditis, Östrogen-Dominanz und Progesteron-Mangel. Zaenmagazin 6: 32–34, URL: http://www.dr-schulte-uebbing.de/inhalte/doku/zaenmagazin_progesteron.pdf

Shin D. Y., Kim K. J., Kim D. et al. (2014), Low serum vitamin D is associated with anti-thyroid peroxidase antibody in autoimmune thyroiditis. Yonesi Med. J. 55: 476–481

Simopoulos A. P. (2002), Omega-3 fatty acids in inflammation and autoimmune diseases. J. Am. Coll. Nutr. 21 (6): 495–505

Souza L. L., Nunes M. O., Paula G. S. et al. (2010), Effects of dietary fish oil on thyroid hormone signaling in the liver. J. Nutr. Biochem. 21 (10): 935–940

Stanek, B. (2004), Schilddrüse und Herz – Auswirkungen auf den Blutdruck. J. Hypertonie 8 (2): 17–20, URL: www.kup.at/kup/pdf/4314.pdf

Statistisches Bundesamt (2017): Anzahl der Erkrankungen der Schilddrüse in deutschen Krankenhäusern bis 2015. Hg. v. Statista GmbH. URL: https://de.statista.com/statistik/daten/studie/317048/umfrage/anzahl-der-erkrankungen-der-schilddruese-in-deutschen-krankenhaeusern/

Stiftung Warentest (2002), Jod in Gemüsealgen: Schock aus dem Meer. www.test.de, 13.09.2002, URL: www.test.de/Jod-in-Gemuesealgen-Schock-aus-dem-Meer-1051651–2051651/

Tegler L., Gillquist J., Anderberg B. et al. (1981), Thyroid blood flow rate in man. Electromagnetic flowmetry during operation in euthyroid normal gland, nontoxic goiter, and hyperthyroidism. J. Endocrinol. Invest. 4 (3): 335–341

Thamm M., Karaolis-Dankert N., Kroke A. et al. (2007), Bericht zur Jodversorgung deutscher Kinder und Jugendlicher auf Basis der Daten des »Jod-Moduls« im Rahmen der KIGGS Studie. RKI URL: www.bmel.de/SharedDocs/Downloads/Ernaehrung/JodMonitoring.pdf?__blob=publicationFile

Thamm M., Ellert U., Thierfelder, W., Liesenkötter K.-P. (2007), Jodversorgung in Deutschland. Ergebnisse des Jodmonitorings im Kinder- und Jugendgesundheitssurvey (KIGGS). Bundesgesundheitsbl. – Gesundheitsforsch. – Gesundheitsschutz 50: 744–749

Tlaskalová-Hogenová H., Štěpánková R., Kozáková H. et al. (2011), The role of gut microbiota (commensal bacteria) and the mucosal barrier in the pathogenesis of inflammatory and autoimmune diseases and cancer: contribution of germ-free and gnotobiotic animal models of human diseases. Cellular and Molecular Immunology 8: 110–120

Toulis K. A., Anastasilakis A. D., Tzellos T. G. et al. (2010), Selenium supplementation in the treatment of Hashimoto's thyroiditis: a systematic review and a meta-analysis. Thyroid 20 (10): 1163–1173

Tsatsoulis A. (2006), The role of stress in the clinical expression of thyroid autoimmunity. Ann. N. Y. Acad. Sci. 1088: 382–395

Umweltbundesamt (2002), Selen und Human-Biomitoring. Bundesgesundheitsblatt-Gesundheitsforschung-Gesundheitsschutz 45 (2): 190–195

van Noord C., Sturkenboom M., Straus S. et al. (2009), Population-based studies of antithyroid drugs and sudden cardiac death. Br. J. Clin. Pharmacol. 68 (3): 447–454

Ventura, M., Melo, M., Carrilho, F. (2017), Selenium and Thyroid Disease: From Pathophysiology to Treatment. Int. J. Endocrinol. 2017: 1297658

Verbraucherzentrale (2017), Oft zu viel Jod in Meeresalgen. Stand: 07.03.2017

URL: www.verbraucherzentrale.de/wissen/lebensmittel/nahrungsergaenzungsmittel/oft-zu-viel-jod-in-meeresalgen-8540

Virili C., Bassotti G., Santaguida M. G. et al. (2012), Atypical celiac disease as cause of increased need for thyroxine: a systematic study. J. Clin. Endocrinol. Metab. 97: E419–E422

Vought R. L., Brown F. A., Sibinovic K. H. et al. (1972), Effect of Changing Intestinal Bacterial Flora on Thyroid Function in the Rat. Horm. Metab. Res. 4 (1): 43–47

Wertenbruch T., Willenberg H. S., Sagert C. et al. (2007), Serum selenium levels in patients with remission and relapse of graves' disease, 3 (3): 281–284

Wichman J., Winther K. H., Bonnema S. J., Hegedüs L. (2016), Selenium supplementation significantly reduces thyroid autoantibody levels in patients with chronic autoimmune thyroiditis: a systematic review and meta-analysis. Thyroid 26: 1681–1692

Wildenrath, C. (2015), Selen: Viel hilft weniger. PTA-Forum online URL: https://ptaforum.pharmazeutische-zeitung.de/index.php?id=6385

Wu Q., Rayman M. P., Lv H. et al. (2015), Low population selenium status is associated with increased revalence of thyroid disease. J. Clin. Endocrinol. Metab. 100: 4037–4047

Yang X., Gao T., Shi R. et al. (2014), Effect of iodine excess on TH1, TH2, TH17, and Treg cell subpopulations in the thyroid of NOD.H-2h4 mice. Biol Trace Elem Res 159 (1–3): 288–296

Zhang H., Liang L., Xie Z. (2015), Low Vitamin D Status is Associated with Increased Thyrotropin-Receptor Antibody Titer in Graves Disease. Endocr Pract 21 (3): 258–263

Zhao F., Feng J., Li J. et al. (2018), Alterations of the Gut Microbiota in Hashimoto's Thyroiditis Patients. Thyroid 28 (2): 175–186

REGISTER

IMPRESSUM

3. Auflage 2022

Hinweise

Sollte dieses Buch Links auf Webseiten Dritter enthalten, so übernehmen wir für deren Inhalte keine Haftung, da wir uns diese nicht zu eigen machen, sondern lediglich auf deren Stand zum Zeitpunkt der Erstveröffentlichung verweisen.

Das vorliegende Buch wurde sorgfältig erarbeitet. Dennoch erfolgen alle Angaben ohne Gewähr. Weder die Autoren noch der Verlag können für eventuelle Nachteile oder Schäden, die aus den im Buch gegebenen praktischen Hinweisen resultieren, eine Haftung übernehmen.

Bildnachweis

Coverbild: shutterstock/Marish, Vector Tradition SM

Innenteilmotive: **Adobe Stock:** 8 (Nobilior), 17 (Oksana Kuzmina), 20/21 (kei907), 39 (Zffoto), 46 (Peter Atkins), 52 (ag visuell), 56 (Dario Lo Presti), 65 (eyetronic), 82 (настя иванова), 100 (chandlervid85), 109 (Angelic), 112 (bilderzwerg), 114 (contrastwerkstatt), 130 (Dionisvera), 142/143 (RFBSIP), 144 (littlebell), 145 (rh2010), 157 (Jürgen Sieg), 192 (Britta Laser); **Getty Images:** 80 (Monzino / Stockbyte); **iStockphoto:** 10/11 (monkeybusinessimages), 27 (tommaso79), 30 (andresr), 34/35 (Portra), 54 (Savushkin), 61 (SelectStock), 62 (miodrag ignjatovic), 66 (gradyreese), 68 (patrickheagney), 71 (SanyaSM), 74 (SolStock), 76 (Will-Selarep), 83 (essenin), 85 (Silberkorn), 90/91 (dulezidar), 96 (Jan-Otto), 97 (Mike Richter), 120 (republica), 126 (Caziopeia), 147 (PeopleImages), 150 (Vesnaandjic), 151 (jarun011), 153 (BartekSzewczyk), 164 (nadisja), 173 (mphillips007), 174 (4kodiak), 175 (Klavdiya Volkova), 187 (SilviaJansen); **Shutterstock:** 13 (aing1970), 15 (lzf), 23 (g-stockstudio), 37 (Volodymyr Burdiak), 43 (Emily frost), 50 (Impact Photography), 58/59 (Josep Suria), 72/73 (Dragon Images), 87 (etorres), 94 (SpeedKingz), 102 (Natural Box), 104 (Africa Studio), 106 (andregric), 116 (davidsansegundo), 118 (Nomad_Soul), 119 (Lisovskaya Natalia), 122 (Yarygin), 128 (Oksana Mizina), 129 (Nataliya Arzamasova), 132 (artem evdokimov), 134 (baibaz), 137 (Elena Schweitzer), 139 (Alena Kazlouskaya), 141 (Ditty_about_summer), 155 (Brian A Jackson), 160/161 (Luna Vandoorne), 169 (Pat_Hastings), 170/171 (artem evdokimov), 176 (Stepanek Photography), 177 (Natali Zakharova), 178 (Natasha Breen), 179 (Nataliya Arzamasova), 180 (5 second Studio), 181 (Viktory Panchenko), 183 (jultud), 184 (Slawomir Fajer), 185 (travellight), 186 (PosiNote), 188 (Allgord), 190 (denio109), 191 (AS Food studio), 193 (fuumi901), 194 (DUSAN ZIDAR), 196 (margouillat photo), 197 (Mukesh Kumar); **Stockfood:** 189 (Colin Cooke), 195 (Allison Dinner); **Christoph Dirkes/4cSONS mediendesign:** 26 (unter Verwendung von iStockphoto/PeopleImages), 45, 93.

Projektleitung
Andrei Teusianu

Redaktion
Martin Stiefenhofer

Rezepte
Regina Rautenberg

Korrektorat
Susanne Schneider

Bildredaktion
Tanja Zielezniak

Cover und Titelabbildung, Layout und Illustrationen
*zeichenpool, München

Gestaltung und Satz, DTP
Christoph Dirkes
4cSONS mediendesign, Neuenkirchen
www.4csons.de

Litho
Mohn Media Mohndruck GmbH, Gütersloh

Herstellung
Timo Wenda

Druck und Bindung
Alcione, Trento

Printed in Italy

FSC www.fsc.org MIX Papier aus verantwortungsvollen Quellen FSC® C021956

Penguin Random House Verlagsgruppe FSC® N001967

ISBN: 978-3-517-09724-4